百例精神科疑难病远程会诊实录

Teleconsultation Record for over One Hundred Intractable Psychiatric Disease Cases

主　　审◎谭庆荣　季建林

主　　编◎王化宁　张雅红　崔龙彪

副 主 编◎武文珺　吴　迪

编　　者◎王化宁　张雅红　崔龙彪　武文珺

吴　迪　王显阳　王栋宝

西北大学出版社

·西安·

图书在版编目(CIP)数据

百例精神科疑难病远程会诊实录 / 王化宁，张雅红，崔龙彪主编. — 西安 ：西北大学出版社，2023.3
ISBN 978-7-5604-5111-4

Ⅰ. ①百… Ⅱ. ①王… ②张… ③崔… Ⅲ. ①精神病—疑难病—远程会诊 Ⅳ. ①R749

中国国家版本馆 CIP 数据核字(2023)第 048638 号

百例精神科疑难病远程会诊实录

BAI LI JINGSHENKE YINANBING YUANCHENG HUIZHEN SHILU

主　　编　王化宁　张雅红　崔龙彪
出版发行　西北大学出版社
地　　址　西安市太白北路 229 号
邮　　编　710069
电　　话　029-88302590　029-88303593
网　　址　http://nwupress.nwu.edu.cn
电子邮箱　xdpress@nwu.edu.cn
经　　销　全国新华书店
印　　装　陕西瑞升印务有限公司
开　　本　787mm×1092mm　1/16
印　　张　16.5
字　　数　390 千字
版　　次　2023 年 3 月第 1 版　2023 年 3 月第 1 次印刷
书　　号　ISBN 978-7-5604-5111-4
定　　价　198.00 元

作者简介

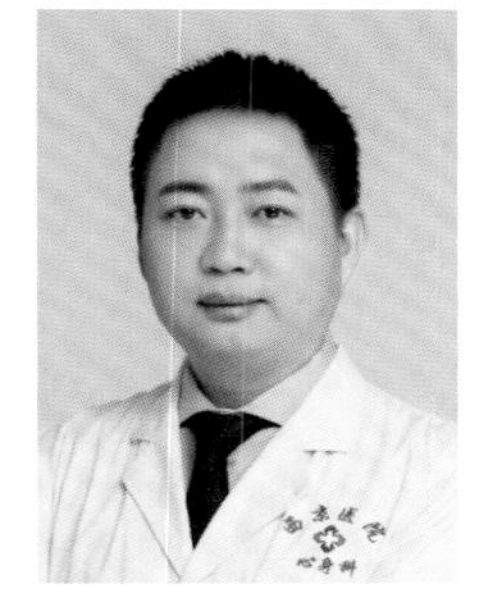

王化宁，医学博士。空军军医大学（第四军医大学）第一附属医院心身科主任。主要研究方向为精神障碍的神经调控干预。主持完成国家自然科学基金、全军科技特区重点专项等科研项目多项。作为第一或通讯作者在国际重要学术期刊上发表论文40余篇；参编专著6部；主译专著3部。研究成果先后获国家科技进步二等奖、军队科技进步一等奖等奖励。中华医学会精神病学分会委员，中国医师协会精神科医师分会常务委员，中国研究型医院学会心理与精神病学专业委员会副主任委员兼秘书长。全国青年岗位能手标兵，陕西省高校青年创新团队带头人，陕西省青年科技新星。

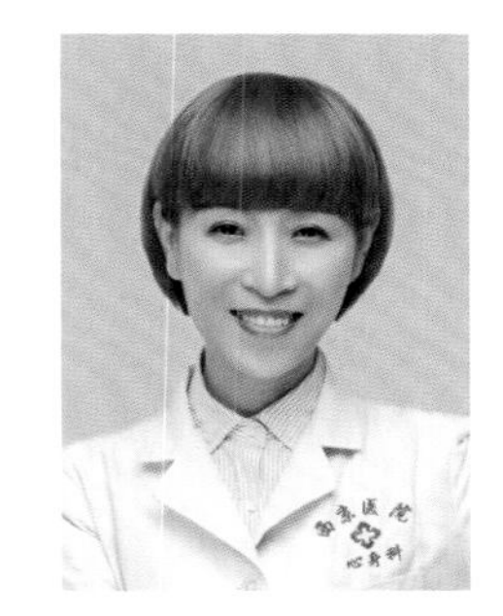

张雅红，医学学士。空军军医大学（第四军医大学）第一附属医院心身科主任医师、副教授。主要从事精神疾病的临床诊治和发病机制研究，并以国家精神药品临床试验基地为平台，参与国际多中心临床试验项目30余项。在国内外重要学术期刊上发表论文20余篇；参编教材、专著、译著等多部。陕西省心理卫生协会临床催眠治疗专业委员会第一届委员会常务委员，陕西省医学会、西安医学会医疗技术鉴定专家成员，中国研究型医院学会心理与精神病学专业委员会委员，陕西省医师协会精神心理分会委员。

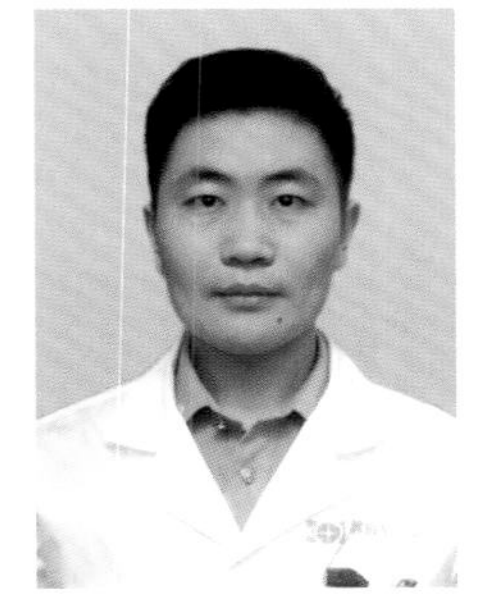

崔龙彪，医学博士。解放军总医院博士后，空军军医大学（第四军医大学）讲师，医师，硕士研究生导师。荷兰乌特列支大学医学中心精神科联合培养博士，陕西省优秀博士学位论文获得者。主要从事精神分裂症磁共振成像基础与临床研究。主持国家自然科学基金面上项目、青年项目等9项，获国家留学基金资助1项。发表学术论文107篇，作为第一或通讯作者在*Schizophrenia Bulletin*、*British Journal of Psychiatry*、*Radiology*等国际期刊上发表论文43篇，被引1300余次，H指数为21；主编《影像医学中的精神障碍：国家自然科学基金青年项目申请书"解密"》；发明专利、登记软件著作权7项。*Molecular Psychiatry*、*Schizophrenia Bulletin*、*Translational Psychiatry*、*European Child & Adolescent Psychiatry*、*Therapeutic Advances in Psychopharmacology*等30余种国际期刊编审。获WPA世界精神病学大会Fellowship、精神分裂症国际研究学会Early Career Award等15项奖励。

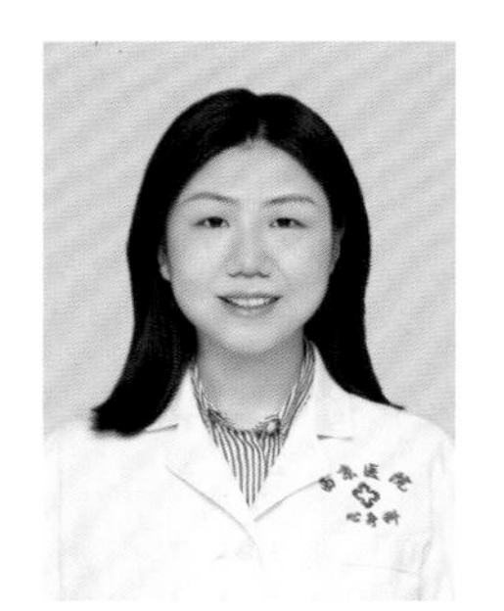

武文珺，医学硕士。空军军医大学（第四军医大学）第一附属医院心身科副主任医师。硕士毕业于中国医科大学，长期从事心身科临床工作。致力于儿童、青少年相关精神心理问题，参与陕西省青少年危机干预绿色通道的建设与保障。在儿童、青少年家庭治疗和行为治疗领域具有丰富经验，对注意缺陷多动障碍、抽动障碍的机制及物理治疗有深入研究。获得人际心理治疗专业证书。作为第一作者在国内外重要学术期刊上发表论文20余篇；参编专著3部；参译国外专著1部。主持陕西省基金1项，参与多项国家自然科学基金，主持多项国内外多中心研究、临床药物试验。

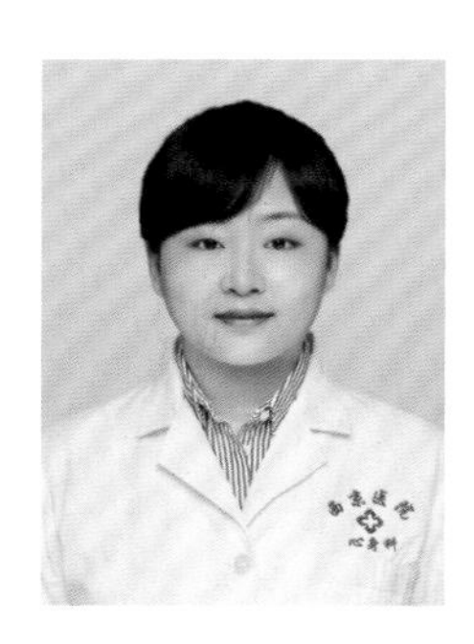

吴迪，医学硕士。空军军医大学（第四军医大学）第一附属医院主治医师、心理咨询师，陕西省医师协会会员、陕西省医师协会睡眠医学专业委员会青年委员会委员。一直从事心身科临床诊疗和科研工作。参与国家自然科学基金青年项目1项、面上项目1项；参加国家科技支撑计划课题1项；参与空军军医大学“雏鹰”计划1项；参与国家药物临床试验10余项。作为第一或通讯作者在国内外重要学术期刊上发表论文8篇；参编专著3部。

前　言

荷兰后印象派画家 Vincent Willem van Gogh 患有严重的精神障碍，于 1890 年 7 月 27 日自杀身亡，他曾说："La tristesse durera toujours!（悲伤将永远持续下去!）"在 19 世纪的欧洲，精神病学尚未达到今天这般水平，倘若 van Gogh 有幸获得精神科的专业帮助，或许可以挽救一位艺术家，乃至更多精神障碍的病患。

2013 年美国精神医学学会发布了《精神障碍诊断与统计手册（第五版）》（DSM－5）；2022 年 2 月 11 日，世界卫生组织官网发布消息，国际疾病分类第十一次修订本（ICD－11）正式生效，ICD－11 中的精神、行为或神经发育障碍章节较 ICD－10 有很多变化。但是，精神障碍的诊断与治疗仍然存在许多难点，日益发展成为全球性医学难题。本书为精神科疑难病例报告、远程会诊实录和诊治方案讨论，将对接受远程会诊的 106 例精神科疑难病例进行深度讨论。结合最新诊断标准和临床实践指南，主要针对临床实习生、规培生或初级临床医生，让其对精神科疾病的诊断、鉴别诊断和治疗有大体的理解和体会。需要指出的是，病例的诊断仍以 ICD－10 为主，部分诊断结合考虑理论的严谨性与临床可操作性，而讨论、述评则更多使用 DSM－5、ICD－11。但是，临床实践不尽完美，既有临床工作的实际困难，又有专家学者个人的经验限制，还有当时学科水平影响实际工作的痕迹。此外，由于诊疗目标本身的复杂性，如今脱离情景的解读也容易产生理解偏差。不过，我们尽量还原工作原貌，一是尊重既往专业习惯和连贯性；二是如实反映一个时代学科发展的缩影和记录，也正是书名"实录"的最佳体现。同时，我们也计划在后续版本中，增加远程会诊视频，完整展示全部诊疗过程。

本书的出版特别要感谢的是复旦大学附属中山医院心理医学科主任季建林教授和空军军医大学第一附属医院（西京医院）心身科谭庆荣教授。西京医院心身科是笔者学习临床技能、服务临床病患、开展临床研究的核心基地。自 2000 年谭庆荣教授等创建西京医院心身科以来，季建林教授协助科室开展远程会诊近 20 年。他们以渊博的学识、精湛的医术、博爱的胸怀为解除患者病痛带来无数希望，为精神病学人才培养倾注大量心血。感谢陕西省重点研发计划一般项目(2023－YBSF－444)、陕西省自然科学基金一般项目青年项目(2022JQ－908)、空军军医大学军事医学提升计划(2021JSTS30)的资助。同时，也感谢科室全体医、技、护，以及每位患者及其家属。衷心感谢李晓白教授、刘忠纯教授、向小军教授、刘志芬教授、施旺红教授、吕粟教授、黄晓琦教授、朱英杰教授、陈祉妍教授对本书出版的支持。由于精神科诊断缺乏实验室检查证据，诊断上的困难难以避免，希望通过以上病例，让初级医生可以从临床实践出发，以诊断标准为基础，做到诊断标准化，进而优化治疗。创建科室12年时，谭庆荣教授主持编撰的《西京精神科临床工作手册》出版，而今23年时，迎来本书出版。“士不可以不弘毅，任重而道远。”一个团队数十年的探索仅仅是精神卫生事业蓬勃发展的小小缩影，未来还将有更多新鲜血液的不断注入。

2016年，中共中央、国务院印发了《“健康中国2030”规划纲要》，明确提出“加强对抑郁症、焦虑症等常见精神障碍和心理行为问题的干预，加大对重点人群心理问题早期发现和及时干预力度。”“到2030年，常见精神障碍防治和心理行为问题识别干预水平显著提高。”2019年，中国精神卫生调查结果显示，除老年期痴呆以外，六类精神障碍的终生加权患病率为16.6%，包括焦虑障碍、心境障碍、物质使用障碍、冲动控制障碍、精神分裂症及相关精神病性障碍、进食障碍。精神障碍严重威胁我国国民健康，已经成为重要的公共卫生问题和较为突出的社会问题。本书主要选取精神科住院患者疾病诊疗过程中的疑难问题，结合远程会诊实录，为精神科实习生、规培生和初级住院医师的临床诊疗工作提供参考。本书中所有治疗，包括但不限于药物及剂量，均为个体化方案，在临床处置中一定要根据患者的具体状况分析并采取规范化治疗。

106名患者，也是106种人生。“有多少苦乐，就有多少种活法，有多少变化，太阳都会升起落下。”

解放军总医院博士后；空军军医大学讲师，医师，硕士研究生导师

2023年2月

目　录

第 1 章

精神分裂症及其他精神病性障碍

1.1 精神分裂症的早识别与早治疗

“回顾疾病过程可发现在精神病性症状出现之前数周或数月，有一明显的前驱期，表现为对工作、社会活动、个人仪容及卫生失去兴趣，并伴广泛的焦虑及轻度抑郁或先占观念。”(ICD－10 精神分裂症诊断要点)

病例 1

【病例摘要】

患者，男，27 岁。因懒散、言行异常 5 年，加重 1 年余入院。

5 年前患者无明显诱因感上腹部不适，不思饮食，工作压力大，不能胜任。有时夜间难以入睡，在街上走动；身体疲乏，懒散，起床、洗漱、换洗衣物需父母督促，不注意个人卫生。相亲时，患者不主动与女方交流。遇到被父母说教，患者脾气大，严重时甚至有打骂父母的行为。工友发现患者工作时自言自语、无故发笑，但能坚持工作，症状持续，家人未在意；1 年前的上半年上述症状加重，晨起上班时需父母反复督促，督促次数多了就发脾气，自言自语，无故发笑，发呆，孤僻，不与人交流，不关心家人，白天、晚上躺在床上睡觉看手机。1 个月前至某地精神卫生中心就诊，诊断不详，给予齐拉西酮片 40mg/d、舒肝解郁胶囊 4 粒/日治疗，症状改善不明显。2019 年 11 月 8 日至空军军医大学第一附属医院(西京医院)心身科门诊就诊，考虑“精神分裂症，抑郁症，躯体疾病所致精神障碍”，给予齐拉西酮胶囊 80mg/d、舒肝解郁胶囊 4 粒/日，坚持服用 1 月余，后自行停用，为求进一步诊治入院。

既往史 既往体健。

个人史 自幼生长发育与同龄人无差异，6 岁上学，成绩中等水平，数学及英语成绩差，不能及格，高中肄业后跟父亲、哥哥在建筑工地上干零活。病前性格活泼。未婚未育。偶有吸烟、饮酒史。

家族史 曾祖父有精神行为异常，具体不详。

躯体及神经系统查体 未见异常。

精神检查 ①一般状况：意识清楚，接触被动，表情不自然，对答切题，注意力欠集中，定向力良好。②认知活动：思潮语量减少，语调低，语速缓慢，思维隐蔽、贫乏，否认自己有精神行为异常，只认为自己的胃有问题。计算力可，理解领悟力稍差(对井底之蛙、此地无银三百两等描述不出寓意，对丢三落四能够解释字面意思)。

③情感活动：情感反应欠协调，情绪不稳，在家发脾气，打骂父母，摔东西。④意志行为：心烦，坐立不安，对周围事物不感兴趣，对未来生活没有计划，喜独处，少与人交往，个人卫生需督促。入院后未见冲动消极行为。⑤自知力：不存在。

辅助检查 入院查血常规、尿常规、粪常规、肝肾功能、血脂、血糖、甲状腺功能、心电图(electrocardiogram，ECG)、腹部B超、胸片等，结果均未见明显异常。

初步诊断 精神分裂症。

诊断依据 ①症状特点：懒散、自言自语、无故发笑，情绪不稳等症状。②病程特点：慢性病程，病史4年余。③严重程度：已严重影响社会功能及生活质量。④排除标准：否认精神活性物质所致精神障碍。故可排除精神活性物质所致精神障碍。

鉴别诊断 ①抑郁症。患者有疲乏懒动，食欲差，与人交流少。不支持点为缺乏抑郁核心症状及体验，入院后请上级医师查房明确诊断。②精神发育迟滞伴发精神障碍。患者既往上学时成绩一般，粗测计算力可，成语理解力差，学习新东西速度慢。故需进一步完善相关检查，明确诊断。

【会诊记录】

病例特点 患者青年男性，缓慢起病，慢性持续性病程，近1年加重。有以下特点：①患者否认家属观察到的生活懒散、个人卫生差，行为被动、发呆、自语自笑等病史，只承认自己有肠胃问题。②患者孤僻，少语，不关心周围发生的事情，情感平淡，无内心情感体验。③患者的同事、家属、亲戚都发现患者发呆、自言自语、独自发笑，存在内向性思维，目前患者思维暴露不佳，是否存在幻觉等精神病性症状，不能确定。④患者存在明确的工作能力下降，社会功能明显受损。综上诊断：精神分裂症。

鉴别诊断 ①抑郁症。患者无明显内心情感体验。故暂不考虑该诊断。②精神发育迟滞伴发精神障碍。患者自幼数学及英语成绩差，不能及格，但目前粗测计算力可，领悟力及理解力稍差，考虑与患者长期从事建筑工体力劳动工作环境相关，入院后行智商(intelligence quotient，IQ)检测，IQ结果大于80。故暂不考虑该诊断。

治疗计划 利培酮2～4mg/d，效果欠佳可考虑阿立哌唑片10～15mg/d、奥氮平10～15mg/d及马来酸氟伏沙明片100mg/d，密切观察病情变化，注意锥体外系副反应。

【诊断】

精神分裂症。

心得体会

精神分裂症起病多隐匿，急性起病者少，临床表现错综复杂，可出现各种精神症状。个性改变、生活习惯及行为的异常是主要表现，多不被家人知晓，在就诊后回顾病史，才能发现。患者在早期可能有蛛丝马迹的变化，就像该患者，工友发现其工作时自言自语、无故发笑，但能坚持工作，故未能引起家人的重视，患者症状持续，进行性加重，逐渐发展至被动、懒散，情绪不稳，无法胜任工作。因此，早发现、早就诊、早治疗对患者的疗效和预后有至关重要的作用。

病例 2

【病例摘要】

患者，男，19 岁。此次因情绪低落、易怒伴敏感多疑 8 个月第 2 次住院。

患者于 8 个月前开始感到情感平淡，经常说："没有什么事情能让我开心的；现实世界很无聊，我想进入精神世界。"他变得不愿出门，人多的时候感到心里难受，情绪烦躁；他变得没有什么兴趣、爱好，不似从前爱打游戏，甚至很长时间不见他接触电脑，而且他删除了之前的游戏；喜欢安静、整天独自躺着，也不帮助母亲做家务；他总感到自己脑子是空的，身体不是自己的，做出的反应不是自己灵魂在指挥；又觉得大脑被屏蔽、被一层东西包裹着，"空得很"；常常母亲喊他，需要过一会儿他才能反应过来，有时候算东西脑子也反应不过来；他被动懒散，甚至连刷牙洗脸都需要母亲督促，也不收拾卧室，个人卫生（洗澡、换洗衣物）都是母亲督促；进食不规律，有时候 1 天进餐 1 次；情绪不稳，心烦、着急，难受的时候想到要自杀，将刀放到自己手边又感到恐惧；有时候烦躁想骂人、伤人，甚至会弄伤自己。疑心大，胆小，总觉得屋子里有鬼，害怕、不敢入睡；外出觉得他人在看自己，为此紧张；有时候也有他人在跟踪自己的感觉，曾在院子中感到同院儿童无故看着自己，为此上前殴打他人；无故听到金属敲击的声音、烦躁。为进一步诊治，收住院治疗。

既往史　幼年曾从床上摔下，颅后留有头皮伤疤。患者在 1 年前因发作性胸闷、气短伴言行异常半年，加重 1 周，第 1 次入住心身科，诊断"适应障碍"，予草酸艾司西酞普兰、阿立哌唑治疗，症状改善后出院。

个人史　独生子。童年父母离异，由母亲抚养。适龄入学，偏科明显（文科类较佳，数理化差），中专学历，目前函授大专在读。10 岁时母亲曾带其至某儿童医院检测 IQ，约 80。病前性格内向、急躁。未婚未育。无吸烟、饮酒史，无精神活性物质及非成瘾性物质接触史。

家族史　父母健在；外祖母曾无故外出 1 个月，似有言行异常，此后再无异常（年代久远，具体不详）。否认家族性神经疾病遗传病史。

躯体及神经系统查体　未见异常。

精神检查　①一般状况：意识清楚，接触尚可，语声低，语速缓慢，表情忧虑，讲述病情时稳定，对答切题，注意力集中，定向力良好。②认知活动：思潮语量适中，理解、领悟力粗测正常。有幻听（凭空听到金属敲击声），思维联想迟缓，思维内容存在被议论感、被跟踪感。③情感活动：情感反应欠协调，情感平淡，有悲观消极、心烦心急体验，烦躁时有伤人、自杀观念。④意志行为：意志行为减退，不愿外出，兴趣爱好不如从前；生活自理以及个人卫生需要家人督促。入院后未见冲动、消极行为。⑤自知力：不完整。

辅助检查　入院后完善血生化检查、心电图、胸片、腹部 B 超、脑电图（electroencephalograhpy，EEG）、头颅计算机断层扫描（computer tomography，CT）等，结果均正常。甲状腺 B 超（2015－10－28 本院）：甲状腺大小正常，甲状腺弥漫性病变，建议结合甲状腺功能。甲状腺功能：甲状腺过氧化物酶抗体＞1300.00U/mL、促甲状腺激素 5.54μIU/mL。

初步诊断 精神分裂症。

诊断依据 ①症状标准：存在幻觉、妄想等精神病性阳性症状，并且整体不协调，意志行为减退，存在懒散、个人卫生差等。②病程标准：慢性持续病史 8 个月。③严重程度标准：严重影响日常生活质量及社会功能。④排除标准：排除精神活性物质及非成瘾性物质所致精神障碍。

鉴别诊断 ①脑器质性精神障碍。入院前已经完善头颅 CT、脑电图等相关检查，均未见明显异常。故目前暂不考虑该诊断。②抑郁症。患者病史中存在情绪不佳、兴趣爱好减退，自觉大脑反应迟钝、能力下降，此外也有不愿外出、生活自理及个人卫生需要督促的表现，但是主要临床综合征仍是以精神病性症状为主，达到精神分裂症诊断标准。故暂不考虑该诊断。

【会诊记录】

病例特点 患者本次入院临床表现与上次明显不同。①主要表现：认为家中、外出不安全，他人跟踪自己(为此与他人发生冲突，打伤他人，有带刀防身要求)。②精神检查：躯体与大脑分离，取代灵魂控制自己以及懒散(在家中换洗衣服、个人卫生都需要父母督促)等精神病性症状。情感反应平淡，综合考虑存在思维逻辑障碍、不安全感以及被跟踪感等精神病阳性症状，此外有意志行为减退等精神病阴性症状，且患者近 8 个月无法继续上学、不能行使正常社会功能。患者症状、病程以及社会功能损害都符合精神分裂症诊断标准。

鉴别诊断 ①适应障碍。患者上次入院诊断适应障碍，但是距离目前病史已经超过半年，而且上次入院症状中已经有不安全感等精神病症状，虽然比较不明显，但是已经提示患者病情出现进展。故目前不诊断，将上次入院病史归于既往史。②抑郁症伴精神病症状。患者也有诉大脑被包围，兴趣减退、不如之前爱玩游戏等抑郁表现，但是缺乏抑郁体验。故暂不考虑该诊断。

治疗计划 给予非典型抗精神病药物利培酮片足量 4～5mg/d 治疗，如果效果不理想，可换用阿立哌唑治疗。

【诊断】

精神分裂症。

心得体会

在出现典型的幻觉、妄想等精神病性症状之前，患者常常出现不寻常的言行，这段“过渡期”被称为前驱期，又被称为高危状态。高危状态是否发展成明显的精神分裂症，常受多种因素的影响，如遗传、家庭环境及社会支持等。对高危状态要密切关注，同时需要多方面、完整地了解患者的症状才能做出更准确地判断，这在门诊时可能是不够的，就像该患者第 2 次住院才做出诊断。

青少年精神分裂症患者往往因学习成绩下降而被家人关注，从而到精神心理科就诊。如前所述，早发现、早就诊、早治疗对患者的疗效和预后有至关重要的作用。

病例 3

【病例摘要】

患者，男，23岁。因情绪不稳、行为冲动4年余，间断多疑1年，第4次入院。

4年前患者因父母经常争吵，出现情绪不稳、烦躁，影响高考发挥。他将过失归结于父母，与父母敌对，不让其进家门，行为冲动，起始为拍桌子、撬门，发展至砸家具、电视、空调等。易激惹，殴打母亲，将母亲的上嘴唇打裂，将自己独自关在房间，不吃饭，不上学，在家砸东西，失眠，烦躁。患者在外无特殊异常表现，于3年前收住心身科，经网络会诊，诊断"人格障碍"，给予利培酮、丙戊酸钠缓释片等治疗半个月，症状缓解后出院，坚持服药至2年前自行停药，病情不稳定，半年后再次出现情绪不稳，行为冲动，打骂父母，毁物，第2次收住心身科，给予丙戊酸钠、氨磺必利治疗半个月，好转后出院，出院后患者自行停药，尚能坚持上学，但人际关系一般。1年前因同学关系不良，要求搬出学校独自居住，否则不愿上学，遭到家长反对，半夜用刀砸砍父母房门，向父母提出上学没意思，希望社会实践，并因上课时殴打同学(解释为该同学长期欺辱自己，希望用打一架的方式解决问题，有个了结)，此外因上网夜不归宿、旷课、人际关系不良等被学校建议休学，入住心身科，诊断同前，予阿立哌唑口腔崩解片5mg/d联合心理治疗，症状改善后出院，院外患者未坚持服药，也未继续心理治疗。此后至深圳富士康打工但无法与同事相处而离职，又至网吧，因工资问题与老板争执，甚至动刀(被同事劝阻)。后来返回学校复读大三，功课尚可，但是多次出现行为冲动，曾因失眠而无故砸父母房门，念叨母亲对自己童年带来的不幸；砸原宿舍房门；听到他人吐痰声音就认为是针对自己，自己站到门口，见人即吐痰；上课觉得有人踢自己板凳，无故发火、与同学争执。后又感到他人咳嗽是针对自己，反映同学咳嗽、吐痰影响听课；父亲到校后又拿锤子站门口，称看谁针对自己，在课堂无故向自己认为影响到自己的同学扔光盘。父亲带其外出，他人咳嗽就认为针对自己，就餐则觉得他人在看自己，上前质问；又告诉父亲老师喜欢自己，但自己表白又将自己拒绝，想不通，因此发怒。父亲敷衍回答则情绪冲动，觉得父亲不关心自己，殴打父亲。加之老师、同学多次反映其异常行为，家人将其带来住院，为进一步诊治收住院治疗。

既往史 既往体健。

个人史 独生子。目前就读于某大学，为大三学生，学习成绩尚可。病前性格内向，人际关系一般。未婚未育。无吸烟、饮酒史，无精神活性物质及非成瘾性物质接触史。

家族史 父母健在。否认家族性精神疾病及神经疾病遗传病史。

躯体及神经系统查体 未见异常。

精神检查 ①一般状况：意识清楚，接触良好，语声低，衣冠整洁，年貌相称，表情平淡，讲述病情时无坐立不安，烦躁，对答切题，注意力集中，定向力良好。②认知活动理解、领悟力粗测正常。较为敏感，谈话避重就轻。思维联想、思维逻辑、思维内容未见异常，言语内容主要围绕对母亲的不满，为自己冲动行为合理化，存片段牵连观念。③情感活动：情感反应不协调，情绪不稳定；院外有情绪不稳、冲动激惹表现。④意志行为：能够正常学习，成绩尚可，对自己的前途有打算，希望早日社会实践，对母亲不满。入院后未见冲动消极行为。⑤自知力：不完整，无住院要求。

辅助检查 入院后完善血生化检查、甲状腺功能、胸片、心电图、腹部B超、脑电图、头颅CT等，结果均正常。

初步诊断 人格障碍。

诊断依据 ①症状标准：情绪不稳，对母亲敌对，有伤害父母行为，虽在校有行为异常、敏感多疑，但都为片段性，生活尚规律。②病程标准：慢性持续性病程，少年时期与父母敌对，人际关系差，情绪不稳定，近4年加重。③严重程度标准：社会功能部分受损。④排除标准：排除精神活性物质及非成瘾性物质所致精神障碍。

鉴别诊断 ①器质性精神障碍。患者持续性病程，病前无感染发热史，未见躯体及中枢神经系统症状与体征，入院后完善相关检查，均未见明显异常。故暂不考虑该诊断。②情感障碍。患者主要以情绪不稳，行为冲动为主要表现，与家人敌对，在外基本正常，否认情绪低落及情感高涨体验，仅在诉说母亲对自己种种不友好时出现伤心落泪表现。故暂不考虑该诊断。③精神分裂症。患者以情绪不稳，行为冲动为主要表现，与家人敌对；此外患者今年在校期间虽有片段敏感多疑，情绪不稳，行为异常，但持续时间较短，且患者能正常完成学业。故暂不考虑该诊断。

【会诊记录】

病例特点 ①主要表现：与上次入院相比，患者本次具有丰富、连续的精神病性症状，如思维逻辑障碍(认为老师的一定动作就是喜欢自己；而且两人生日、QQ也有这样的含义)、牵连观念(同宿舍甚至路人的行为、咳嗽都是针对自己)、情绪不稳(在餐厅中与人无故争执、肢体冲突)、课堂无故扔光盘等。②精神检查：意识清楚，言语交流尚可；思维隐蔽、稍松散，逻辑及结构异常；存牵连观念、被害妄想及钟情妄想；情感反应平淡，有行为冲动表现；症状支配下情绪不稳、冲动。根据诊断标准，目前考虑患者病情特点已符合精神分裂症诊断。故目前主要诊断为精神分裂症，原人格障碍可作为轴Ⅱ诊断。

治疗计划 针对患者目前以思维逻辑障碍为主要症状，调整治疗方案为奥氮平作为主要抗精神病药物，联合丙戊酸钠缓释片稳定情绪治疗，密切观察药物不良反应。

【诊断】

精神分裂症；人格障碍。

心得体会

该病例患者起病隐匿，在出现典型的幻觉、妄想等精神病性症状之前，先表现出一些类似人格障碍的问题，如夜不归宿、旷课、人际关系不良、打架斗殴、搬出学校独自居住、打骂父母等异常行为，曾一度也被诊断为人格障碍。这些都有可能与精神分裂症的发病相关，这段"过渡期"被称为前驱期，又被称为高危状态。高危状态是否发展成明显的精神分裂症，常受多种因素的影响，如遗传、家庭环境及社会支持等。对高危状态要密切关注，同时需要多方面、完整地了解患者的症状才能做出更准确地判断。早发现、早就诊、早诊断、早治疗对患者的疗效和预后有至关重要的作用。

病例 4

【病例摘要】

患者，男，14 岁。因情绪不稳、行为冲动 7 个月，加重 1 个月入院。

患者于 7 个月前出现耸肩，双手抖动，不想上学，大声哭泣，逐步表现言语紊乱，如"抢银行""砸医院"，家中来客人不打招呼。家属反映患者发呆，无故发笑，烦躁，砸墙，2 周后带至心身科门诊就诊，行脑电图检查提示大致正常，头颅磁共振成像(magnetic resonance imaging，MRI)提示双侧海马略小，海马旁沟增宽，信号稍高，待排海马硬化可能，铜蓝蛋白 23.4mg/dL，予舍曲林(50～100mg，1 次/日)、丙戊酸钠缓释片(500mg，每晚 1 次)、胞磷胆碱钠(200mg，2 次/日)等治疗，服药后患者烦躁较前减轻，但白天睡眠增多。其间多次就诊，加服利培酮分散片(0.5～1mg，2 次/日)，但患者仍言语紊乱，个人卫生差，整日在家里卧床不起，家人督促时发脾气，骂人。近 1 个月，患者病情加重，表现言语凌乱，家人安排点蚊香，诉"咬死 1 个，埋 1 个"。翻墙到邻居家，对方提醒，患者辱骂人。家属反映患者无故发脾气，随身带刀，用刀划烂裤子，针刺碎香皂，少语，少食，不洗脸，不刷牙，整日浑身脏污，劝说洗漱，扔掉刷牙杯。为进一步诊治收住院治疗。

既往史 既往体健。否认结核病及其他传染病病史，否认高血压、糖尿病病史，否认外伤、手术史，否认输血史，否认食物、药物过敏史，预防接种史随社会。

个人史 独生子。久居某地，无疫区、疫水接触史。母孕期体健，足月顺产，1 岁 2 个月学会走路，1 岁 9 个月学会说话，自幼在爷爷奶奶身边长大，4 岁时母亲离家出走，父亲长年在外打工。7 岁上小学，学习成绩一般，一直处于班级中等偏下。初中二年级辍学在家。病前性格：外向、开朗。无吸烟、饮酒史，无精神活性物质及非成瘾性物质接触史。

家族史 父母健在。否认家族性神经疾病及精神疾病遗传病史。

躯体及神经系统查体 未见异常。

精神检查 ①一般状况：意识清楚，接触被动，多问少答，低头应答，定向力完整，年貌相当，衣冠不整洁，表情平淡，由家属带至诊室，检查不合作，生活需家人照顾。②认知活动：否认错觉、幻觉及感知觉综合障碍。思维联想散漫(言语紊乱，如"抢银行""砸医院"等)，存在内向性思维(发呆，无故发笑)。注意力不集中。记忆力减退，智力检查无法配合。③情感活动：情感反应不协调，情绪不稳，紧张、恐惧，亲情感减退。④意志行为：少语，几乎不与人交流，行为反常(辱骂人，随身带刀，针刺肥皂等)，生活懒散，不讲究个人卫生，整日卧床不起，严重影响日常生活。入院后未见冲动消极行为。⑤自知力：不存在。

辅助检查 入院后完善血生化检查、胸片、心电图、脑电图、头颅CT等，结果均正常。

初步诊断 精神发育迟滞伴发精神障碍。

诊断依据 ①症状标准：思维联想散漫、内向性思维，记忆力减退，情绪不稳，亲情感减退，行为冲动，生活疏懒及几乎不与人交往等。②病程标准：病史7个月，加重1个月。③严重程度标准：社会学习、交际能力及自我照料能力明显受损，自知力不存在。④排除标准：排除精神活性物质及非成瘾性物质所致精神障碍。

鉴别诊断 ①青少年情绪障碍。支持点：少语、烦躁、发脾气及几乎不与人交往等。不支持点：临床上以内向性思维、记忆力减退、情绪不稳、亲情感减退、行为冲动、生活疏懒及几乎不与人交往等，以智力障碍和社会适应困难为主，情绪为伴发症状。故暂不考虑该诊断。②精神分裂症。支持点：存在内向性思维、记忆力减退、情绪不稳、亲情感减退、行为冲动、生活疏懒及几乎不与人交往等。不支持点：既往学习成绩中等偏下，初中辍学，平素家中来客人不知招待等，思维、情感及行为异常为继发症状。故暂不考虑该诊断。

治疗计划 精神病护理；防自杀、防外逃、防伤人、防毁物；普食；向患者及家属详细交代病情及治疗计划，并签署知情同意书；暂给予丙戊酸钠缓释片、利培酮口服液联合电针、经颅磁刺激等物理治疗。

【会诊记录】

病例特点 ①青少年男性患者。②慢性病程，病史7个月。③补充病史：祖母反映患者既往学习成绩一般，未留级。2016年1月发病后胡言乱语，情绪不稳，生活疏懒，不做事、不洗脸、不刷牙。④主要临床表现：胡言乱语、发呆、自语自笑、记忆力减退、情绪不稳、亲情感减退、行为冲动、生活疏懒及几乎不与人交往等。⑤精神检查：意识清楚，接触被动，多问少答，低头应答，检查不合作。根据祖母及父亲提供的病史，可查及思维联想散漫，内向性思维，注意力不集中，记忆力减退，情感反应不协调，情绪不稳，紧张、恐惧，亲情感减退；少语，几乎不与人交流，行为反常，生活懒散，不讲究个人卫生，整日卧床不起，严重影响日常生活及工作，自知力不存在。综上诊断：精神分裂症。

鉴别诊断 ①青少年情绪障碍。支持点：少语、烦躁、发脾气及几乎不与人交往等。不支持点：思维联想散漫、内向性思维、记忆力减退、情绪不稳、亲情感减退、行为冲动、生活疏懒及几乎不与人交往等，否认抑郁的情绪体验，以思维、情感及行为异常为主。故暂不考虑该诊断。②精神发育迟滞伴发精神障碍。IQ示76，故暂不考虑该诊断。

治疗计划 ①建议停服丙戊酸钠缓释片，利培酮加至3～4mL/d治疗。②病情及诊疗方案告知家属，加强看护，预防冲动伤人、外逃等意外，观察病情变化及药物不良反应。

治疗效果 服药13天后，患者症状改善，未见药物不良反应。交代出院注意事项，建议出院后转至心身科门诊继续急性期、巩固期、维持期治疗。

【诊断】

精神分裂症。

心得体会

神经发育障碍是精神分裂症病因的一个假说。该病例患者头颅MRI提示海马异常，可能与发病相关。

病例5

【病例摘要】

患者，男，16岁。因独自发笑、发呆、情绪不稳8月余入院。

患者8个月前打工回来后，家人发现他发呆，无故发笑，话少，与家人交流少，与朋友联系少，见人不打招呼，无目的走来走去，常独自一人在街上闲逛，作息不规律，入睡困难，懒散，称："我高兴不起来，什么都没有意思。"整日感到疲乏，有时甚至感觉活着没意思，对将来无现实的打算。注意力不集中，反应迟钝，不关心家人，个人卫生差，每月更换1次衣服。情绪不稳，发脾气，摔电脑、桌椅等，出现4～5次。敏感多疑，怀疑自己非父母亲生。不能坚持工作。住院前2个月，患者病情加重，发呆明显，独自待在某处2小时，洗脚半小时不动，独自发笑，为进一步诊治收住院治疗。

既往史 2岁时发现患有"鸡胸"。小学三四年级时不慎右手腕骨折，经牵引外固定后好转。对青霉素过敏。

个人史 独生子。适龄入学，小学四年级开始出现成绩下降，初中二年级辍学。患者性格内向，人际关系欠佳。有吸烟史，目前已戒。无饮酒史，无精神活性物质及非成瘾性物质接触史。

家族史 父母健在；祖父及姑母有精神异常史；表姑有癫痫病史。

躯体及神经系统查体 未见异常。

精神检查 ①一般状况：意识清楚，接触差，语声低，语速缓慢，表情平淡，讲述病情时无坐立不安，烦躁，对答基本切题，注意力不集中，定向力良好。②认知活动：理解、领悟力粗测正常，可获内向性思维（发呆，独自发笑），可疑非血统妄想。③情感活动：情感反应欠协调，情绪稍低落。④意志行为：意志减退，对周围事物不感兴趣，对未来生活缺乏信心，不愿与人交往，话少，与朋友联系少，见人不打招呼，懒散，对将来无打算，不关心家人，个人卫生差，不能继续参加工作。入院后未见冲动消极行为。⑤自知力：不存在。

辅助检查 入院后完善血生化检查、甲状腺功能、胸片、心电图、腹部B超、脑电图、头颅CT等，结果均正常。①肝功：丙氨酸氨基转移酶(ALT)135IU/L，天门冬氨酸转氨酶(AST)70IU/L。②头颅CT提示：双侧顶叶部分脑沟稍宽，余颅脑CT平扫未见明确病变。

初步诊断 ①精神分裂症；②肝功异常。

诊断依据 ①症状标准：被动，懒散，话少，对将来无打算，不关心家人，内向性思维，可疑非血统妄想。②病程标准：持续病程8月余。③严重程度标准：严重影响患者的日常生活质量及社会功能。④排除标准：排除精神活性物质及非成瘾性物质所致精神障碍。

鉴别诊断 ①精神发育迟滞伴发精神障碍。支持点：患者2岁时发现“鸡胸”，10岁时开始换牙，四年级开始出现成绩下降，初中辍学，计算力稍差(0.75×3＝23.5)。不支持点：患者理解领悟力尚可，对“水滴石穿”“掩耳盗铃”解释正确，家属反映患者幼年聪明。故暂不考虑该诊断。②双相情感障碍。支持点：患者称初中二年级时大脑反应快，话多，爱管闲事，爱花钱，称自己30岁时赚1亿元，持续约半个月。之后也有这种情况出现。近几个月患者称高兴不起来，兴趣减退，疲乏，话少，与人交流少，严重时感觉活着没意思。不支持点：患者目前情感体验不突出，以被动懒散为主要表现。故暂不考虑该诊断。

【会诊记录】

病例特点 ①青年男性患者。②持续病程8个月，加重2月余。③家族史阳性(祖父及姑母有精神异常史)。④主要表现：发呆，独自发笑，话少，孤僻懒散，凭空闻语，不安全感。⑤精神检查：意识清楚，接触差，语声低，语速缓慢，表情平淡，讲述病情时无坐立不安，烦躁，对答欠切题，言语表达简单，注意力不集中，定向力良好，理解、领悟力粗测正常，可获言语性幻听(凭空听见有人叫自己的名字，叫自己到哪儿去)，思维联想散漫，思维逻辑性差。思维内容障碍，存在被跟踪感(感觉有人跟踪自己)；内向性思维(发呆，独自发笑)；可疑非血统妄想(怀疑非亲生)。情感反应欠协调，情感平淡，意志行为减退，对周围事物不感兴趣，对未来生活缺乏信心，不愿与人交往，话少，与家人交流少，与朋友联系少，见人不打招呼，懒散，对将来无打算，不关心家人，个人卫生差，不能继续参加工作。自知力不存在。结合病史及精神检查，根据ICD-10诊断标准，符合：精神分裂症。

治疗计划 ①继续给予利培酮片，盐酸苯海索片等药物治疗，酌情调整药物剂量。②复查肝功。③观察病情变化及药物不良反应。治疗过程中因肝功异常，换用帕利哌酮缓释片进一步治疗，定期复查肝功。

【诊断】

精神分裂症；肝功异常。

心得体会

精神分裂症起病多隐匿，急性起病者少，早期可出现生活习惯及行为的异常，多不被家人知晓，直到出现典型的幻觉、妄想等精神病性阳性症状、情感反应的不协调及意志行为明显减退时才被家人所关注。该病例患者存在明确的阳性家族史等高危发病因素。早期干预对患者的疗效和预后有至关重要的作用。

在精神分裂症的长期治疗中，需根据患者个体情况来制订治疗方案。抗精神病药的副作用是影响患者依从性的因素之一，该病例患者因肝功异常选用帕利哌酮治疗。

病例 6

【病例摘要】

患者，男，17 岁。因少语、发脾气、孤僻 1 年，加重 4 个月第 2 次住院。

患者于 1 年前读高中时性格逐步变得内向，逆反性增高，与家人交流减少。1 年前患者大脑前额处能"听"见有人跟自己说话，声音最多的时候可达两个不同的声音，内容多是鼓励人发奋向上的，还会给自己讲诗歌，比如"河水澹澹"等。2 个月后患者表现兴奋话多，感到大脑反应快，声称自己是"当地活地图"，不停向家人叙述以往学校里的事情，坐立不安，失眠，伴发热，体温最高 39℃，于当地医院行头颅 MRI 无明显异常，脑脊液常规检查无明显异常，到心身科门诊就诊，予"奥氮平(每晚 2.5mg)"治疗，患者病情好转，服药 10 天后家人自行停药。1 周后出现话多，言语乱，称："你们太现实，要当空乘人员……"发呆，自言自语，在家中来回走动。1 个月后第 1 次到心身科住院，诊断"双相情感障碍，躁狂发作"，予丙戊酸钠缓释片每晚 250mg、奥氮平每晚 5mg 治疗，住院 1 周，病情好转后出院，但表现烦躁，发脾气，有时与家长作对，骂父母。1 个月后再次到心身科门诊，予利培酮(1mL，2 次/日)、丙戊酸钠缓释片(每晚 500mg)治疗，患者情绪较前变得平静，烦躁减轻，但开始出现发呆，不愿上学、出门，反应变得迟钝，睡眠增多，有时超过 12 小时，出现过 1 次双手发僵、下肢抖动，说自己不想治了，不想活了。为此，1 个月前到北京某医院住院，诊断"精神分裂症"，予奥氮平(15mg/d)、苯海索(2mg，2 次/日)治疗，住院 16 天，家属因为无法配合患者，主动要求自动出院。入院前 1 周家属反映患者发呆，烦躁，无故发脾气，对父母漠不关心，几乎不与人交流，在家里玩手机、游戏，对父母提出的建议拒绝，很少外出活动。家属强行带其住院，抓伤父亲的手。为进一步诊治收住院治疗。

既往史 3 岁时经常发热，达 38～39℃，给予输液治疗。

个人史 患者系胞 3 行 3。久居某地，母孕期体健，足月顺产，幼年生长发育正常。吸烟 1 年，每天最多 8 支。无饮酒史，无精神活性物质及非成瘾性物质接触史。

家族史 父母及哥哥、姐姐健在。否认家族性精神疾病及神经疾病遗传病史。

躯体及神经系统查体 未见异常。

精神检查 ①一般状况：意识清楚，接触被动，多问少答，甚至数问一答，定向力完整，年貌相当，衣冠整洁，表情平淡，由家属带至诊室，检查欠合作，否认有病。②认知活动：否认错觉、幻觉及感知觉综合障碍。思维联想减慢，思维贫乏，内向性思维，否认关系、被害等妄想。注意力集中。记忆力及智力均未见明显异常。③情感活动：情感反应不协调，情绪不稳，亲情感减退，紧张。④意志行为：意志减退，少语，几乎不与人交往，在家里玩手机、游戏，拒绝父母提出的建议，很少外出活动。家属强行带其住院，抓伤父亲的手，无法坚持上学，严重影响日常生活及工作。入院后未见冲动消极行为。⑤自知力：不存在。

辅助检查 入院后完善血生化检查、胸片、心电图、腹部B超、脑电图、头颅CT等，结果均正常。术前感染4项：丙肝抗体提示1.28COI。

初步诊断 精神分裂症。

诊断依据 ①存在假性幻听；明显紊乱的行为，骂父母，抓伤父亲的手；阴性症状，如少语，几乎不与人交流，情感表达减少，很少外出活动。每项症状均在1个月的相当时间内存在，至少有假性幻听。②自障碍发生以来的明显一段时间里，学习、人际交往、自我照料等重要功能的水平明显低于障碍发生前的水平。③持续1年。④已排除分裂情感性障碍和抑郁或双相情感障碍伴精神病性特征。⑤不能归因于某种物质的生理效应或躯体疾病。

鉴别诊断 ①抑郁症。支持点：少语、几乎不与人交流、很少外出活动、睡眠增多、自弃观念等。不支持点：假性幻听、内向性思维、情感表达减少、冲动行为等表现，缺乏抑郁的核心体验，以思维、情感及行为异常为主。故暂不考虑该诊断。②双相情感障碍。支持点：兴奋话多、大脑反应快、言语夸大、情绪不稳等表现。不支持点：假性幻听、内向性思维、情感表达减少、冲动行为等表现，上述兴奋表现持续时间较短，纵观整个病程，持续性特点，以思维、情感及行为异常为主。故暂不考虑该诊断。

治疗计划 精神病护理；防自杀、防外逃、防伤人、防毁物；普食；向患者及家属详细交代病情及治疗计划，并签署知情同意书；暂给予奥氮平、苯海索、劳拉西泮联合电针、经颅磁刺激等物理治疗。

【会诊记录】

病例特点 ①青年男性患者。②间断病程，发作性特点，病史1年。③临床以敌对、被动、懒散、不愿出门、不愿与人交流等为主要表现。④精神检查：意识清楚，接触敌对，多问少答，表情愤怒，检查不配合，否认有病。思维暴露不畅，敌对、愤怒。精神检查不能深入，行动活动迟缓，否认病史及治疗的必要性，自知力不存在。综上诊断：精神分裂症。

治疗计划 ①进一步了解相关生活史，完善相关检查。②2次住院诊断矛盾，患者不配合，家属提供的病史不完整，进一步了解病史。③停药观察1周。④予丙戊酸钠缓释片(每晚1000～1500mg)稳定情绪。⑤诊疗方案告知家属，观察患者病情变化。

治疗效果 给予奥氮平联合丙戊酸钠缓释片治疗，服药17天后，患者症状改善，未见药物不良反应。交代出院注意事项，建议出院后转至心身科门诊继续治疗。

【诊断】

精神分裂症。

心得体会

精神分裂症发病前驱期症状多样，包含情绪、认知、行为、躯体和对自身和外界认知改变等。患者在早期存在个性改变表现，但被家属给予合理化解释——叛逆，未给予足够重视，当患者出现精神病性症状时才来就医。这符合我国多数精神分裂症患者的就诊过程。如何加强精神卫生普及教育，提高精神疾病的一级预防能力，是社会面临的主要问题。

述评

DSM-5对精神分裂症的发展与病程描述是精神病性特征通常出现于青少年晚期到35岁之间，青春期前的发病是罕见的。精神病性发作的第一个高峰期，男性在20多岁初至25岁，女性在20多岁末[1]。

2016年，25位国际著名的精神病学家、神经科学家等联合在*Nature Reviews Drug Discovery*发文，积极倡导并系统阐述改变精神分裂症病程的“disease-modifying”策略，即通过诊断前的早期治疗延缓发病，有望改善现有症状、降低发病[2]。他们主张将治疗前移，把高风险、前驱期作为提前干预的时间窗，包括ω-3多不饱和脂肪酸、抗精神病药、抗精神病药联合认知行为疗法、其他非药物治疗等众多干预方法。正如该文章所综述，无论12项临床研究还是26项啮齿类动物模型研究，改变病程治疗的早期干预能够有效延缓精神分裂症发病、缓解症状。

2019年，*American Journal of Psychiatry*上发表的综述《精神分裂症早期识别和预防性干预：从想象到现实》也回顾了临床高危患者的治疗研究以及指导未来研究的病理生理学理论(图1.1)[3]。同样，这与精神分裂症的“disease-modifying”思路契合，实现对临床高危患者进行治疗研究。

【参考文献】

[1] American Psychiatric Association. Diagnostic and Statistical Manual of Mental Disorders[M]. 5th ed. Washington, DC: American Psychiatric Association Publishing, 2013.

[2] MILLAN M J, ANDRIEUX A, BARTZOKIS G, et al. Altering the course of schizophrenia: progress and perspectives[J]. Nature Reviews Drug discovery, 2016, 15(7): 485-515.

[3] LIEBERMAN J A, SMALL S A, GIRGIS R R. Early Detection and Preventive Intervention in Schizophrenia: From Fantasy to Reality[J]. The American Journal of Psychiatry, 2019, 176(10): 794-810.

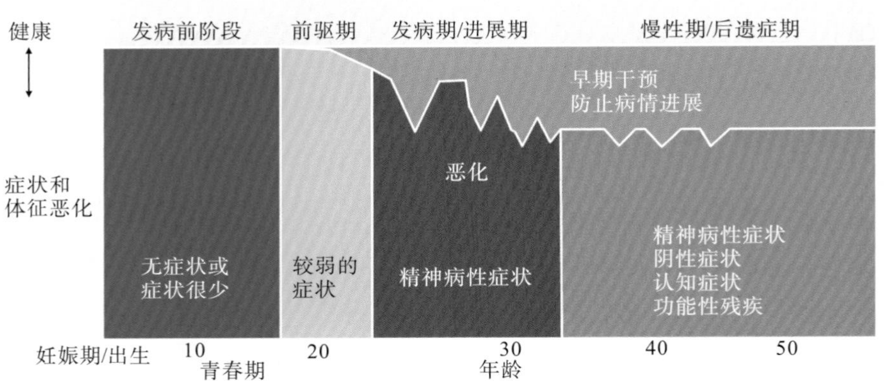

图 1.1 精神分裂症自然病程及其早期识别与干预的合理性[3]

1.2 阳性症状与阴性症状

"(阳性症状和阴性症状)来源于 H. Jackson 的神经病学观点。他认为，脑的某处损害导致该处所司功能丧失，叫做阴性症状；由于脱抑制或功能代偿或神经细胞受刺激而出现的症状叫做阳性症状。举例说，麻痹性痴呆的智力低下是阴性症状，夸大妄想是阳性症状；记忆紊乱(dysmnesic，Korsakoff)综合征的记忆削弱是阴性症状，虚谈症是阳性症状。N. C. Andreason(1982)将精神分裂症的阴性症状分为五型或五组：情感平淡(affective flattening)、注意削弱(attention impairment)、言语贫乏(alogia，poverty of speech)、意志减退(avolition - apathy，指动机作用削弱)、无快感和非社交性(anhedonia - asociality)。其他症状都属于阳性症状。T. J. Crow(1980)称阳性症状突出者为精神分裂症Ⅰ型(type Ⅰ)，而阴性症状突出者为Ⅱ型(type Ⅱ)。"(许又新. 精神病理学[M]. 2 版. 北京：北京大学医学出版社，2011.)

病例 7

【病例摘要】

患者，女，18 岁。高中三年级学生。因敏感多疑、情绪不稳 8 月余，自杀未遂 1 周被父母带来住院。

患者于 8 个月前无明显诱因出现敏感多疑。患者认为老师和同学都在用怜悯的眼光看自己。她感到"喜欢的男生"通过意念在控制着自己身体，她的每一个动作"那个男生"都可以感知到。患者说："他不在我身边，我也可以闻到他的气味。"患者常常情绪不稳，烦躁，发脾气。她还说："每每想到那个男生的事情，我都会感到情绪低落、烦躁不安。"自诉上课注意力不能集中，记忆力也明显下降，学习成绩下滑明显。这些变化老师、同学也有发现。患者说她在 1 周前夜间又感到"那个男生"再次控制了自己的思想，并且让她去自杀，按照他的指令患者服下了3盒药物(具体不详)后，便用水果刀在自己的左腕部割出了3条长5～6cm的并行刀口。幸好，她被家属发现并及时送至当地医院进行洗胃及清创缝合处理，当晚留观，生命体征稳定。次日(4月2日)返回家中。到家后，患者呆呆地坐着，若有所思的样子，一遍遍不停地回忆在医院治疗的情景，观察医生及周围人的言行、态度。患者经推测、分析，断定医生知道自己得了绝症，父母家人也合伙一起都在隐瞒自己。一阵阵的不安涌上心头，此刻突然听见有人说："你接下来会死得很惨。"想到此处，她感到悲观绝望，认为自己已经生无可恋，还不如自己结束生命，一了百了。患者再次操起水果刀用力划向颈部，左侧颈部即刻出现一长约15cm鲜血直流的刀口。再次被送至医院清创缝合处理。现为进一步诊治，家属带她来本院就诊，收住院治疗。发病以来患者精神尚可，大、小便正常。

既往史 既往体健。否认高血压、糖尿病病史，否认外伤史，否认输血史，否认食物、药物过敏史，预防接种史随社会。4月1日割腕自杀，行缝合治疗；4月2日割颈自杀，行缝合治疗，目前均未拆线。

个人史 患者系胞4行3。久居某地，无疫区、疫水接触史。出生时具体情况不详，幼年生长发育同同龄儿童。9岁时被亲叔叔抱养，与养父母关系不佳、与亲生父母来往紧密，关系可。适龄入学，目前就读高中三年级，既往成绩优异，名列班级前三，发病后成绩一落千丈，排班级50名附近。患者病前性格外向开朗。无吸烟、饮酒史，无精神活性物质及非成瘾性物质接触史。月经史：14岁，(4～5)/(28～30)，2016-03-27。月经周期规则，月经量中等，颜色正常。无血块、无痛经。

家族史 患者的父母及2个姐姐、1个弟弟均健在。否认家族性精神疾病及神经疾病遗传病史。

躯体及神经系统查体 颈部见一长约15cm缝合伤口，无渗出物，左腕部见3处长约5cm缝合伤口，伤口处稍显肿胀，无渗出物。余未见异常。

精神检查 ①一般状况：意识清楚，接触稍显敌对，语声、语速正常，表情焦虑，讲述病情时坐立不安，烦躁，对答切题，注意力欠集中，定向力良好。②认知活动：理解、领悟力粗测正常。可查及幻嗅(凭空闻到那个男生的气味)、牵连观念(觉得同学、老师都在用怜悯的眼光看自己)、被控制感(男生可以控制自己的身体，命令自己自杀)。③情感活动：情感反应不协调，情绪不稳，烦躁。④意志行为：病理性意志行为紊乱，在幻觉、妄想支配下出现多次自杀行为，入院后未见冲动消极行为。⑤自知力：家人带来住院，被动接受治疗。

辅助诊断 入院后完善血生化检查、甲状腺功能、胸片、心电图、腹部B超、脑电图、头颅CT等，结果均正常。

初步诊断 ①精神分裂症；②自杀未遂。

诊断依据 ①症状标准：存在明确的精神病性阳性症状，即幻嗅、牵连观念、被控制感，在幻觉、妄想支配下出现多次自杀行为。②病程标准：持续性病程8个月。③严重程度标准：严重影响日常生活质量及身体健康，社会功能显著受损，无法正常上学，成绩明显下降。④排除标准：排除躯体疾病及精神活性物质及非成瘾性物质所致精神障碍。

鉴别诊断 ①抑郁症。支持点：患者有情绪低落表现。不支持点：有明确精神病性症状，情绪低落继发于幻觉、妄想基础上，且内心相应体验不深刻。故暂不考虑该诊断。②双相情感障碍。支持点：存在烦躁、绝望、情绪不稳等表现。不支持点：未见明确的抑郁及躁狂、轻躁狂发作，存在明确幻觉、妄想等精神病性症状。故暂不考虑该诊断。

【后续病程】

入院后经奥氮平(20mg/d)治疗19天，患者仍凭空觉得“自己喜欢的男生在控制自己，不让自己进食，他在动自己的胳膊；养母要害自己”，情绪不稳，大哭，反复找医生，乞求“医生你要救救我”。

【会诊记录】

病例特点 ①青年女性患者。②持续性病程，病史8个月。③主要症状：被控制感，情绪不稳，自杀未遂。④精神检查：意识清楚，接触尚可，可见幻嗅(凭空闻到那个男生的气味)。主要以思维形式、思维内容障碍为主，妄想症状丰富，存在牵连观念(觉得同学、老师都在用怜悯的眼光看自己等)、被控制感(男生可以控制自己的身体，命令自己自杀，不让自己进食)、被害妄想(养母要害自己)、钟情妄想(那个男生喜欢自己)、被洞悉体验(自己的动作那个男生可以知道)。情感体验不深刻，抑郁、躁狂体验不明显，诉注意力下降，脑子变慢等表现，与医护人员聊天后心情就会变好等，但均不持续，且情绪体验缺乏感染力，达不到情感高涨程度。在幻觉、妄想(一直感觉有人在动我，想让我自杀，他可以知道我的行为，我也喜欢他，自杀是我自愿的，并不是不开心；第二次自杀是我听见自己会死得很惨，还不如自己结束生命)的支配下出现冲动行为，自杀未遂。综上，根据ICD-10诊断标准，符合：精神分裂症。

鉴别诊断 双相情感障碍。支持点：患者曾有注意力下降，脑子变慢，多次自杀的行为等类似抑郁的表现。不支持点：患者抑郁内心体验并不深刻，缺乏感染力，没有明确的躁狂、轻躁狂发作，主要以思维障碍为主要表现。自杀行为是继发于妄想之下。故暂不考虑该诊断。考虑到患者系青春期起病，幻觉、妄想症状较丰富，具有青春型的特征，建议使用抗精神病药物同时联用改良电休克治疗(modified electro-convulsive therapy，MECT)。

治疗计划 继续足剂量使用抗精神病药并联合MECT 7次。

治疗效果 患者症状较前稍改善，否认幻觉，仍存在被控制感(男生可以控制自己的身体，动自己的手指)，被洞悉体验(自己的动作那个男生可以知道)，未见药物不良反应。患者及家属因经济原因要求出院。向患者及家属交代院外治疗注意事项，建议出院后转至心身科门诊继续急性期、巩固期、维持期治疗，不适随诊，防意外。

【诊断】

精神分裂症。

心得体会

该病例患者主要是精神病性阳性症状突出，其自杀行为的原因来自幻觉、妄想的支配，要与抑郁症中的自杀观念及自杀行为相鉴别。可以理解、学习、巩固症状学部分的内容。

病例 8

【病例摘要】

患者，男，21 岁。因话少、懒散 2 年余被家人带来入院。

患者家人反映：从 2013 年年底发现患者渐渐出现发呆、自笑、被动、话少、懒散、孤僻。此后患者几乎一直待在家里闲着。很少与家人交流，亲情感差，他看到家人回来也不打招呼，甚至不看一眼。个人卫生差，刷牙、洗脸等日常事务需要家人反复督促，吃饭也需要家人不断地催促。家人言语督促时，患者要么情绪烦躁，在房间里转来转去，要么离家出走不知所踪，一天到数天不等，自行回来或家人找回。为进一步诊治家属带其收住院治疗。

既往史 既往体健。

个人史 患者系胞 2 行 2，足月顺产，幼年生长发育同同龄儿童。性格内向。初中三年级毕业后间断外出打工，但工作不能持久，持续几天至 2 个月。经常不告知家人到外地打工，均不能持久，要么要家人汇钱自己买票回来，要么自己找救助站协助回家。适龄入学，初中文化。未婚未育。无吸烟、饮酒史，无精神活性物质及非成瘾性物质接触史。

家族史 患者的父母健在；外祖母 50 岁时有过 1 个月言行异常、情绪不稳表现，当月因呼吸系统疾病去世。否认家族性神经疾病遗传病史。

躯体及神经系统查体 未见异常。

精神检查 ①一般状况：意识清楚，定向力完整，年貌相当，衣冠整洁，接触一般，日常生活需家人协助料理。②情感活动：沟通一般，缺乏主动言语，语音正常，语速适中，注意力欠集中，记忆力下降，计算力可，否认幻觉、妄想等精神病性症状，思维略显贫乏。③情感反应：不协调，表情平淡，情绪基本稳定，亲情感明显减退。④意志行为：缺乏、被动、话少、懒散、孤僻，个人卫生差，入院后未见冲动消极行为。⑤自知力：无自知力，治疗被动配合。

辅助检查 入院后完善血生化检查、甲状腺功能、胸片、心电图、脑电图、头颅 CT 等，结果均正常。

初步诊断 精神分裂症。

诊断依据 ①症状标准：发呆、自笑、话少、懒散、孤僻，亲情感淡漠，思维显贫乏，行为异常。②病程标准：病程 2 年余。③严重程度标准：社会功能部分受损。

④排除标准：排除精神活性物质及非成瘾性物质所致精神障碍。

鉴别诊断 ①抑郁症。患者表现被动、话少、活动少。不支持点：患者否认有情绪低落、愉快感缺乏、思维迟缓等抑郁核心症状。故暂不考虑该诊断。②双相情感障碍。患者有注意力不集中，不能持久做一份工作，外跑等症状。不支持点：未查及明确情感高涨、思维奔逸、意志活动增强或情绪低落、思维迟缓、愉快感缺失等症状。故暂不考虑该诊断。

【会诊记录】

病例特点 ①青年男性患者。②无明显诱因起病，病史2年余。③主要表现：孤僻、懒散、情感平淡。④精神检查：意识清楚，定向力完整，接触被动，检查欠合作。沟通欠佳，回答问题掩饰，交流难以深入，对病态表现否认，思维贫乏，无想法，不知道自己下一步要做什么，否认幻觉、妄想等精神病性症状，病史中有自笑表现。情感反应平淡，亲情感缺乏，未查及明确焦虑、抑郁、躁狂体验。意志要求缺乏，孤僻，懒散，个人卫生差。教授查看患者后分析指出：患者表现持续性病程，阴性症状突出，社会功能明显受损，不能正常生活、工作，无自知力，回答问题有明显掩饰倾向，言行与周围环境不协调，情感反应平淡，亲情感缺乏，意志要求缺乏，独来独往，无故外跑，有内向性思维-自笑症状。综上，根据ICD－10诊断标准，符合：精神分裂症。

鉴别诊断 ①精神发育迟滞伴发精神障碍。患者家属否认患者自小智力发育低于同龄人，检查患者计算力、理解领悟力粗测正常。故暂不考虑该诊断。②人格障碍。家属供述患者既往性格内向，与家人不亲近，上初中二年级时有逃课表现。家人供述患者近两年病情明显变化，表现孤僻，懒散，不与人交往、交流，言行异常。故暂不考虑该诊断。

治疗计划 同意继续给予氨磺必利(600～800mg/d)治疗。患者有自笑症状，考虑有幻觉或思维方面问题，若治疗6～8周效果不佳，则建议联用利培酮治疗。

治疗效果 足剂量药物服药15天并联合9次MECT后，患者病情有改善，主动性略增加，未见药物不良反应。交代出院注意事项，建议出院后转至心身科门诊继续急性期、巩固期、维持期治疗。

【诊断】

精神分裂症。

心得体会

该病例患者持续性病程，病史2年，表现为行为异常，阴性症状凸显，情感反应不协调，情感平淡，思维贫乏，社会功能受损，但其存在内向性思维，精神检查时思维隐蔽，阳性症状不能除外，诊断精神分裂症并不难。需要注意的是，患者从小性格内向，与家人关系不亲近，步入社会后适应能力差，无法正常从业及建立良好的人际关系，需要与精神发育迟滞伴发精神障碍及人格障碍相鉴别。

病例 9

【病例摘要】

患者，男，17 岁。因孤僻、情绪不稳 2 年，加重 10 余天家人带来就诊。

2 年前无明显原因患者表现出孤僻，少与人来往，没有缘由的情绪不稳定，发脾气，时常对家人说不想上学了。就诊于心身科门诊，建议住院进一步诊治，家属认为患者基本正常，未执行住院。患者的上述症状持续存在，仍时而表现出情绪不稳定，发脾气，再次于心身科门诊就诊，给予舍曲林、阿立哌唑等药物治疗，家属于服药 10 天后认为无改变自行停药。入院前 2 个月，患者辍学在家，整日玩手机，上网，不出门，不做事，个人卫生状况差，与父母关系紧张。入院前 10 余天，病情加重，一人独处，几乎不与任何人交流，情绪不稳，易怒、烦躁，与父母关系抵触，还说："不想看到他们，看到他们我就不想活了。"无故突然外跑，有时半夜也往外跑，问其原因，解释："我是为了锻炼身体。"为进一步诊治收住院治疗。

既往史　既往体健。

个人史　患者系胞 2 行 2，目前为高中一年级学生。母孕期及出生情况正常，幼年生长发育同同龄儿童。适龄入学，学习成绩一般，性格内向。无吸烟、饮酒史，无精神活性物质及非成瘾性物质接触史。

家族史　父母及姐姐健在。家族中无精神疾病及神经疾病遗传病史。

躯体及神经系统查体　未见异常。

精神检查　①一般状况：由家属带至医生办公室，意识清楚，定向力完整，年貌相当，衣冠整洁，表情敌对，接触困难，检查欠合作。接触敌对，数次问话不答。②认知活动：病史提供可见思维联想散漫，逻辑性差，称不想看到父母，看到他们就会不想活了，半夜外跑，解释为要去锻炼。③情感活动：情感平淡，情感反应不协调，情绪不稳定，发脾气，无明显抑郁、焦虑体验。④意志行为：意志行为减退，无法坚持上学，行为反常，整日在家上网、玩手机，不与任何人交流，存在冲动行为，无故外跑，社会功能受损。⑤自知力：不存在。

辅助检查　入院后完善血生化检查、甲状腺功能、胸片、心电图、脑电图、头颅 CT 等，结果均正常。

初步诊断　精神分裂症。

诊断依据　①症状标准：孤僻，言语行为紊乱，情绪不稳。②病程标准：病史 2 年余。③严重程度标准：社会功能部分受损。④排除标准：排除精神活性物质及非成瘾性物质所致精神障碍。

鉴别诊断　①双相情感障碍。患者缺乏抑郁、焦虑或躁狂等情感体验，情感反应不协调，以思维形式障碍及逻辑障碍为主要表现。故暂不考虑该诊断。②器质性精神障碍。入院后完善检查未见明显异常。故暂不考虑该诊断。

【会诊记录】

病例特点　①青年男性患者。②慢性持续性病程，病史至少有 1 年时间。③发病初期老师、同学、家属均发现患者孤僻，情绪不稳定，无故发脾气。2015 年也有半年时间未上学。一直未就诊，病情持续，除家属所述孤僻、情绪不稳定以外，也存在亲情感下降、情感淡漠、不关心家人、个人卫生疏懒，如家人不催促就不会更换脏衣服。住院前 10 余天病情加重，情绪不稳定，发脾气，与父母敌对，行为反常，无故外跑，毁物。④精神检查：意识清楚，检查欠合作，回答问题随意，认知领悟力粗测正常。否认幻觉、妄想。无明显思维形式障碍，存在思维逻辑障碍(称不想看见父母，看到父母心烦，为此宁愿坐牢，故而毁物、砸银行的玻璃；有时无故外跑，半夜也有外出现象，解释为锻炼身体)。情感淡漠，亲情感差。行为反常，生活懒散，不能坚持上学，社会功能受损。自知力不存在。综上，根据 ICD－10 诊断标准，符合：精神分裂症。

鉴别诊断 可考虑完善 IQ 检查，鉴别：精神发育迟滞伴发精神障碍。

治疗计划 继续给予利培酮抗精神病药物治疗，联合 MECT，若疗效欠佳，加用奥氮平治疗。

治疗效果 在住院期间，患者拒绝配合 IQ 检查。利培酮加量至 4mL/d 并联合 6 次 MECT 后，患者症状有改善，未见药物不良反应。交代出院注意事项，建议出院后转至心身科门诊继续治疗。

【诊断】

精神分裂症。

心得体会

该病例患者以行为紊乱、情绪不稳为主要表现，未见幻觉及妄想内容。思维逻辑障碍，阴性症状突出，情感反应不协调，情感淡漠，亲情感减退，情绪不稳，行为反常，无自知力，社会功能受损。值得关注的是，精神分裂症不只是关注幻觉、妄想症状，意志行为减退、情感平淡、情感反应不协调等症状也是疾病的特征性表现，得不到早期的察觉，就失去了早期的干预。

病例 10

【病例摘要】

患者，男，28 岁。因闷闷不乐、不与人接触、不能正常工作半年被父母带来住院。

据患者父母提供：从半年前起家人就发现他性格改变，主动言语量明显减少，很少与人主动交流，家人与他交流时也爱答不理，不愿回应，多数时候独处在家，不愿出门，活动量明显减少，什么事情也不愿做，叫他时常常反应迟钝，半天才“嗯”一声。注意力不集中，记忆力下降。督促他做事会显得不耐烦，态度很不友好、很抵触。整个人变得很敏感，患者自己也常感到自卑。家人言语内容稍不注意，就会招惹他，情绪暴怒。有时，他也会莫名的烦躁、易怒、发脾气，严重时甚至出言不逊、辱骂母亲，有攻击倾向，摔过东西，无法坚持正常工作。带他就诊于某医院，诊断不详，给予盐酸曲唑酮片(每晚50mg)、草酸艾司西酞普兰片(10mg/d)等药物治疗20余天，病情略改善，情绪较前稳定，勉强去上班，但是人际关系及工作效率一般。坚持服药治疗，但在2015年8月，家人发现患者病情有反复，闷闷不乐的情况加重，整日无精打采，主动性差，常常嘟囔活着没意思，还时不时地说自己胸闷、气短、心慌、头痛等躯体不适。家人发现他的猜疑心很重，认为周围的人都关注自己，盯着自己看，回避出门，回避与人接触，劝说也听不进去。家人还发现患者时常发呆，无故自言自语，内容听不大清楚，莫名的会发笑，问其原因，他回答："想到可笑的事情了。"工作基本不能胜任。食欲、睡眠均差，体重近1年减轻7～8kg。

既往史 既往体健。否认肝炎、结核病及其他传染病病史，否认高血压、糖尿病病史，否认外伤、手术史，否认输血史，否认食物、药物过敏史，预防接种史随社会。

个人史 患者系胞2行2。久居某地，无疫区、疫水接触史。母孕期正常，足月顺产，幼年生长发育同同龄儿童。适龄入学，成绩一般，大专文化，曾在工厂做事。父母说患者病前性格偏外向，人际关系尚可。未婚未育。无吸烟、饮酒史，无精神活性物质及非成瘾性物质接触史。

家族史 父母及姐姐健在；舅舅有精神异常史(具体不详)。

躯体及神经系统查体 未见异常。

精神检查 ①一般状况：意识清楚，接触稍差，语声低，语速缓慢，表情忧虑，讲述病情时无坐立不安，烦躁，对答基本切题，注意力不集中，定向力良好。②认知活动：理解、领悟力粗测正常。存在关系妄想(总感周围的人关注自己、盯着自己看)、内向性思维(发呆、自言自语、独自发笑)。③情感活动：情感反应欠协调，情绪低落，心烦。④意志行为：意志减退，对周围事物兴趣减退，不愿与人交往，不能正常工作，入院后未见冲动消极行为。⑤自知力：在家人的建议下被动就诊。

辅助检查 入院后完善血生化检查、甲状腺功能、胸片、心电图、脑电图、头颅CT等，结果均正常。腹部B超：肝脏大小正常，肝右叶钙化灶，脂肪肝(轻度)。胆囊大小正常。胆囊结石。

初步诊断 抑郁症伴精神病性症状。

诊断依据 ①症状标准：情绪低落，兴趣下降，反应迟钝，注意力不集中，记忆力下降，失眠，食纳差，疲乏无力，精力下降，伴有发作性胸闷、气短、心慌，头痛等躯体不适症状。可见内向性思维及关系妄想等精神病性阳性症状。②病程标准：间断病程半年。③严重程度标准：生活质量受到影响，社会功能部分受损，不能正常工作。④排除标准：排除器质疾病、精神活性物质及非成瘾性物质所致精神障碍。

鉴别诊断 双相情感障碍。支持点：存在情绪低落，兴趣减退，思维迟缓、精力下降等抑郁核心症状。补充病史：发病前半年曾有话多、精力好等表现。不支持点：除话多、精力好之外，并未获及其他更明确的躁狂体验，持续时间也是短暂一时，家属也未观察到明显异常，不符合轻躁狂、躁狂发作的严重程度及病程标准，证据不足。故暂不考虑该诊断。

【会诊记录】

病例特点 ①青年男性患者。②持续病史半年，加重1月余。③既往体健。家族史阳性(两个舅舅有精神异常病史)。④主要表现：患者感到有人在背后说自己坏话，感到有人跟着自己，盯着自己。⑤精神检查：意识清楚，接触尚可，表情平淡，讲述病情时无坐立不安、烦躁，对答基本切题，说话重点不突出，避重就轻，结构松散，注意力欠集中，定向力良好。理解、领悟力粗测正常。思维内容障碍，存在内向性思维(无故独自发笑)、内心被揭露感(自己的想法被人知道了)、强制性思维(控制不住的出现不属于自己的想法)、可疑躯体被动体验(似乎自己的身体不受控制)、关系妄想(感到他人在背后说自己坏话，感到有人跟踪自己，盯着自己)。情感反应不协调，抑郁体验不深刻(否认情绪低落)，情感平淡；意志行为减退，懒散，无法坚持正常工作，社会功能受损；自知力不存在。综上，根据ICD-10诊断标准，符合：精神分裂症。

鉴别诊断 抑郁症伴精神病性症状。支持点：患者存在精神差，疲乏、食纳差、体重减轻等表现。不支持点：患者情感反应不协调，抑郁体验不深刻，情感平淡，否认情绪低落，以思维联想、内容障碍为主，存在思维散漫、内向性思维、内心被揭露感、强制性思维、关系妄想等多个精神病性阳性症状以及情感平淡、意志行为减退为主要表现。故暂不考虑该诊断。

治疗计划 建议逐渐停用抗抑郁、焦虑药物，给予足剂量抗精神病药物奥氮平片(20mg/d)治疗。

治疗效果 足剂量奥氮平片(20mg/d)联合6次MECT，半个月后，患者症状改善，异常言行减轻，情绪较前稳定，主动性改善，未见药物不良反应。交代出院注意事项，建议出院后转至心身科门诊继续急性期、巩固期、维持期治疗。

【诊断】

精神分裂症。

心得体会

该病例初步诊断与确定诊断不相符合，关键在于对病史采集要全面，对症状学的把握是关键，学习如何能够通过病史采集、精神检查，引出精神病性阳性症状。还要对情感体验有足够的认识，识别情感体验是否协调，什么是抑郁、躁狂心境。

病例11

【病例摘要】

患者，女，27岁。因间断情绪不稳8年，猜疑、言行反常半年入院。

患者于8年前间断出现闷闷不乐，悲观消极，偶有自弃念头闪过，家人未予重视。4年前出现间断情绪不稳，烦躁，易激惹，人际关系差，仍未引起重视。3年前出现兴奋，自我感觉好，话多，言语内容夸大、不切实际，扬言要办企业、赚大钱、当官、管全天下所有的男人等，于同年 7 月于外院住院。诊断：精神分裂症，给予丙戊酸镁、喹硫平(剂量不详)等药系统治疗，住院 3 个月，上述症状明显减轻，院外服药，依从性差，病情不稳，症状时轻时重。2 年前转诊至某市精神卫生中心，诊断同前，给予丙戊酸镁、利培酮(剂量不详)等药治疗，住院近 4 个月，症状部分改善，出院后交替服用西药、中药调理，病情恢复不佳。此次住院前近 1 年余，患者仍有情绪不稳，烦躁，易怒，偶有冲动行为(如打骂家人)，行为孤僻，独来独往，生活懒散，个人卫生欠佳，亲情感较差等。近半年，猜疑心重，不信任周围的人，感觉有人要陷害她，对他人提防，讲话欠条理，有时前言不搭后语，偶有发呆、无故发笑。为进一步诊治收住院治疗。

既往史 既往体健。

个人史 患者系胞 2 行 2。母孕期体健，足月顺产，幼年生长发育同其他正常儿童，从小在父母身边长大，适龄入学，成绩良好。3 年前于医学院毕业，获大专学历。曾卖过保险，已待业 2 年。未婚未孕。无吸烟、饮酒史，无精神活性物质及非成瘾性物质接触史。月经周期规则，月经量中等，颜色正常。无血块、无痛经。

家族史 父亲及哥哥健在。否认家族性精神疾病及神经疾病遗传病史。

躯体及神经系统查体 未见异常。

精神检查 ①一般状况：患者在父母陪同下进入诊室，意识清楚，定向力完整，年貌相当，衣冠整洁，表情欠适切，接触尚可，检查合作。②认知活动：思维略显散漫，条理性欠佳，无明确逻辑障碍，存在不安全体验及内向性思维，可疑关系妄想，未引出明确错觉，幻觉及感知综合障碍。无强迫观念。注意力不集中。③情感活动：情感反应欠协调，情绪不稳，亲情感减退。④意志行为：缺乏，行为孤僻，生活懒散，有时发呆、无故发笑，不关心家人，不讲卫生，影响日常生活及工作。入院后未见冲动消极行为。⑤自知力：部分存在。

辅助检查 入院后完善血生化检查、胸片、心电图、脑电图、头颅 CT 等，结果均正常。

初步诊断 精神分裂症。

诊断依据 ①症状标准：临床表现以间断情绪不稳，猜疑，言行反常等症状为主。②病程标准：病史 8 年，加重半年。③严重程度标准：日常生活及社会功能受损。④排除标准：排除精神活性物质及非成瘾性物质所致精神障碍。

鉴别诊断 ①双相情感障碍。病史中存可疑躁狂发作，但目前以明确的精神病性症状为主。故暂不考虑该诊断。②抑郁症。病史中存可疑抑郁发作，近期以猜疑、言行反常等症状为主。故暂不考虑该诊断。

【会诊记录】

病例特点 ①青年女性患者。②慢性持续性病程，明确病史 2 年余(首次住院起)。③临床表现：初期有抑郁发作和可疑躁狂发作，但社会功能基本完好，可忽略。2 年余，因情绪不稳、兴奋、言行反常等症状多次住院治疗。近半年，明确表现为孤僻、懒散、亲情感差、个人卫生欠佳、凭空闻语、猜疑及言行反常等精神病性症状。④精神检查：意识清楚，表情欠适切，接触尚可，思维略显散漫，条理性欠佳，存评论性幻听。思维内容障碍，存在关系妄想、内心被洞悉感、不安全体验及内向性思维。亲情感差，情绪不稳。行为孤僻，生活懒散，有时发呆、无故发笑，不关心家人，不讲卫生，影响日常生活及工作。排除器质性精神障碍、精神活性物质及非成瘾性物质所致精神障碍。综上，根据 ICD－10 诊断标准，符合：精神分裂症。

治疗计划　可继续给予利培酮治疗，必要时加用齐拉西酮、奥氮平治疗，观察患者病情变化。

治疗效果　服药 27 天后，患者症状改善，言行异常减轻，情绪较前平稳，未见药物不良反应。交代出院注意事项，建议出院后转至心身科门诊继续治疗。

【诊断】

精神分裂症。

心得体会

该病例需要鉴别精神分裂症与情感障碍。患者初期有间断抑郁情绪及情绪不稳定，但持续时间不长，社会功能保持完好。此次住院后精神检查患者有明确的精神病性症状，情感反应不协调，症状持续，慢性病程，因此在考虑诊断时以医生观察为主要诊断依据，诊断精神分裂症。经过抗精神病药物规范治疗后不仅阳性、阴性症状有所改善，情绪不稳定也随之好转。

病例 12

【病例摘要】

患者，女，26 岁。因敏感多疑、言行异常 1 年余，加重 1 周入院。

患者于 1 年前参加工作后，感觉同事在背后议论自己，舍友也排挤自己，自己跟他人交流存在问题，思维跟不上，融入不了他人的圈子，听不懂他人所说的话，觉得同事孤立自己、欺负自己，认为自己无法完成工作。工作 2 个月后主动提出辞职，之后一直赋闲在家。家人反映患者在家也表现被动、懒散，不愿出门，很少与人交流，个人卫生尚可。家人还发现她经常发呆，无故独自发笑，问其原因，回答“想到可笑的事情了”。患者经常诉头痛，觉得头痛之前有一种“五雷轰顶”的感觉，随之可以听见“嗞嗞”响声，这时脑子里就会飘出来不属于自己的一些想法；脑子条理很乱，想法很多，那些都不是自己的想法，不受自己控制；有时还能出现自己的想法并没有说出来，就被周围的人知道了，周围人会重复自己的行为，表演给自己看；有时脑子又是一片空白，感觉自己的想法被人窃取；感到他人可以通过无线电波或心理学控制自己的想法，有时身体也不受自己控制，被外界所控制；又感到自己非同寻常，有一定的超能力，能够主宰整个世界，能改变这个社会；感觉太阳也在跟着自己走；宇宙以外的法力在跟踪自己，自己每天要轮回7～8次；自己可以跟之前喜欢的一个男同学通过意念交流，他可以传递信息给自己。住院前1周，患者夜间突然哭闹不止，家人问其原因，回答道“有人通过心理跟踪，不让我活了。我要孝敬父母，给父亲洗一次脚”；并对着家对面的药房喊“XX药房，能不能救救我”；紧张、害怕，怕睡着了醒不过来，说“我犯了心理罪，做错了事，总书记不会放过我的”。另外还对一些数字、日期有她自己的解释，如“5・14”是“我要死”；“5・25”是“我爱我”；“2・24”是“我只爱爸爸妈妈一点，好像又不爱”等。为进一步诊治收住院治疗。

既往史 患者大一时有“抑郁”病史，曾休学1年，具体不详。否认肝炎、结核病及其他传染病病史，否认高血压、糖尿病病史，否认输血史，否认食物、药物过敏史，预防接种史随社会。

个人史 患者系胞2行2。久居某地，无疫区、疫水接触史，婴幼儿及青少年生长发育同同龄人无差异，适龄入学，既往学习成绩优秀，某大学毕业。病前性格内向、乐观。月经史无异常。未婚未孕。无吸烟、饮酒史及精神活性物质、非成瘾性物质接触史。

家族史 父母及姐姐健在。否认家族性精神疾病及神经疾病遗传病史。

躯体及神经系统查体 未见异常。

精神检查 ①一般状况：意识清楚，接触尚可，语声正常，语速缓慢，衣冠整洁，年貌相称，表情平淡，讲述病情时略紧张，经常看向父母，注意力不集中，定向力良好。②认知活动：思维联想散漫，思维逻辑、思维内容障碍(宇宙以外的法力跟踪自己，自己每天轮回7～8次；入院后讲病房外的太阳花是喜欢的那个男同学来复仇的)，存在内向性思维(发呆，自笑)、思维被洞悉感(自己的想法不说，他人也知道)、强制性思维(想法多，不是自己的，不受自己控制)、思维被剥夺感(脑子里忽然一片空白，感觉想法被人抽走了)、关系妄想(同事们背后议论自己、排挤自己)、被控制感(被人通过心理学、电波控制自己的想法)、被害妄想(他人通过心理跟踪，不让自己活了)、夸大妄想(自己有超能力，可以主宰世界、改变世界)、病理性象征性思维(“5・14”是“我要死”；“5・25”是“我爱我”；“2・24”是“我只爱爸爸妈妈一点，好像又不爱”等)。③情感活动：情感反应不协调，在病理性思维影响下紧张、恐惧，与现实环境不相符，未见明确的抑郁、躁狂体验，情感平淡，对周围事物及家人的关心缺乏相应的反应，亲情感减退。④意志行为：意志减退，主动性差，被动懒散，不愿与人交往，不能参加正常工作、社交，病理性意志行为增强，行为紊乱(夜间突然哭闹不止，家人问其原因，回答道“有人通过心理跟踪，不让我活了。我要孝敬父母，给父亲洗一次脚”；并对着家对面的药房喊“XX药房，能不能救救我”；紧张、害怕，怕睡着了醒不过来，说“我犯了心理罪，做错了事，总书记不会放过我的”)，个人卫生尚可，入院后未见冲动、消极行为。⑤自知力：不存在，坚信自己所感觉到的一切。

辅助检查 入院后完善血生化检查、甲状腺功能、心电图、腹部B超、脑电图、头颅CT等，结果均正常。离子：钾离子3.36mmol/L。胸片：右侧肋膈角区胸膜稍增厚，余心、肺、膈均未见异常。

初步诊断 ①精神分裂症；②低钾血症。

诊断依据 ①症状学标准：思维形式障碍，存在思维散漫，思维逻辑、内容障碍——内向性思维、思维被洞悉、强制性思维、思维被剥夺感、关系妄想、被控制感、被害妄想、夸大妄想。②病程标准：持续病史1年余加重1周。③严重程度标准：严重影响日常生活质量及社会功能。④排除标准：排除精神活性物质及非成瘾性物质所致精神障碍。

鉴别诊断 ①器质性精神障碍。患者虽有头痛表现，但发病前无发热、恶心、呕吐、腹泻等感染表现，神经系统查体未见异常，头颅CT、脑电图等均未见异常。故暂不考虑该诊断。②抑郁症。支持点：患者既往有"抑郁"病史，此次病程中有负罪感、自卑、哭泣等表现。不支持点：患者以思维障碍为主要表现，病史中有明确精神病性阳性症状，抑郁情绪继发于妄想基础上，且内心相应体验不深刻。故暂不考虑该诊断。

【会诊记录】

病例特点 ①青年女性患者。②持续性病程，病史1年余，加重1周。③主要表现：敏感多疑，言行异常。④精神检查：意识清楚，接触一般，表情平淡，注意力不集中，理解领悟力尚可。思维隐蔽，不暴露，未见幻觉，可见思维形式障碍，表现为思维不连贯、思维散漫、甚至可见思维破裂；思维逻辑障碍(宇宙以外的法力跟踪自己，自己每天轮回7～8次；入院后说病房外的太阳花是喜欢的那个男同学来复仇的)；思维内容障碍，可见内向性思维(发呆，自笑)、关系妄想(同事们背后议论自己、排挤自己)、思维被洞悉感(自己的想法不说，他人也知道)、强制性思维(想法多，不是自己的，不受自己控制)、思维被剥夺感(脑子里忽然一片空白，感觉想法被他人抽走了)、被控制感(有人通过心理学、电波可以控制自己的想法)、被害妄想(有人通过心理跟踪，不让自己活了)、夸大妄想(自己有超能力，可以主宰世界、改变世界)、病理性象征思维(由买瓜子想到向阳花，由向阳花可以想到太阳，太阳就是领导)、钟情妄想(领导钟情她，太阳是领导；太阳出来，自己就高兴；自己得罪领导，但患者不解释怎样得罪)。情感反应不协调，平淡。意志行为减退(1年余时间在家未工作，懒散，与人交流少)，自知力不存在。综上，根据ICD-10诊断标准，符合：精神分裂症。

治疗计划 患者主要以思维形式、逻辑、内容障碍为主要表现，指示给予抗精神病药物奥氮平片(20mg/d)治疗，必要时可考虑MECT。

治疗效果 药物加至治疗剂量后观察10天，未见明显药物不良反应，患者病情有改善，言行异常减轻，思维障碍仍能引出，经上级医生查房，认为目前诊断明确，治疗方案确定，未见药物不良反应，慢性疾病需要完成急性期、巩固期、维持期治疗，交代出院注意事项，建议出院后转至心身科门诊继续治疗，动态观察病情变化。

【诊断】

精神分裂症。

心得体会

该病例患者阳性症状突出，可见思维形式障碍，表现为思维不连贯，思维散漫，甚至可见思维破裂；思维逻辑障碍；思维内容障碍，可见内向性思维、关系妄想、思维被洞悉感、强制性思维、思维被剥夺感、被控制感、被害妄想、夸大妄想、病理性象征思维及钟情妄想。该病例诊断明确，可为学习、掌握症状学提供参考。

病例 13

【病例摘要】

患者，女，26岁。因烦躁、主动性下降、行为异常、情绪差10个月入院。

患者于10个月前出现烦躁，常在屋内来回走动，无故不去上班，主动性下降，不愿与人交流，家里来人不打招呼，有时发脾气，发脾气时骂家人，对父亲较抵触，反感父亲说话，不管父亲说什么都经常打断，让父亲“别说了”。常在晚上恐惧，因害怕一个人时睡不着，有时自言自语和独自发笑，人多时烦躁加重，称在人多的地方脑中会有很乱的声音，情绪差，常闷闷不乐，头脑反应迟钝，注意力不集中，缺乏自信，心急、心烦。为进一步诊治收住院治疗。近1个月食欲可，精神、休息一般，体重无明显变化，二便正常。

既往史 既往体健。否认肝炎、结核病及其他传染病病史，否认高血压、糖尿病病史，否认外伤、手术史，否认输血史，否认食物、药物过敏史，预防接种史随社会。

个人史 患者系胞2行1，母孕期体健，足月顺产，幼年发育同其他正常儿童，大专文化，大专毕业从事文职工作，生病后未再工作。未婚未孕。无吸烟、饮酒史，无精神活性物质及非成瘾性物质接触史。月经周期规则，月经量中等，颜色正常。无血块、无痛经。

家族史 父母及弟弟健在；外祖母有“抑郁症”病史，目前服用草酸艾司西酞普兰片、劳拉西泮片等药物治疗。否认家族性神经疾病遗传病史。

躯体及神经系统查体 未见异常。

精神检查 ①一般状况：意识清楚，接触一般，语声低，语速缓慢，言语量偏少，衣冠整洁，年貌相称，表情平淡，对答切题，注意力集中，定向力良好。②认知活动：计算力、理解力、领悟力粗测正常。未查出幻觉、错觉及感知综合障碍。思维内容障碍，存在内向性思维，有时发呆和自笑。③情感活动：情感反应不协调，可获抑郁焦虑体验，情绪低落，高兴不起来，心急、心烦。④意志行为：对周围事物缺乏感兴趣，不愿与人交往。生活能够自理。有时发呆和自笑。入院后未见冲动消极行为。⑤自知力：不存在，在家人劝说下就诊。

辅助检查 入院后完善血生化检查、胸片、心电图、脑电图、头颅CT等，结果均正常。甲状腺功能：促甲状腺激素 6.33μIU/mL。

初步诊断 抑郁症伴有精神病性症状。

诊断依据 ①症状标准：临床主要表现烦躁、主动性下降、行为异常、情绪差。②病程标准：慢性病程，病史 10 个月。③严重程度标准：日常生活及社会功能受到影响。④排除标准：排除精神活性物质及非成瘾性物质所致精神障碍。

鉴别诊断 ①精神分裂症。患者家属提供的病史主要为行为异常，但精神检查未发现更多的阳性症状，而且可获抑郁体验，情绪低落，高兴不起来，头脑反应迟钝，注意力不集中，心烦。故暂不考虑该诊断。②双相情感障碍。患者精神检查可获抑郁体验，情绪低落，高兴不起来，做事没兴趣，否认既往有躁狂及轻躁狂发作病史。故暂不考虑该诊断。

治疗计划 精神病护理；防自杀、防外逃、防伤人、防毁物；普食；向患者及家属详细交代病情及治疗计划，并签署知情同意书；暂给予盐酸氟西汀分散片、氨磺必利片联合电针、经颅磁刺激等物理治疗。

【会诊记录】

病例特点 ①患者为青年女性。②病史 10 个月，表现为慢性持续性病程，中间无缓解期。③家族史阳性(外祖母有“抑郁症”病史，目前服用草酸艾司西酞普兰片、劳拉西泮片等药物治疗)。④临床主要表现：行为反常，无故不去工作，在家里走来走去，不愿与人交流，有时自笑，对父亲抵触。⑤精神检查：意识清楚，接触尚可，问答切题，注意力集中，存在言语性幻听(常听见耳边有一两人在说话，因为该声音导致其很烦)。思维内容障碍，存在内向性思维(常发呆和自笑)，有不安全感(家人反映患者有时恐惧，在晚上常要求家人陪伴)。情感反应不协调，经常自笑，无明显情绪低落及情感高涨体验。行为反常(无故不去工作，在家里走来走去，不愿与人交流，有时自笑，对父亲抵触)。无自知力，在家人反复劝说下就诊。教授分析指出：患者母亲提供病史较客观，病史将近 10 个月，没有明显抑郁，也没有明显情感高涨，幻听明确，主要表现为思维方面障碍，有内向性思维等，情感反应平淡，治疗不配合，无自知力。不符合情感障碍标准。综上，根据 ICD－10 诊断标准，符合：精神分裂症。

治疗计划 ①停用盐酸氟西汀分散片。②将氨磺必利片加量至 600mg/d，观察患者病情变化。

治疗效果 药物调整至治疗剂量服药 1 天后，患者症状改善不明显，未见药物不良反应，要求出院门诊治疗，交代出院注意事项，建议出院后转至心身科门诊继续急性期、巩固期、维持期治疗，不适随诊，防意外。

【诊断】

精神分裂症。

心得体会

该病例患者需要与抑郁症鉴别。在入院检查过程中，未发现幻觉、妄想，但在会诊中仔细询问，可以发现明确的幻听，有思维内容异常，如被害妄想等。患者情感反应不协调，情绪不稳定，缺乏主观感受到的抑郁情绪，情感平淡，在妄想影响下，有紧张、害怕的情绪。有怪异行为。因此，在诊疗过程中，应严格把握诊断标准，避免主观臆断。

病例 14

【病例摘要】

患者，男，16 岁。高中二年级学生。因凭空闻声 2 年余，情绪不稳 9 个月被家人带来就诊。

患者 2 年前上初中三年级时凭空听到脑中有唱歌的声音，声音较小，似乎与自己的思想一致，转移注意力后可消失，不影响生活。症状持续存在。9 个月前患者在读高中一年级第二学期时，突然感觉心前区不适，阵阵心慌，烦躁，坐立不安，即刻脑中有很多想法，一个接一个冒出来，如考虑自己的成绩、人际关系及社会问题等。他在上课时不专心听讲，被老师教育，劝说下回家休息 1 周。随后 1 个月内再次因上课时唱歌被老师劝说回家休息。患者的学习成绩逐渐下降。5 个月前就读高中二年级，患者可以与脑中的声音进行交流，与同学对话时自己会遵从脑中声音的指示回答同学的问题；他还发现，自己在使用身体的右半部分时脑中便会出现声音，用左侧时声音不会出现。他说："左侧身体有决断，右侧则随和、谦虚。"他联想增多，上课时想很多问题，如想自己的性格要像"刘邦、项羽"那样；想到英语老师的性格不好，看不起老师，因此独自发笑；有时反复将眼镜盒来回翻动，上数学课看地理书、心理学书籍；有时变得很自信，想到自己要考第一名、体育要最好、玩游戏也要最好；有时又变得悲观，感到自己学习成绩落后太多，没有希望，看到教室窗户上的栏杆便想跳下去。认为自己孤僻，有时不愿与同学来往；有时又主动与同学说话，认为自己言语轻浮，受到多个女同学的青睐，从女同学言语中感到她们对自己有好感及青睐；不愿服从老师的安排，认为"凭什么要按规矩办事，凭什么听老师的，我想干什么就干什么"。家人发现患者变得话多，纠缠，言语内容凌乱，缺乏主题，经常要问"为什么"，与家人探讨大事，称将来要帮助贫困的人民。老师反映患者行为怪异，见独自发笑。为进一步诊治收住院治疗。

既往史 既往体健。否认肝炎、结核病及其他传染病病史，否认高血压、糖尿病病史，否认外伤、手术史，否认输血史，否认食物、药物过敏史，预防接种史随社会。

个人史 独生子。久居某地，无疫区、疫水接触史。母孕期正常，足月顺产，幼年生长发育同同龄儿童。适龄入学，现读高中二年级，学习成绩较病前退步明显。病前性格开朗。无吸烟、饮酒史，无精神活性物质及非成瘾性物质接触史。

家族史 父亲健在；母亲患“抑郁症”，现服药治疗。

躯体及神经系统查体 未见异常。

精神检查 ①一般状况：意识清楚，接触主动，年貌相当，衣着整洁，表情喜悦，检查讲述病情时合作，注意力不集中。存在假性幻听（脑中有歌曲的声音，并可与之交流，声音可指挥自己说话、做事）。②认知活动：思维敏捷，话多，主动叙述病情，对自己的病情描述详细。对答基本切题，存在夸大妄想（认为自己学习成绩要考第一、要拯救贫苦人民）。③情感活动：存在钟情妄想（认为很多女同学青睐自己）；情绪不稳，时而兴奋、情感高涨；时而情绪低落、抑郁，一天之内就有变化。④意志行为：怪异、冲动，动作重复，不听从老师规定，认为自己想做什么便做什么。入院后未见冲动消极行为。⑤自知力：不存在。

辅助检查 入院后完善血生化检查、甲状腺功能、胸片、心电图、腹部B超、脑电图、头颅CT等，结果均正常。

初步诊断 双相情感障碍。

诊断依据 ①症状标准：间断情绪低落、情感高涨等。②病程标准：病程2年，加重9个月。③严重程度标准：社会功能部分受损。④排除标准：排除精神活性物质及非成瘾性物质所致精神障碍。

鉴别诊断 ①精神分裂症。患者存在假性幻听，但患者思维基本流畅，思维联想偏快，存在情感高涨、情绪低落体验，有一定自知力。故暂不考虑该诊断。②强迫症。患者存在思维联想增多，但无强迫性回忆、强迫联想、强迫性穷思竭虑等强迫思维。故暂不考虑该诊断。

【会诊记录】

病例特点 ①患者青少年男性。②慢性持续性病程。③主要表现：凭空闻声，情绪不稳。③精神检查：意识清楚，接触尚可，可见假性幻听（脑中有歌曲的声音，并可与之交流，声音可指挥自己说话、做事）；思维散漫（家人反映患者话多，纠缠，经常要问“为什么”，与家人探讨大事，称将来要帮助贫困的人民等，内容凌乱，东拉西扯，缺乏主题）；思维内容障碍，存在被控制感（感到可以与脑中的声音交流，与同学谈话时自己会遵从脑中声音的指示回答同学的问题，自己可以和声音对话；使用身体的右半部分时，脑中便会出现声音，用左侧时，声音不会出现；左侧身体“有决断”，右侧则“随和、谦虚”）、内向性思维（发呆，自笑）、强制思维（上课时想很多问题，如想自己的性格要像“刘邦、项羽”那样；脑中有很多想法一个接一个，如考虑自己的成绩、人际关系及社会问题等）、钟情妄想（认为很多女同学青睐自己）。情感反应不协调，行为怪异，学习成绩退步明显。自知力不全。根据ICD－10诊断标准，符合：精神分裂症。

治疗计划 患者阳性症状突出，可换用利培酮抗精神病治疗，密切观察药物不良反应。

治疗效果 足剂量药物治疗8天后，未见药物不良反应。交代出院注意事项，建议出院后转至心身科门诊继续治疗。

【诊断】

精神分裂症。

心得体会

该病例诊断要点：发病年龄早，持续性病程，精神病性阳性症状突出，存在多种精神症状，如假性幻听、思维散漫、内向性思维、强制思维、被控制体验，钟情妄想、夸大妄想等，情感反应不协调，社会功能受损。通过对该病例的认识，可学习症状学，以及精神分裂症与情感障碍的鉴别诊断。

病例 15

【病例摘要】

患者，男，14 岁。因话少、孤僻、厌学 1 年被家长带来入院。

妈妈提供患者在 2014 年无明显诱因，逐渐出现话少、孤僻、少与人交往、厌学等现象，办理休学手续后，在家他也很少出门，整日在家中上网打游戏、看手机等，作息时间极为不规律，昼夜颠倒，夜间不睡、白天不起。情绪不稳定，观察他整日显得闷闷不乐、高兴不起来的样子，整个人失去了往日的阳光与活泼。情绪不稳定，易激惹，烦躁，稍不顺心或因小事就发脾气，甚至无原因出现怪异行为，如关紧门窗、拉紧窗帘，甚至用刀割坏沙发等。2015 年 9 月就诊于心身科，给予奥氮平(15mg/d)治疗，患者睡眠改善，作息时间有所恢复，但其他症状无明显改善，服药后体重增加 10 余千克。于 2015 年 12 月再次就诊于心身科门诊，建议给予盐酸舍曲林片(未服用)，氟哌噻吨美利曲辛片每天早上 1 片治疗，患者症状改善仍不佳，入院前 3 周上述症状加重，表现得特别被动、懒散，整日卧床不起、不穿衣服躺在床上看手机，现为进一步诊治，家属带其来本院住院治疗。

既往史 12 岁时因面部皮脂腺瘤行手术治疗，术后恢复良好。否认高血压、糖尿病病史，否认外伤史，否认输血史，否认食物、药物过敏史，预防接种史随社会。

个人史 独生子。久居某地，无疫区、疫水接触史。剖宫产，幼年生长发育同同龄儿童。适龄入学，成绩一般，初中一年级休学，病前性格内向。无吸烟、饮酒史，无精神活性物质及非成瘾性物质接触史。

家族史 父母健在；舅外公自杀已故(具体不详)；姑姑患精神分裂症，服用药物治疗，现病情尚不稳定。否认家族性神经疾病遗传病史。

躯体及神经系统查体 未见异常。

精神检查 ①一般状况：意识清楚，接触被动，多问少答，语声低，语速正常，衣冠整洁，年貌相称，表情平淡，讲述病情时情绪稳定，对答切题，注意力欠集中，定向力良好。②认知活动：思潮语量减少，理解、领悟力粗测正常。未查出幻觉、妄想等精神病性症状。③情感活动：情感反应协调，情绪低落，烦躁，易激惹，发脾气。④意志行为：对周围事物不感兴趣，对未来生活缺乏信心，孤僻，不愿与人交往、交流。入院后未见冲动消极行为。⑤自知力：不存在。

辅助检查 入院后完善血生化检查、甲状腺功能、胸片、心电图、腹部B超、脑电图、头颅CT等，结果均正常。

初步诊断 儿童情绪障碍。

诊断依据 ①症状标准：情绪低落，烦躁、易激惹，少与人交流等。②病程标准：病史1年。③严重程度标准：严重影响日常生活质量和社会功能。④排除标准：排除精神活性物质及非成瘾性物质所致精神障碍。

鉴别诊断 ①精神分裂症。患者存在孤僻、懒散、少与人交流，作息规律改变等症状，社会功能受损，不能上学，但规律服用奥氮平(15mg/d)治疗3个月症状改善不佳。故暂不考虑该诊断。②双相情感障碍。支持点：患者存在情绪低落体验。不支持点：病史中未见躁狂、轻躁狂发作。故暂不考虑该诊断。

【会诊记录】

病例特点 ①青少年儿童患者。②起病年龄早，病史1年，持续性病程，发病前存在一定诱发因素(教授补充问诊)。③家族史阳性(舅外公自杀已故，姑姑有精神分裂症病史)。④主要表现：意志要求缺乏，情感平淡，生活疏懒，行为孤僻(少与人交流等)及可疑怪异行为(割沙发、窗户，拉紧门窗等)，厌学等。⑤精神检查：接触被动，应答缓慢，思维贫乏，否认幻觉、妄想等精神病性症状，情感反应不协调，显平淡。社会功能损害明显。综上，根据ICD-10诊断标准，符合：精神分裂症。

鉴别诊断 ①儿童情绪障碍。患者存在情绪不稳，厌学等表现，但无抑郁、焦虑、恐惧等情绪表现，对学习的主动性缺乏，主观抑郁体验并不深刻。家属虽从外表观察患者有不开心、闷闷不乐等表现，但客观表现实为情感平淡。故暂不考虑该诊断。②品行障碍。患者存在无故不去上学表现，但无不遵守学校纪律或冲动言行，无与家人敌对表现，烦躁不安等表现发作并不频繁，1～2次/周。故暂不考虑该诊断。③精神发育迟滞伴发精神障碍。患者计算力尚可(1/2－1/3＝1/6)，抽象思维能力稍差(虎口拔牙、坐井观天等不能解释)，生活常识水平低(不知所在地为县或市)，建议进一步完善IQ检查，排除该诊断。查房后完善IQ检查，结果为78。

治疗计划 青少年患者，症状不典型，缺乏幻觉、妄想等阳性症状，以行为和情感症状为主。可给予阿立哌唑(20mg/d)和舍曲林(100～150mg/d)治疗。

治疗效果 药物调整至治疗剂量后7天，患者症状略有改善，未见药物不良反应，考虑到慢性疾病需要长期治疗，交代出院注意事项，建议出院后转至心身科门诊继续治疗。

【诊断】

精神分裂症。

心得体会

该病例患者虽然精神病性阳性症状并不典型，主要以行为异常及情感症状为主要特征，但是情感反应与周围环境不协调，缺乏感染力；情感平淡，抑郁、焦虑、躁狂等内心体验不深刻，行为退缩，社会功能受损明显。值得关注的是，起病于青少年，持续性病程，家族史阳性，病前性格内向。根据上述做出精神分裂症诊断。另外，对于青少年儿童，还需要与精神发育迟滞伴发精神障碍、品行障碍、儿童青少年情绪行为障碍相鉴别。

病例 16

【病例摘要】

患者，男，22岁。因敏感多疑5年，加重1周就诊。

5年前患者上高中二年级时，出现无故发笑，疑心重，认为周围人针对自己，与舍友发生矛盾，几乎不愿出门，无法融入集体，不愿上学，家人说他发脾气、摔坏电脑，未予重视。2013年9月患者就读大一，诉“暗示关不住产生焦虑，感觉我与周围位置对立”。凭空听到摩斯电码、走路、敲击桌面还有指甲抠黑板等声音，认为处于第四维空间。称“暗示牵引自己凭空看到老人、青年及物体，通过依靠沟通”。记忆力下降，症状持续至2016年初。住院前1周，患者认为“人与人之间存在一种排斥力，影响他的思维方式、身体、记忆力及日常安排；周围人时刻关注自己的一言一行，如明星一般，不知如何在这种新状态与旧状态(与好友自在相处)之间切换”。家属反映患者在吵架时摔坏眼镜、打自己、无故将热水倒在邻居家等异常行为。曾有1次就餐时他突然拍桌而起，质问父母为什么针对自己？认为周围气氛不对劲。还有一次，在凌晨他凭空听到有人找他复仇，要求外出去解决。他时常与父母发生冲突，诉“神仙暗示我，电台故意安排采访我，学校是间谍学校，处处有人监控我，曾有一名记者跟踪我，测控中心设备专门监控我，我无法融入学校”。为进一步诊治收住院治疗。

既往史 9岁患乙型病毒性肝炎，已痊愈。

个人史 独生子。就读某学院的大三学生。否认精神活性物质接触史。

家族史 父母体健。否认家族性精神疾病及神经疾病遗传病史。

躯体及神经系统查体 未见异常。

精神检查 ①一般状况：意识清楚，接触一般，定向力完整，表情平淡，由家属带至医生办公室，检查合作。②认知活动：可见幻听(凭空听到摩斯电码、走路、敲击桌面还有指甲抠黑板等声音)，否认错觉及感知觉综合障碍。思维联想散漫，思维逻辑障碍，可见内向性思维(无故发笑)、关系妄想(周围人时刻关注他的一言一行，如明星一般，不如如何在这种新状态与旧状态之间切换)、物理影响妄想(人与人之间存在一种排斥力，影响他的思维方式、身体、记忆力及日常安排)、被监控感(上级电台故意安排采访他，学校是间谍学校，处处有人监控)、被跟踪感(有一名记者跟踪他)、不安全感。③情感活动：情感反应不协调，情绪不稳，心烦。④意志行为：意志减退，学习成绩下降，行为反常，摔东西，无法与人交流，严重影响日常生活及工作。⑤自知力：不存在。

辅助检查 入院后完善血生化检查、胸片、心电图、脑电图、头颅CT等，结果均正常。腹部B超：胆囊息肉。

初步诊断 精神分裂症。

诊断依据 ①在相当长的一段时间存在3项以上症状(幻听，幻视；关系妄想；思维紊乱，以内向性思维、思维逻辑障碍为主；行为反常；几乎不与人交流)，至少有幻觉、妄想及思维紊乱。②自障碍以来导致学习能力、人际交往及自我照料方面功能的损害。③持续5年。④排除分裂情感性障碍及双相情感障碍。⑤不能归因于某种物质的生理效应或躯体疾病。

鉴别诊断 ①抑郁症。支持点：少语、学习成绩下降、记忆力下降、不愿与人交流、几乎不出门等。不支持点：幻听、幻视、内向性思维、关系妄想、被监控感及行为反常等表现，以思维、认知及行为异常为主，否认抑郁心境，上述情绪反应继发于思维障碍。故暂不考虑该诊断。②双相情感障碍。支持点：情绪不稳、发脾气、摔东西等表现。不支持点：幻听、幻视、内向性思维、关系妄想、被监控感及行为反常等表现，以思维、认知及行为异常为主，缺乏心境高涨等躁狂体验。故暂不考虑该诊断。

【会诊记录】

病例特点 ①青年男性患者。②慢性病程，病史5年。③补充病史：患者父亲反映春节期间，患者说话前言不搭后语，内容无法理解，在家里发脾气、摔东西。过年跑到邻居家中乱扔东西，询问原因，解释“邻居说我的风凉话”，疑心重，患者本次住院想解决难以控制情绪，莫名其妙与周围人冷战，情感上踌躇满志，思想上犹豫不决，想真心与周围人交流，但对方常带有偏见、鞭挞他，因此情绪低落。④主要临床表现：敏感多疑，凭空闻人语。⑤精神检查：意识清楚，接触一般，表情平淡，注意力不集中，记忆力减退。幻听，否认错觉及感知觉综合障碍。思维联想散漫，思维逻辑、思维内容障碍，存在内向性思维、关系妄想、物理影响妄想、被监控感、被跟踪感。情感反应不协调，情绪不稳。学习成绩下降，行为反常(摔东西，无法与人交流)，严重影响日常生活及工作，自知力不存在。根据ICD-10诊断标准，符合：精神分裂症。

鉴别诊断 ①抑郁症。支持点：少语、学习成绩下降、记忆力下降、不愿与人交流、几乎不出门等。不支持点：存在幻觉妄想等精神病性症状伴有行为反常等表现，以思维、认知及行为异常为主，否认抑郁心境，所谓抑郁情绪继发于思维障碍。故暂不考虑该诊断。②双相情感障碍。支持点：情绪不稳、发脾气、摔东西等表现。不支持点：患者以思维障碍为主要表现，情感反应不协调，情绪不稳，易激惹，行为反常，冲动行为继发于思维障碍。故暂不考虑该诊断。

治疗计划 给予非典型抗精神病药物治疗(建议奥氮平；如考虑基础体重较高，可选阿立哌唑或齐拉西酮），可联用 MECT，观察患者病情变化。

【诊断】

精神分裂症。

心得体会

该病例患者以言行紊乱为主要症状，情绪不稳定，精神检查存在明确的思维障碍，情绪反应继发于妄想症状，诊断精神分裂症明确。该病例可作为学习症状学的推荐。

病例 17

【病例摘要】

患者，女，23 岁。因情绪不稳 1 年余，加重伴言行紊乱 2 个月被家属带来住院。

家人反映患者近 1 年余无明显诱因出现情绪不稳，易激惹，烦躁，无故发脾气，与父母抵触，关系不融洽，但未予以重视。住院前 2 个月，上述症状加重，已无法坚持正常工作，且变得敏感多疑，认为他人都在针对自己，与自己作对，感觉他人都是小人，觉得全世界都不对。说话不着边际，问东答西，对答不切题，所表达的内容无法理解。例如：她说家里餐盘里的鱼是臭水沟里曾看到的那条鱼；她独自一人居住在北京，家人打电话也不接，后因回家途中搭错车，乘务人员发现其言语凌乱、精神异常，联系到家人后被带回。她对此状况的解释是："本来我买的是西站的票，结果去北站坐车，因为詹天佑当时修的铁路就不对，那时铁路系统有问题造成的。"家人还发现她与人交流时眼神回避，或低头或背对，同时发现她常常独自发呆，无故自语、自笑，注意力不集中，问她原因，也不能做出合理的解释。睡眠差，精神状态不佳。为进一步诊治收住院治疗。

既往史 否认肝炎、结核病及其他传染病病史，否认高血压、糖尿病病史，否认手术、外伤史，否认输血史，否认食物、药物过敏史，预防接种史随社会。

个人史 独生女。久居某地，无疫区、疫水接触史，母孕期体健，幼年生长发育正常，大学文化。病前性格外向。月经史：13 岁，(5～7)/(28～30)，2016-04-28。月经周期规则，月经量中等，颜色正常，无血块、无痛经。未婚未孕。无吸烟、饮酒史，无精神活性物质及非成瘾性物质接触史。

家族史 父母健在；姑姑有精神疾病史，具体不详。否认家族性神经系统疾病遗传病史。

躯体及神经系统查体 未见异常。

精神检查 ①一般状况：意识清楚，接触一般，语声、语速正常，衣冠整洁，年貌相称，表情平淡，讲述病情时无坐立不安，烦躁，对答切题，注意力欠集中，定向力良好。②认知活动：理解、领悟力粗测正常，注意力不集中，未见幻觉及感知综合障碍。可获及思维散漫，存在逻辑障碍(对答不切题，东拉西扯，不能被理解)、牵连观念(感觉他人都针对自己)、内向性思维(发呆，自语，自笑)。③情感活动：情感反应欠协调，情绪不稳，易激惹，烦躁。④意志行为：意志减退，不能坚持正常工作，行为紊乱，入院后未见冲动、消极行为。⑤自知力：不存在。

辅助检查 入院后完善血生化检查、甲状腺功能、腹部B超、脑电图、头颅CT等，结果均正常。心电图提示窦性心动过缓伴不齐，心率58次/分，心电图大致正常。胸片提示双肺轻度肺间质改变，主动脉稍迂曲。

初步诊断 精神分裂症。

诊断依据 ①症状标准：思维散漫，牵连观念，内向性思维。②病程标准：慢性病程持续性病史1年余。③严重程度标准：严重影响日常生活质量及社会功能。④排除标准：排除精神活性物质及非成瘾性物质所致精神障碍。

鉴别诊断 ①器质性精神障碍。患者慢性起病，发病前无明显感染史，查体未见神经系统阳性体征，入院相关辅助检查未见器质性疾病依据。故暂不考虑该诊断。②抑郁症。患者主要以思维障碍为主要表现，在妄想支配下行为反常，情绪不稳，情感反应不协调，无明确抑郁体验。故不考虑该诊断。

【会诊记录】

病例特点 ①青年女性患者，明确病史已达1年余。②主要症状：言行紊乱，情绪不稳。③精神检查：意识清楚，接触尚可，注意力不集中，未见幻觉、错觉及感知综合障碍，思维跳跃、联想散漫(认为外界事物不干净，想到地沟油，联想到吃火锅，死鱼等)，存在关系妄想、内向性思维、钟情妄想，而且贯穿始终。情感反应平淡，情绪尚稳定，社会功能受损明显，不能正常工作，对未来有打算，但不切实际，脱离现实(出院后打算工作、考雅思，出国，上学，读企业管理等)。自知力不存在。综上，根据ICD-10诊断标准，符合：精神分裂症。

治疗计划 建议可继续给予非典型抗精神病药物利培酮口服液(4mL/d)治疗。

治疗效果 药物调整至足剂量观察5天，未见明显药物不良反应，患者情绪较前平稳，经上级医生查房，认为诊断明确，治疗方案确定，未见药物不良反应。交代出院注意事项，建议出院后转至心身科门诊继续急性期、巩固期、维持期治疗，动态观察病情变化。

【诊断】

精神分裂症。

心得体会

该病例患者以思维障碍为主要表现，尤其是思维形式障碍表现突出，伴有思维逻辑及内容障碍，情感反应不协调，行为紊乱，社会功能受损，持续病程1年以上，诊断精神分裂症明确。

病例 18

【病例摘要】

患者，女，17 岁。因持续性被关注议论、不安全感 5 年，加重半个月被家属带来住院。

5 年前，患者无明显诱因脑子里突然不由自主冒出阴茎的画面，挥之不去，为此她紧张、恐惧、不安。她越是担心被人知道，就越是发现周围的人都在关注自己的一言一行。他们还在议论她是男还是女等不好的话题。同时她能感受到自己的言行也在干扰周围的那些人，甚至还能感受到他们要陷害自己。她常常发呆，注意力不集中，自责、内疚、伤心、落泪、失眠。此症状持续 1 个月，在家属陪同下就诊于外院，具体诊治不详，症状有所缓解，但是断断续续始终存在，影响到她的人际交往，工作能力也有所下降。住院前半个月，上述症状加重，脑子里反复出现阴茎画面，电视、报纸、手机等传媒上不断地在传播脑子里的画面，为此紧张、害怕，自责，认为自己内心不纯洁，伤心落泪。内心的想法不说周围人都知道，手机被监听，目的是获得她不好的言论，水杯里被下毒，要陷害自己。记忆力差，注意力不集中，对其他事物兴趣减退，没心思做任何事情，食欲一般，失眠。在心身科门诊曾行脑电图、头颅 CT 均未见异常，予帕利哌酮缓释片(6mg/d)、劳拉西泮(每晚 0.5mg)联合电针、重复经颅磁刺激治疗，服药第 3 天突然出现舌部僵硬、颈项扭转、双手颤抖，当时意识清楚，考虑药物不良反应，将帕利哌酮缓释片减量至 3mg/d 联合盐酸苯海索片对症治疗后，此症状缓解。

既往史 2 年前因左肾结石行体外碎石治疗。否认高血压、糖尿病病史，否认外伤史，否认输血史，否认食物、药物过敏史，预防接种史随社会。

个人史 患者系胞 2 行 1。久居某地，无疫区、疫水接触史。母孕期足月顺产，自幼在父母身边长大，8 岁到 11 岁在外祖父母身边长大，适龄入学，中专学历，工人。病前性格内向、胆小，人际关系一般。月经史：13 岁，(4～7)/(28～30)，2016－01－16。月经周期规则，月经量中等，颜色正常。无血块、无痛经。无吸烟、饮酒史，无精神活性物质接触史。

家族史 父母及弟弟健在。否认家族性精神疾病及神经疾病遗传病史。

躯体及神经系统查体 未见异常。

精神检查 ①一般状况：意识清楚，接触被动，多问少答，语声低微，衣冠整洁，表情焦虑，由家属带至医生办公室，检查欠合作，注意力不集中。②认知活动：理解、领悟力粗测正常，注意力不集中，记忆力减退。否认错觉、幻觉及感知觉综合障碍。思维联想散漫，存在内向性思维、思维中断、强制性思维、关系妄想、被害妄想、被洞悉体验、被监听感、被播散感。③情感活动：情感反应不协调，紧张，害怕，情绪不稳，伤心哭泣。④意志行为：意志减退，无法坚持上班，严重影响日常生活及工作。妄想支配下不敢在外进食。⑤自知力：不存在。

辅助检查 入院后完善血生化检查、甲状腺功能、胸片、心电图、腹部 B 超、脑电图等，结果均正常。头颅 CT：双侧筛窦炎症，余颅脑 CT 平扫未见明显异常。

初步诊断 精神分裂症。

诊断依据 ①存在 2 项(妄想，以关系、被害妄想为主；言语紊乱，内向性思维、被洞悉体验、被播散感)上述症状，每一项症状均在 1 个月中有相当长时间的存在，至少有妄想、言语紊乱。②这种障碍导致人际关系、工作能力及自我照料重要方面的损害，明显低于障碍发生前的水平。③病程持续 5 年。④分裂情感性障碍和抑郁或双相情感障碍伴精神病性症状已排除。⑤不能归因于某种物质的生理效应或躯体疾病。

鉴别诊断 ①焦虑症。存在紧张、害怕、不愿做事等，继发于妄想内容，缺乏焦虑的核心体验。故暂不考虑该诊断。②抑郁症伴精神病性症状。存在自责、内疚、伤心落泪、记忆力下降、失眠等，但缺乏抑郁的核心体验，且继发于妄想内容。故暂不考虑该诊断。

【会诊记录】

病例特点 ①患者青年女性。②持续病史 5 年。③主要临床表现：言行紊乱，情绪不稳，无法正常生活、工作。④精神检查：意识清楚，接触被动，多问少答，表情平淡，注意力不集中，记忆力减退。思维联想散漫，思维内容障碍，存在内向性思维、思维中断(发呆，脑子一片空白)、强制性思维(脑子里突然不由自主冒出阴茎的画面)、关系妄想(认为周围议论自己)、被害妄想(疑心水杯里被下毒)、被洞悉体验(内心的想法不说周围人都知道)、被监听感(手机被监听，目的是获得自己不好的言论)、被播散感(电视、报纸、手机等传媒上传播脑子里的画面)。情感反应不协调，紧张，害怕。不敢在外进食，无法坚持上班，严重影响日常生活及工作，自知力不存在。根据 ICD-10 诊断标准，符合：精神分裂症。

鉴别诊断 抑郁症伴精神病性症状。患者存在自责、内疚、伤心落泪、记忆力下降、失眠等症状，但缺乏抑郁的核心体验，是继发于妄想内容之上出现。故暂不考虑该诊断。

治疗计划 予非典型抗精神病药物帕利哌酮缓释片联合 MECT。

治疗效果 在治疗剂量下服药 16 天并联合 6 次 MECT 后，患者症状有改善，未见药物不良反应。交代出院注意事项，建议出院后转至心身科门诊继续急性期、巩固期、维持期治疗。

【诊断】

精神分裂症。

心得体会

强制性思维与被控制感、假性幻觉、内心被洞悉感相结合出现，即所谓康-克综合征(沈渔邨．精神病学[M]．5 版．北京：人民卫生出版社，2009.)。在临床诊疗过程中，强制性思维与强迫思维并不容易区分，另外，某些精神分裂症的早期阶段也以强迫症状作为主要症状出现，因此要认真分析症状。在该病例患者中，强制性思维伴随其他思维异常，如思维散漫、思维中断、内向性思维、关系妄想、被害妄想、被洞悉感、被监听感、思维被播散等，较易与强迫症鉴别。

病例 19

【病例摘要】

患者，女，50岁。因猜疑心重3年余，加重伴言行异常1个月被家属送来住院。

患者于住院前3年无明显诱因出现疑心重，总是感觉周围人在背后窃窃私语、议论她，多数都是在说她的坏话。怀疑丈夫有外遇，还曾找"对方"理论。为此，经常与丈夫发生争吵。很少与外人交往，能够料理家务及照顾老人。住院前1个月上述症状加重，出现言行紊乱，问答不切题，讲话内容不能被理解，突然跑进山里，也不能解释原因。10天前凭空听见派出所的人说要打她，又称之后她证实了，这些人都是上级派下来的人。感到胸口阵阵发热、隐隐作痛，上级派下来的人给自己检查后发现她胸口有一鱼刺。有五六个女性都跟丈夫有不正当两性关系，认为有人要陷害她，说上级派了很多人都在保护她，并会惩罚那些陷害她的人，还会把那些与丈夫有关系的女性都拉出去给予正面教育。凭空听见那几个女的跟她说话，内容大多围绕要抢走她的丈夫。有时凭空也能听见有男声说话，说要帮助她去教训那些女性。认为山上有喇叭在监听她讲话、监听她的手机，为此感到紧张、恐惧、小心谨慎，不准家人打电话。坚信他人能知道她心里的想法。说："上级政策下来了，会给女儿发钱，负责她的婚姻。"家人发现她时常发呆，口中喃喃自语，有时对空谩骂，时哭时笑，甚至半夜突然起身去开门，拿着手电筒在院子里转来转去，行为怪异，神色紧张。平时很少出门，也不与人交往，亲情感下降。发病以来精力、休息差。

既往史 既往体健。

个人史 患者系胞2行1。幼年生长发育同同龄儿童。适龄入学，小学学历，病前性格外向。月经周期规则，18岁结婚，育有2子。自结婚后就开始怀疑丈夫有外遇，程度较轻，夫妻感情一般，交流少。无吸烟、饮酒史，无精神活性物质及非成瘾性物质接触史。

家族史 父亲已故；母亲因其母过世出现精神异常，怀疑他人监视自己，目前瘫痪在床。

躯体及神经系统查体 未见异常。

精神检查 ①一般状况：意识清楚，接触良好，衣冠整洁，年貌相称，表情平淡，讲述病情时无烦躁、坐立不安，对答切题，注意力不集中，定向力良好。②认知活动：未引出错觉及感知综合障碍，存在言语性、评论性幻听(凭空听见那几个女的跟她说话，内容大多围绕要抢走她的丈夫；有时凭空也能听见有男声说话，说要帮助她去教训那些女性)。思维联想散漫，问答不切题，讲话内容不能被理解。存在思维逻辑及思维内容障碍，可查及内向性思维(时常发呆，口中喃喃自语自笑，有时对空谩骂)，关系妄想(总是感觉周围人在背后窃窃私语、议论她，多数都是在说她的坏话)，嫉妒妄想(怀疑丈夫有外遇，还曾找“对方”理论；有五六个女性都跟丈夫有不正当两性关系，为此经常与丈夫发生争吵)，被洞悉体验(坚信他人能知道她心里的想法)，被害妄想、被监视感(认为山上有喇叭在监听她讲话、监听她的手机；认为有人要陷害她)。③情感活动：情感反应不协调，情绪不稳，紧张、害怕，亲情感下降，情感平淡。④意志行为：意志减退，时常不出门，不与人交往。行为紊乱，发呆，自言自语，时哭时笑，有时对空谩骂。突然跑进山里，也不能解释原因。半夜突然起身去开门，拿着手电筒在院子里转来转去，行为怪异，神色紧张，入院后未见冲动消极行为。⑤自知力：否认精神问题，被迫被家属带入医院。

辅助检查 入院后完善血生化检查、胸片、心电图、脑电图、头颅 MRI 等，结果均正常。腹部 B 超：胆囊息肉。肝、胰、脾、双肾大小正常，图像均未见明显异常。

初步诊断 精神分裂症。

诊断依据 ①症状标准：思维联想散漫，存在言语性幻听，关系妄想，被害妄想，嫉妒妄想，内向性思维，情感反应欠协调，情感平淡，行为紊乱。②病程标准：起病无明显诱因，病史 3 年，加重 1 个月。③严重程度标准：自知力缺损，社会功能部分受损。④排除标准：排除精神活性物质及非成瘾性物质所致精神障碍。

鉴别诊断 ①抑郁症伴精神病性症状。患者生活压力较大，起病较晚，应排除抑郁症伴精神病性症状，但患者存在明确幻觉、妄想等精神病性阳性症状，否认情绪低落，情感体验不深刻。故暂不考虑该诊断。②双相情感障碍。患者妄想内容显夸大，称上级关照她家，保护她，但无相应情感体验，幻觉、妄想症状凸显。故暂不考虑该诊断。

【会诊记录】

病例特点 患者丈夫补充病史：患者自年轻时即怀疑丈夫有外遇，只要与丈夫接触的女性均怀疑其与丈夫有染，经常为此与丈夫吵架，并曾找其理论。近 5 年，患者表现的与以往不同，整天神神秘秘，独自发呆，嘴角挂着微笑，有时自言自语，有时对空谩骂，称有人给自己接了无线电，凭空听见有人骂她，认为有人害她。近 1 个月症状加重，行为怪异，上厕所不开灯，用纸堵住耳朵，称“公安局”给她录像、拍照，无故外跑。教授总结：①患者中年女性。②起病无明显诱因，慢性持续性病程，此次病史 5 年。③既往体健，母亲有精神异常史。④精神检查：接触良好，表情平淡，沟通基本流畅，主诉胸口有鱼刺 5 年，存在言语性幻听(凭空听见几个女的跟她说话，内容多为要抢走她的丈夫；有时凭空听见有男声说话，要帮忙打那些女性)。思维内容障碍，存在关系妄想(疑心大，怀疑周围人在背后议论她，说她坏话，怀疑丈夫有外遇，曾找“对方”理论，为此经常吵架)、被害妄想(称山上有喇叭监听她说话、监听手机，为此不让家人打电话)、嫉妒妄想(有五六个女性跟丈夫有不正当关系，并要陷害她；

认为上级派了很多人在保护她，惩罚陷害她的人，并把那些女性拉出去教育）、物理影响妄想（感到胸口发热、疼痛，认为上级给她检查后发现胸口有一鱼刺，是被人放置的）、内向性思维（无故发呆，自语自笑）。情感反应欠协调，情感平淡。存在怪异行为（发呆，自语，自笑，无故外跑等）。持续性病程20余年，加重5年。以幻觉、妄想症状为主，情感反应不协调，意志行为减退，社会功能受损，无自知力。综上，根据ICD－10诊断标准，符合：精神分裂症。

鉴别诊断 ①偏执性精神病：患者症状持续，泛化，不固定，对嫉妒妄想的对象泛化，存在幻听。故不考虑偏执性精神病。②精神发育迟滞。支持点：患者妄想内容及行为怪异，小学文化程度，不自信，与丈夫关系差，应除外精神发育迟滞伴发精神障碍。不支持点：患者既往社会功能基本完好。故暂不考虑该诊断。

治疗计划 建议给予非典型抗精神病药物奥氮平（20mg/d）足剂量治疗。

【诊断】

精神分裂症。

心得体会

该病例的特点是发病年龄较晚，家族史阳性，精神病性阳性症状突出。可贵之处，能够详细补充病史，病程时间远远超过主诉时间，为诊断提供有力证据。另外，对阳性症状的采集，其内容泛化，不系统，为鉴别偏执性精神病做出依据。通过该病例能够更好地学习症状学知识。

病例20

【病例摘要】

患者，男，16岁。因好幻想半年，自语自笑1个月就诊。

半年前患者升入高中后开始表现出好幻想，自称是受到看玄幻小说的影响，幻想自己有飞行的能力、能够点石成金、买彩票中了500万元等内容，并且乐在其中，为此学习成绩下降明显，并逐渐出现懒床、迟到现象。老师未反映其在校有其他异常现象。住院前1个月，进入寒假假期，家人发现其时常自言自语、独自发笑，解释称“在幻想”。有时发呆，有时突然大喊家人的名字，问其有何事？称“没什么事”。注意力不集中，家人常需多次重复讲话，患者方能反应过来，有时坐立不安，在家中走来走去，或听歌时抖腿，身体来回摇摆。个人卫生需家人督促，为进一步诊治收住院治疗。

既往史 既往体健。

个人史 排行老二。适龄入学，小学、初中学习成绩中上，初中曾任班长，高中后学习成绩退步明显。病前性格内向。无吸烟、饮酒史，无精神活性物质及非成瘾性物质接触史。

家族史 父母及姐姐体健。否认家族性精神疾病及神经疾病遗传病史。

躯体及神经系统查体 未见异常。

精神检查 ①一般状况：意识清楚，接触尚可，语声正常，语速快，表情欠自然，讲述病情时坐立不安，烦躁，对答切题，注意力尚集中，定向力良好。②认知活动：未引出幻觉，否认各类妄想，存内向性思维，时而自语、独自发笑，解释称自己在幻想，认知领悟力粗测正常，不认为有问题。③情感活动：情感反应欠协调，无明显抑郁、焦虑体验。④意志行为：反常，坐立不安，抖腿，来回摇晃身体，个人卫生需家人督促，社会功能受损。⑤自知力：不存在。

辅助检查 入院后完善血生化检查、甲状腺功能、胸片、心电图、腹部B超、脑电图、头颅CT等，结果均正常。

初步诊断 青少年行为障碍。

诊断依据 ①症状标准：好幻想，有时大喊，时而自言自语，独自发笑。②病程标准：病史半年，加重1个月。③严重程度标准：严重影响日常生活质量和社会功能。④排除标准：排除精神活性物质及非成瘾性物质所致精神障碍。

鉴别诊断 ①精神分裂症。患者存在自言自语、独自发笑等精神症状，但考虑目前属青少年阶段，对其自语自笑症状均有解释，入院时精神检查接触尚可，暂不诊断重型精神疾病。②强迫症。患者存在反复幻想症状，但其并非控制不住的幻想，反而感到乐在其中，无反强迫症状。故暂不考虑该诊断。

【会诊记录】

病例特点 ①青少年男性患者。②持续性病史6个月。既往体健。③主要表现：2015年9月后家人发现其言语行为反常，发呆，自言自语，独自发笑，注意力不集中，学习成绩下降(上课迟到，高中以来门门功课不及格，一门缺考，考试迟到半小时)。懒散，个人卫生差，生活起居需家人催促，平均每周刷牙1次，叫起床困难。独来独往，关在房间不出门。情绪不稳，易激惹，不耐烦，无冲动毁物行为。④精神检查：意识清楚，接触尚可，表情欠自然，略显欣快，未获明确幻觉，思维存在问题，逻辑障碍，思维内容不切实际，幻想不协调，似白日梦(时而发呆，自言自语，时而自笑，解释为在幻想自己正在看的“龙族”玄幻小说的内容，想象自己是里面的英雄人物，具有超强的能力，能够点石成金等)。存在思维内容障碍，可见内向性思维(家长发现发呆，自语自笑，患者称自己在幻想)、思维插入(脑中会冒出自己不愿意想的问题，比如想到初中时同学都在孤立他、排挤他)。情感体验不协调，情感平淡，意志要求减退(生活懒散，成绩明显下降)，怪异行为(坐立不安、自语自笑、抖腿、无故大叫，喊家里人的名字等)，社会功能明显下降。综上，根据ICD－10诊断标准，符合：精神分裂症。

鉴别诊断 ①双相情感障碍。该患者主要以思维障碍为主要表现，存在明显的言行异常，社会功能明显受损，情绪不稳，易激惹，情感反应不协调，平淡，未见明确的抑郁躁狂体验，不考虑该诊断。②适应障碍。支持点：进入新环境(高中)以后出现言行异常。不支持点：寒假在家期间病情加重，不考虑该诊断。

治疗计划 建议继续加量利培酮，若疗效不佳，可换用阿立哌唑或奥氮平治疗。

【诊断】

精神分裂症。

心得体会

幻想是一种超现实的遐想，将不同的元素或内容组合在一起的思考形式。该病例患者具有思维形式异常、思维内容异常及思维逻辑异常，与青少年阶段富于幻想的特点明显不同，且影响到社会功能。

病例 21

【病例摘要】

患者，女，17 岁。高中三年级学生。因言行反常半年，敏感、多疑、凭空闻语 3 个月就诊。

半年前家人发现患者无明显诱因出现言行反常，给外婆发短信，抱怨父母对自己不关心等各种不好；还称："有另一个人会将她带走等。"在学校，她变得越来越不愿与同学来往，上课听不进去课，学习成绩逐渐下降。回家后常把自己锁在房中，也不与父母讲话，情绪烦躁、易怒，夜间失眠。入院前 3 个月，患者无明显诱因坚信自己听见了有一陌生男性对自己讲话，内容不愿透露，她还称自己能从他人的表情、态度、动作方面观察、推测到周围人都在背后指指点点议论自己，甚至感到有人在跟踪、监视自己、手机的通话记录也被人控制，为此患者情绪不稳定，感到情绪低落、紧张、害怕、惶恐不安。春节期间她的病情加重，主动给舅舅打电话要求离开居住地，认为这样才能摆脱他人的跟踪、监视。舅舅将此事告之家人。为进一步诊治收住院治疗。

既往史 既往体健。

个人史 排行老二，有 1 个姐姐、1 个弟弟。出生后跟随外婆生活，至 6 岁回到父母身边。适龄上学，学习成绩一般，平时在班级排 20～30 名，升入高中三年级后退步至 40 余名。无吸烟、饮酒史，无精神活性物质及非成瘾性物质接触史。

家族史 父母无精神异常史；姑姑家的表哥、表姐存在精神异常史，目前仍服用药物维持治疗，具体不详。

躯体及神经系统查体 未见异常。

精神检查 ①一般状况：意识清楚，接触一般，语声低，语速正常，面部表情少，对答尚切题，注意力不集中，定向力良好。②认知活动：存言语性幻听，被跟踪、监视感，被控制感，为此紧张、害怕，上课听讲不能集中注意。③情感活动：情感反应欠协调，情绪不稳，有情绪低落，高兴不起来，心烦等体验。④意志行为：意志减退，孤僻，少与同学来往，放学后回到房间独处，不与家人交流，失眠，学习成绩下降。⑤自知力：不全。

辅助检查 入院后完善血生化检查、胸片、心电图、脑电图、头颅 CT 等，结果均正常。

初步诊断 精神分裂症。

诊断依据 ①症状标准：言语性幻听，感到被控制，他人议论自己，感到有人跟踪、监视，紧张、害怕。②病程标准：持续病史半年。③严重程度标准：日常生活及社会功能受到影响。④排除标准：排除精神活性物质及非成瘾性物质所致精神障碍。

鉴别诊断 ①抑郁症伴精神病性症状。患者自觉情绪低落，但反复核实后，患者情绪症状均继发于精神症状。故暂不考虑该诊断。②器质性精神障碍。入院后完善相关检查均未见异常。故暂不考虑该诊断。

【会诊记录】

病例特点 ①青年女性患者，病史半年。②既往体健，病前性格内向，家族史阳性(表哥、表姐存在精神异常史，目前仍服用药物维持治疗)。③主要临床表现：孤僻，亲情感下降，多疑，不安全感，行为反常，虽主诉有时情绪低落，哭泣，但情感体验均继发于紧张、不安全感。④精神检查：意识清楚，精神一般，略显不配合，思维联想松散，显隐蔽，问答期间可获言语性幻听(凭空听见一陌生男性对自己讲话)。思维内容障碍，存在关系妄想(感到大街上的人对自己指指点点)、被控制感(感到自己被手机里的通话记录控制了)、被洞悉感(认为有人通过查找通话记录来知道自己的想法)。情感平淡，情感反应欠协调，亲情感下降，易与父母敌对。行为反常(孤僻，时常把自己锁在房中独处，吃饭也不与他人一起，很少与他人来往)，近半年学习成绩明显下降，社会功能受损，自知力不全。综上，根据 ICD－10 诊断标准，符合：精神分裂症。

治疗计划 同意目前帕利哌酮缓释片治疗，观察患者病情变化。

【诊断】

精神分裂症。

心得体会

该病例值得学习的方面是，在精神分裂症的诊断上，不仅仅是关注幻觉、妄想症状等精神病性症状，要充分体现知、情、意全方位的改变。同时要关注病程特点是持续性还是间断性，病史时间是否达到诊断标准以及情感反应是否协调、社会功能是否受损。

病例 22

【病例摘要】

患者，20 岁，男。大二学生。因想法怪异近 2 年入院。

2 年前起，患者就感到自己想问题太多，导致脑子一直处于思考状态，感觉脑子里面的神经一直处于紧绷状态，并感觉其中有一根神经从头脑后面延伸至左下肢，觉得自己没有“情感和感情”，觉得自己做任何事情都没有感觉，认为自己一直活在自己的大脑里面，自己的重心也在大脑里面，感觉自己的身体不平衡，有的地方重、有的地方轻。认为自己大脑里的神经不对称、不平衡，并认为这是自己所有问题的根源，偶然敲击头部会感到有几秒钟恢复正常状态。2 年期间断续上学，学习成绩下降明显。平素显孤僻，少与人来往，曾就诊于某地 2 家精神专科医院，诊断不祥，服用过阿米替林、舍曲林、奥氮平等药物治疗，服药不规律，断续服药，最长坚持服用 1 个月，症状始终存在。为进一步诊治收住院治疗。

既往史 既往体健。

个人史 患者系胞 2 行 2。母孕期正常，幼年生长发育同同龄儿童。适龄入学，病前性格内向。无吸烟、饮酒史，无精神活性物质及非成瘾性物质接触史。

家族史 父母及妹妹健在。否认家族性精神疾病及神经疾病遗传病史。

躯体及神经系统查体 未见异常。

精神检查 ①一般状况：意识清楚，定向力完整，表情显紧张，接触尚可，检查合作。②认知活动：病史中可获及思维逻辑障碍(称自己的重心在脑子，感觉自己的神经不平衡、不对称等)，注意力欠集中。③情感活动：情感反应欠协调，情绪不稳定，烦躁，坐立不安。④意志行为：意志减退，孤僻，少与人接触及交流，不能坚持正常上学。⑤自知力：不完整。

辅助检查 入院后完善血生化检查、甲状腺功能、胸片、心电图、脑电图等，结果均正常。头颅 CT：双侧脑室稍大，余颅脑 CT 平扫未见明显异常。

初步诊断 精神分裂症。

诊断依据 ①症状标准：思维障碍。②病程标准：病程 2 年。③严重程度标准：社会功能部分受损。④排除标准：排除精神活性物质及非成瘾性物质所致精神障碍。

鉴别诊断 ①器质性精神障碍。患者相关检查均未见明显异常。故暂不考虑该诊断。②神经症。患者有明确的思维障碍。故暂不考虑该诊断。

【会诊记录】

病例特点 ①青年男性患者。②慢性持续性病程，病史 2 年。③主要症状：想法怪异。④精神检查：意识清楚，接触尚可，问话能答，对答切题，所述内容主要为自己的感觉(如感到自己的脑子不对称、不平衡，觉得自己的神经延伸到了左下肢等)，表现出思维形式散漫，思维内容不合逻辑，具有妄想性内容，不切实际，脱离现实，存在内向思维(活在自己的脑子里，与外界失去联系)。情感反应平淡，情绪不稳定，意志行为减退，社会功能受损明显。综上，根据 ICD－10 诊断标准，符合：精神分裂症。

鉴别诊断 ①双相情感障碍。患者否认抑郁及躁狂等体验和表现，主要以思维障碍为特征。不符合该诊断。②人格障碍。患者起病有明显的界限性，病史 2 年，既往正常，主要以思维障碍为主，情感淡漠，发病后社会功能受损明显。不考虑该诊断。

治疗计划 可给予阿立哌唑(对思维形式和逻辑障碍等疗效较好)抗精神病治疗，观察患者病情变化。

【诊断】

精神分裂症。

心得体会

该病例患者以思维障碍为主要症状，表现为思维形式、逻辑、内容障碍。该病例可作为症状学学习的推荐。

病例 23

【病例摘要】

患者，男，18 岁。高中学生，现已休学半年余，病前学习成绩在班级中等水平。因迷恋网络游戏、孤僻、懒散 3 年被家人带来就诊。

患者于 3 年前喜好上网打游戏，与他人沟通交流逐渐减少，情绪易激惹，动辄与家人发脾气。不愿上学，用父母给的饭钱和零花钱去上网打游戏。2014 年，患者情绪不稳加重，出现烦躁，易激惹，有打骂家人的行为。经常上网打游戏，不愿上学，学习成绩明显下降。1 年前曾在心身科行心理治疗，情绪较前稍稳定，后自行终止治疗。半年前患者上网打游戏程度加重，有时连续 3 天在网吧彻夜不归，回家后便倒头大睡。生活不规律，不吃饭，也不愿意与他人交流。懒散被动，不愿意打理个人卫生，洗澡、理发等日常事务都需要家人督促，即便如此他也不愿打理。他对家人的亲情感明显下降，亲戚来家中也不予理睬，外出活动均回避参加。患者的祖父过世，他对祖父的葬礼也漠不关心。患者有时也会表现出想去上学、要干一番大事业的念头，但从未见其有具体实际行动。受到挫折时，他有时会对家人抱怨"活着没有意思"，但未曾发生相应的行为，也从未流露高兴不起来的想法。为进一步诊治收住院治疗。

既往史 既往体健。

个人史 独生子。母孕期正常，幼年生长发育同同龄儿童。无吸烟、饮酒史，无精神活性物质及非成瘾性物质接触史。

家族史 父母健在。否认家族性精神疾病及神经疾病遗传病史。

躯体及神经系统查体 未见异常。

精神检查 ①一般状况：患者在母亲的劝说下步入医生办公室，意识清楚，接触被动，衣冠整洁，年貌相称，表情敌对，讲述病情时烦躁不安，多问少答或不答，对答不切题，注意力不集中，定向力完整。②认知活动：未引出错觉、幻觉及感知综合障碍。思维隐蔽，问及为什么不去上学，他回答"害怕"；问及为什么害怕，回答"能不能不说"。思维略显贫乏。即刻记忆力下降，计算反应慢，领悟能力粗测正常。③情感活动：情感淡漠，与家人亲情感下降，有时易激惹，与家人发脾气。④意志行为：意志减退，对周围事物不感兴趣，对未来生活没有规划。几乎不与人交往。沉迷网络游戏。生活懒散、被动，即便家人督促也不打理个人卫生。⑤自知力：不认为自己有问题，不安心住院。

辅助检查 入院后完善血生化检查、甲状腺功能、胸片、心电图、脑电图、头颅CT等，结果均正常。

初步诊断 精神分裂症。

诊断依据 ①症状标准：思维隐蔽，情感淡漠，意志行为减退。②病程标准：连续性病程，病史3年。③严重程度标准：社会功能部分受损。④排除标准：排除精神活性物质及非成瘾性物质所致精神障碍。

鉴别诊断 ①双相情感障碍。患者虽有想上学，想干事业，以及受挫后郁闷的表现，但整体表现内容空洞，并未见与之相符合的情感高涨和情绪低落，情感表现平淡，入院后需进一步排查。②人格障碍。患者有不去上学、撒谎、上网打游戏等行为，但需排查精神分裂症及双相情感障碍后再行考虑。

【会诊记录】

病例特点 ①青年男性患者。②病史3年余。③既往史、个人史、家族史无特殊。④主要症状：上网成瘾，孤僻、懒散。⑤精神检查：意识清楚，接触尚可，定向力完整；思维形式散漫(无故谈及“奥特曼、ATM机器”)；思维逻辑障碍(称要拯救宇宙，问及具体措施时，称只有“亡者”才能拯救)。情感反应不协调，情感淡漠，与家人亲情感明显减少。意志行为减退，目前已不上学，但对未来也没有明确的规划。综上，根据ICD－10诊断标准，符合：精神分裂症。

鉴别诊断 ①人格障碍。支持点：患者有不去上学，撒谎，迷恋上网等行为。不支持点：起病有界限，病史3年，既往正常，且有明显的被动懒散，亲情感减退，情感淡漠的表现，社会功能受损明显，不符合该诊断。②双相情感障碍。患者虽有想上学，想干事业，要拯救宇宙，以及受挫后郁闷的表现，但整体表现内容空洞，逻辑性差，无实际行动，并未见与之相符合的情感高涨和情绪低落，情感反应不协调，平淡，不符合该诊断。

治疗计划 将氨磺必利片治疗剂量加至600～800mg/d，观察病情变化。

【诊断】

精神分裂症。

心得体会

该病例患者主要表现为迷恋网络游戏，厌学，孤僻、懒散，情绪不稳等。精神检查可以发现明显的思维障碍，存在思维联想、逻辑障碍，情感反应不协调，情感平淡，意志行为减退，社会功能受损，无自知力。

虽迷恋网络游戏，但实质上并未有好的表现，与网络成瘾相鉴别；虽表现厌学、撒谎等，但发病时间上有明显的界限性，与人格障碍相鉴别；虽有想上学、想干事业、要拯救宇宙等想法，但内容空洞，逻辑性差，无实际行动，无相应的情感体验，与双相情感障碍相鉴别。

述评

DSM-5描述精神分裂症主要存在妄想、幻觉、言语紊乱、行为运动紊乱、阴性症状等症状；ICD-11则将精神分裂症患者的临床表现分为以下5个症状群(五维症状)：阳性症状、阴性症状、认知症状、攻击敌意、焦虑抑郁，该描述对深化精神分裂症的认识以及探索药物治疗的靶症状方面具有一定的价值。

阳性症状可以表现为多种形式，包括幻觉、多动和警觉升高、情绪不稳、多疑和敌意。阳性症状和阴性症状评定量表(Positive and Negative Syndrome Scale, PANSS)是精神分裂症研究中应用最为广泛的评估工具。其中，阳性症状分为7项：妄想、联想散漫、幻觉行为、兴奋、夸大、猜疑/被害、敌对性。根据DSM-5精神分裂症诊断标准，阳性症状(幻觉与妄想)是核心精神病理学之一。至少有1项是妄想、幻觉或言语紊乱才满足DSM-5标准A的要求。其中，幻听是精神分裂症的核心症状，神经机制错综复杂，涉及大尺度脑网络功能和结构紊乱。神经影像研究提示，由于患者负责言语想象、启动、产生、监控等任务的语言相关脑区活动失衡，导致内部言语紊乱；同时丘脑体积降低，出现内部言语滤过障碍，使其对听觉皮层的调节代偿性增强，致使听觉中枢异常活跃；另外上述信息反馈至海马等记忆相关脑区，言语性回忆异常，促进内部言语紊乱，进一步影响听觉中枢。因此，涉及听觉、语言、记忆、信息滤过的脑区局部及相互作用明显异常，可能最终导致精神分裂症患者在缺乏外部刺激时出现幻听(图1.2)[1]。

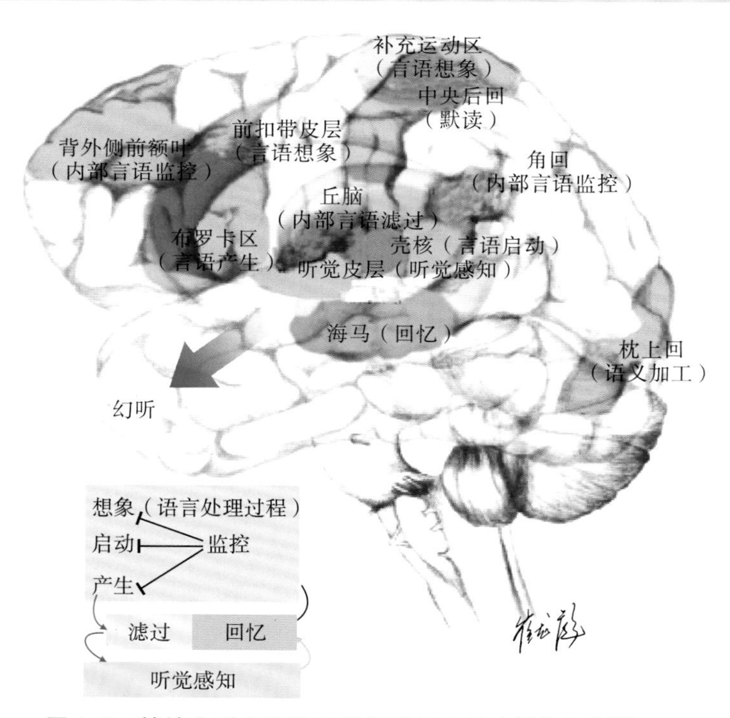

图1.2 精神分裂症阳性症状幻听的大尺度神经机制[2]

"'阴性'症状，如显著的情感淡漠、言语贫乏、情感反应迟钝或不协调，常导致社会退缩及社会功能的下降，但必须澄清这些症状并非由抑郁症或神经阻滞剂治疗所致"(ICD-10精神分裂症诊断要点)。精神分裂症研究领域的期刊 *Schizophrenia Research* 在2017年出版了一期阴性症状特刊[3-10]，对阴性症状进行了全面解读。在DSM-5精神分裂症诊断标准中，阴性症状(即情绪表达减少或动力缺乏)是标准A的症状之一，可以划分为表达减少和意志缺乏/淡漠2个领域(图1.3)。在PANSS中，阴性症状分为7项：情感迟钝、情感退缩、情感交流障碍、被动/淡漠社会退缩、抽象思维障碍、交流缺乏自主性和流畅性、刻板思维。目前，阴性症状背后的机制尚不清楚，当前的观点在神经机制层面更加强调了大尺度脑网络的意义，认为皮层的兴奋性锥体细胞和抑制性中间神经元介导γ振荡异常和网络功能障碍(图1.4)，最终引起精神分裂症的认知缺陷和阴性症状[11]。

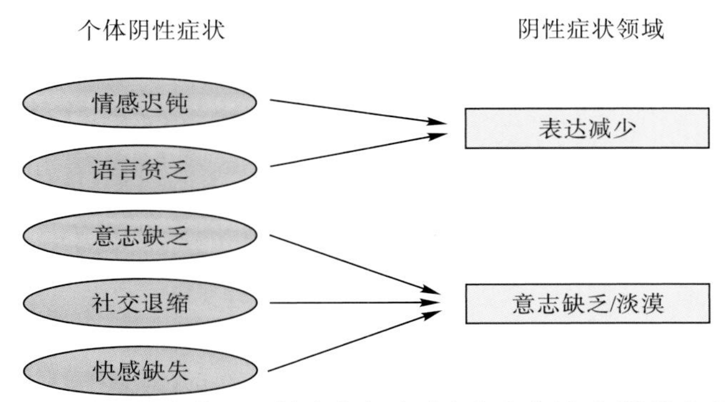

图1.3 个体的阴性症状可以划分为表达减少和意志缺乏/淡漠2个领域[7]

【参考文献】

[1] CUI L B, LIU L, GUO F, et al. Disturbed Brain Activity in Resting-State Networks of Patients with First-Episode Schizophrenia with Auditory Verbal Hallucinations: A Cross-sectional Functional MR Imaging Study [J]. Radiology, 2017, 283(3): 810-9.

[2] 崔龙彪. 精神分裂症幻听的神经影像学基础——基于功能磁共振成像的多模态研究[D]. 西安：第四军医大学，2017.

[3] GALDERISI S, FÄRDEN A, KAISER S. Dissecting negative symptoms of schizophrenia: History, assessment, pathophysiological mechanisms and treatment[J]. Schizophrenia Research, 2017, 186: 1-2.

[4] DOLLFUS S, LYNE J. Negative symptoms: History of the concept and their position in diagnosis of schizophrenia[J]. Schizophrenia Research, 2017, 186: 3-7.

[5] LINCOLN T M, DOLLFUS S, LYNE J. Current developments and challenges in the assessment of negative symptoms[J]. Schizophrenia Research, 2017, 186: 8-18.

[6] MUCCI A, MERLOTTI E, ÜÇOK A, et al. Primary and persistent negative symptoms: Concepts, assessments and neurobiological bases[J]. Schizophrenia Research, 2017, 186: 19-28.

[7] KIRSCHNER M, ALEMAN A, KAISER S. Secondary negative symptoms - A review of

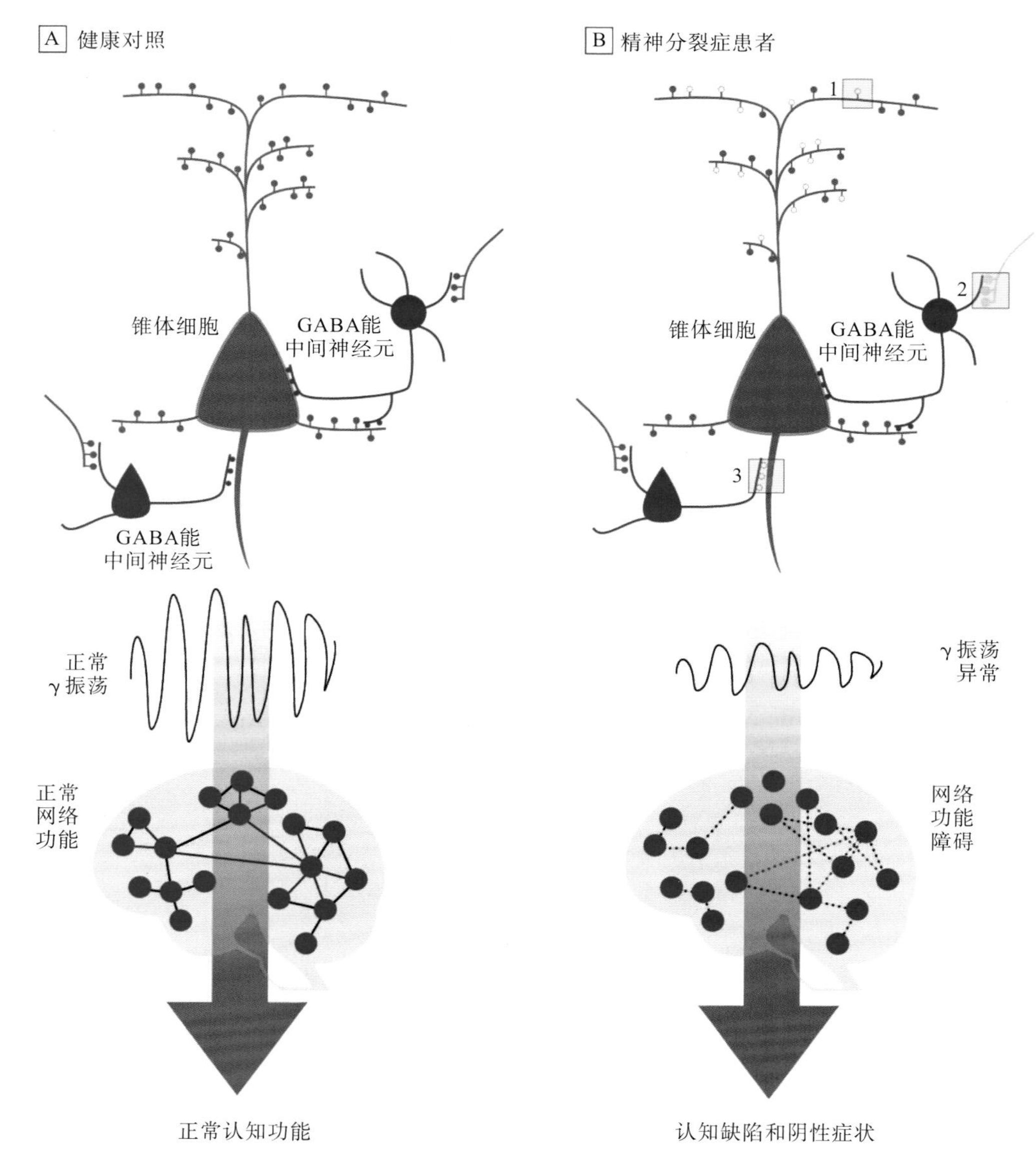

图 1.4 精神分裂症皮层环路、神经振荡与脑网络[11]

mechanisms, assessment and treatment[J]. Schizophrenia Research, 2017, 186: 29 - 38.

[8] KAISER S, LYNE J, AGARTZ I, et al. Individual negative symptoms and domains - Relevance for assessment, pathomechanisms and treatment[J]. Schizophrenia Research, 2017, 186: 39 - 45.

[9] DESERNO L, HEINZ A, SCHLAGENHAUF F. Computational approaches to schizophrenia: A perspective on negative symptoms[J]. Schizophrenia Research, 2017, 186: 46 - 54.

[10] ALEMAN A, LINCOLN T M, BRUGGEMAN R, et al. Treatment of negative symptoms: Where do we stand, and where do we go? [J]. Schizophrenia Research, 2017, 186: 55 - 62.

[11] MCCUTCHEON R A, REIS MARQUES T, HOWES O D. Schizophrenia - An Overview [J]. JAMA Psychiatry, 2020, 77(2): 201 - 210.

1.3 认知损害

“认知评估对于鉴别精神分裂症谱系和其他精神病性障碍尤为重要。”(DSM－5 精神分裂症诊断特征)

病例 24

【病例摘要】

患者，男，21 岁。因言行反常 3 年就诊。

2013 年，患者无明显诱因出现言行反常，表现为孤僻，不与人来往，走路总是低着头不看他人，在家时有咬被子、咬指甲等怪异行为，有时无故情绪不稳，发脾气，家人带其就诊于某教学医院精神科。医生问病史后，患者称“经常听见同学在耳边骂自己，感到有人跟踪自己，觉得不安全，有人要陷害自己，甚至有时觉得父母对自己也有威胁”。诊断精神分裂症，给予奥氮平治疗，服药 8 个月，咬被子等异常行为消失，情绪较前稳定，但自觉记忆力减退，记不清昨天或前天的事情，仍表现为孤僻，多疑，少出门。2014 年 1 月，就诊于心身科门诊，行头颅 MRI 等检查均未见明显异常，给予氨磺必利片等药物治疗，具体服药情况不详，症状缓解不明显，2014 年 4 月，入住某教学医院精神科，给予利培酮等药物治疗，住院 23 天出院。家人反映其记忆力仍差，有时存疑心，但可在父母开的饭店中帮忙做烧饼、洗碗。2015 年 4 月于该院复诊，给予联合利培酮、奥氮平治疗。2015 年 8 月，家人发现与患者交谈时他常称听不懂，理解不了意思，脑子转不了。2015 年 12 月起患者症状加重，时有发呆，如洗碗时突然呆住，称脑子突然不受控制，变得很乱。为进一步诊治收住院治疗。

既往史 8 岁曾被蜂蜇伤，就诊期间曾有 5 分钟左右“晕倒”史，输液治疗后清醒。青霉素过敏。

个人史 高中二年级发病后辍学。病前性格外向。既往少量吸烟，目前已戒烟。无嗜酒史，无精神活性物质及非成瘾性物质接触史。

家族史 父母及姐姐体健；外婆生前曾有自言自语症状，一直未诊治。

躯体及神经系统查体 未见异常。

精神检查 ①一般状况：意识清楚，接触一般，定向力完整，表情平淡，接触被动，由家属带至诊室，检查欠合作。②认知活动：可获言语性幻听、关系妄想，时而听见有人在耳边辱骂，不敢独自外出，称害怕外面的人，有时甚至怀疑父母对自己不好。存在思维中断，有时思考时突然觉得脑子很乱，不能再次思考，为此会突然呆住，自述脑子转不了，记忆力差，所以对需要思考的问题理解不了，难以回答，称“记不得自己多少岁了，听父母说自己 21 岁了；知道 1/2 比 1/3 大，但没法计算它们相减”，人物、地点定向力可，短时记忆粗测可，家人反映其无明显丢三落四，找不见回家的路，自己要求解决记忆问题。③情感活动：情感平淡，情感反应欠协调，谈到不安全感时无动于衷，有时情绪不稳，发脾气。④意志行为：反常，时有突然发呆，社会功能受损。入院后未见冲动消极行为。⑤自知力：不存在。

辅助检查 入院后完善血生化检查、胸片、心电图、脑电图、头颅 CT 等，结果均正常。

初步诊断 精神分裂症。

诊断依据 ①症状标准：临床表现为幻觉、妄想，思维、行为紊乱。②病程标准：病史 3 年。③严重程度标准：日常生活及社会功能受到影响。④排除标准：排除精神活性物质及非成瘾性物质所致精神障碍。

鉴别诊断 ①双相情感障碍。患者主要临床表现以精神症状为主，病程持续。故暂不考虑该诊断。②认知功能障碍。患者及家属虽主诉记忆、理解问题，但仔细询问后考虑为患者思维障碍所致，其定向、短时记忆力粗测正常，入院前也无明显丢三落四，认不清家人、家庭住址等记忆减退现象，且自己能够认识到。故暂不考虑该诊断。

【会诊记录】

病例特点 ①青年男性患者。②慢性持续性病程，病史 3 年。③发病初期存在明确言语性幻听、关系妄想、被害妄想及被跟踪监视感，经治疗后症状略有缓解，近几个月自称记忆力下降，学不进去东西，前一秒的话下一秒就会忘记，缺乏情感上的感觉，时而听不懂他人讲话。家人发现其时常发呆，独自偷笑，脾气暴躁。④精神检查：意识清楚，精神一般，表情平淡，检查欠合作，言语交谈欠流畅，时而称自己理解不了，记不住。问答期间自我保护意识强，自称时常不高兴，但却理解不了医生所问的为什么不开心。思维联想贫乏，思维内容障碍，可获关系妄想、被害妄想(感到有人跟踪，觉得不安全，有人要害他，甚至有时觉得父母也对自己有威胁，不愿独自外出，感到不安全)，存在思维中断(问答有时突然发愣，在家洗碗时也会突然停住，有时无故发笑)。情感平淡，缺乏内心情感体验，情感反应不协调。意志要求缺乏，生活疏懒，社会功能明显受损，分析指出患者所谓记忆力问题仍为思维形式障碍，自知力不全。根据 ICD-10 诊断标准，符合：精神分裂症。

治疗计划 建议首选 MECT，药物治疗可考虑停用利培酮，加用吩噻嗪类药物治疗思维形式障碍，观察患者病情变化。

【诊断】

精神分裂症。

心得体会

该病例是起病于青春期的精神分裂症。经抗精神病药物治疗后，患者的精神病性症状得到基本控制，残留多种认知功能受损症状，如注意、记忆、反应障碍、学习障碍等。认知功能障碍是精神分裂症独立的核心症状和持久症状，独立于阳性症状及阴性症状，但又与其密切关联。阳性症状的稳定、阴性症状的关注及恢复能够减少认知症状。对长期服药的患者来说，要关注其学习与工作的能力，关注认知症状的改善。

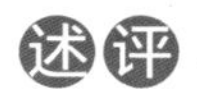

神经认知是一个跨诊断的概念，认知功能损害对于神经精神障碍患者结局及治疗成本的影响超过其他任何精神病理学维度。国际著名精神病学家 René S. Kahn 教授直抒胸臆："精神分裂症是一种认知疾病(Schizophrenia is a cognitive illness)。"[1] 其疾病根源就在认知[2]。*New England Journal of Medicine* 与 *Lancet* 近 30 年相继发表了数篇题为《精神分裂症》的论文，从涉及认知的描述不难看出，认知损害在精神分裂症中获得越来越多的重视。

根据 *JAMA Psychiatry* 最新临床综述，精神分裂症属于神经发育障碍，认知损害包括执行功能、记忆和处理速度受损等，且认知水平在发病前就低于对照[3]。认知损害也是贯穿全病程的临床问题。除工作记忆、社会认知，首发、慢性患者其他 5 个维度(处理速度、注意/觉醒、语言学习、视觉学习、原因寻找/问题解决)的功能损害相似。同时，最新的纵向研究也为精神分裂症从发病前到发病后的认知损害提供了充足证据。一项为期 10 年的前瞻性研究表明患者在首次发作之后认知功能逐渐下降[4]，另一项为期 20 年的队列研究也表明，精神病性障碍患者的认知功能进行性下降[5]。论文一经发表，我们结合自身研究进展，随即发表题为 *Cognition as an Important Target for Treatment of Schizophrenia*? 的 *JAMA Psychiatry* 在线述评，阐述脑结构与功能基础在主要的精神病性障碍——精神分裂症——认知损害轨迹中可能发挥的作用，及作为潜在干预靶点的可能性，为精神分裂症认知损害的临床诊疗提供全新视角[6]。

认知损害目前已被认为是精神分裂症的核心特征，上述证据构成了该病的认知损害轨迹，同时也是药物治疗的重要短板。近十年来，国内外有关精神分裂症的诊疗指南不断推陈出新，但是，对精神分裂症认知损害的治疗选择并未给出统一的指导。在此，精选近十年全球主要的治疗指南，按时间顺序梳理相关推荐，表 1.1 展示了原文内容。

2012 年，世界生物精神病学会联合会(World Federation of Societies of Biological Psychiatry，WFSBP)《精神分裂症生物学治疗指南》中推荐二代抗精神病药证据有限，尚无研究支持一代抗精神病药治疗认知症状这一适应证；在全程治疗中，尚无证据支持加兰他敏和利培酮长效针剂的组合用于治疗精神分裂症的认知症状。2013 年哈佛南岸精神病学住院医师培训计划(The Psychopharmacology Algorithm Project at the Harvard South Shore Program，PAPHSS)发布了《精神分裂症药物治疗规程》，2014 年英国国家卫生与临床优化研究所(National Institute for Health and Clinical Excellence，NICE)《成人精神病和精神分裂症预防与管理指南》更新，均未明确提及认知损害治疗的相关推荐。中华医学会精神医学分会(CSP)组织编著的《中国精神分裂症防治指南(第二版)》于 2015 年出版，针对精神分裂症认知缺陷的治疗提出"在改善认知症状方面，可推荐利培酮 12mg/d"，A 级推荐。

2016 年，澳大利亚与新西兰皇家精神科医师学会(Royal Australian and New Zealand College of Psychiatrists，RANZCP)《精神分裂症及相关障碍管理的临床实践

指南》[7]作为Ⅰ级循证推荐：认知矫正疗法和认知补偿技术应该提供给任何伴有认知损害的精神分裂症患者。2019 年，英国精神药理协会(The British Association for Psychopharmacology，BAP)发布了《精神分裂症药物治疗循证指南》[8]，该指南是对前一版指南推荐的更新，其中，在论及精神分裂症认知损害药物治疗的目标和范围时指出：目前管理精神分裂症认知障碍的最佳药理策略是，确保每个患者使用最低有效剂量的抗精神病药物，推荐力度为 B 级。美国精神医学学会(American Psychiatric Association，APA)《精神分裂症患者治疗实践指南第三版》2020 年正式发表于 APA 实践指南网站，虽然第二版曾指出：对于残留的或间断性的认知症状，考虑从利培酮、奥氮平、喹硫平、齐拉西酮、阿立哌唑或氯氮平中选药，或者适当的辅助药物，但第三版针对认知损害已无明确的建议。

在新药及研发方面，新药选择性甘氨酸转运体 1 抑制剂 BI 425809、痕量胺相关受体 1 激动剂 SEP－363856 在临床试验中均展现出良好的效果。根据第 23 版 *Clinical Handbook of Psychotropic Drugs*，因作用于 D3 受体或 5－HT 受体，鲁拉西酮、布南色林、依匹哌唑可能具有改善认知的特定疗效，但尚无高级别证据支持。《Maudsley 精神科处方指南(第 12 版)》针对精神分裂症特异性治疗目标——认知症状新的和研发中的增效治疗药物中，增强胆碱能传递作用最受关注，特别是经烟碱样 α－7 受体作用的药物，但均未用于临床。总体来说，近 20 年没有一个真正临床上市的革命性药物，更不必提改善认知损害。

【参考文献】

[1] KAHN R S, KEEFE R S. Schizophrenia is a cognitive illness: time for a change in focus[J]. JAMA Psychiatry, 2013, 70(10): 1107－1112.

[2] KAHN R S. On the Origins of Schizophrenia[J]. Am J Psychiatry, 2020, 177(4): 291－297.

[3] MCCUTCHEON R A, REIS MARQUES T, HOWES O D. Schizophrenia－An Overview[J]. JAMA Psychiatry, 2020, 77(2): 201－210.

[4] ZANELLI J, MOLLON J, SANDIN S, et al. Cognitive Change in Schizophrenia and Other Psychoses in the Decade Following the First Episode[J]. Am J Psychiatry, 2019, 176(10): 811－819.

[5] FETT A J, VELTHORST E, REICHENBERG A, et al. Long－term Changes in Cognitive Functioning in Individuals With Psychotic Disorders: Findings From the Suffolk County Mental Health Project[J]. JAMA Psychiatry, 2020, 77(4): 387－396.

[6] CUI L B. Cognition as an Important Target for Treatment of Schizophrenia? [EB/OL]. (2019－12－11)[2023－02－05]. https://jamanetwork. com/journals/jamapsychiatry/fullarticle/2757019.

[7] GALLETLY C, CASTLE D, DARK F, et al. Royal Australian and New Zealand College of Psychiatrists clinical practice guidelines for the management of schizophrenia and related disorders[J]. Aust N Z J Psychiatry, 2016, 50(5): 410－472.

[8] BARNES T R, DRAKE R, PATON C, et al. Evidence－based guidelines for the pharmacological treatment of schizophrenia: Updated recommendations from the British Association for Psychopharmacology[J]. J Psychopharmacol, 2020, 34(1): 3－78.

表 1.1 精神分裂症认知损害治疗指南汇总

学术组织	指南名称	发布时间	内容	证据类别	推荐级别	备注
APA	精神分裂症患者治疗实践指南第三版，美国精神医学学会	2020	—	—	—	
BAP	精神分裂症药物治疗循证指南，英国精神药理协会最新推荐	2019	目前管理精神分裂症认知障碍的最佳药理学策略是，确保每个患者使用最低有效剂量的抗精神病药物	—	B	B　直接基于Ⅱ类证据或从Ⅰ类证据推断出的推荐
RANZCP	精神分裂症及相关障碍管理的临床实践指南，澳大利亚与新西兰皇家精神科医师学会	2016	认知矫正疗法(CRT)和认知补偿技术应提供给任何有认知损害的精神分裂症患者	Ⅰ	—	Ⅰ　Ⅱ级研究的系统回顾
CSP	中国精神分裂症防治指南(第二版)，中华医学会精神医学分会	2015	药物对认知损害疗效不理想，影响社会功能恢复 在改善认知症状方面，可推荐利培酮12mg/d	1	A	1　至少2项足够样本量的重复双盲(DB)-随机对照试验(RCT)，最好是安慰剂对照试验(RCT)，和/或具有高质量的荟萃分析 A　优先选择，1级证据＋临床支持，疗效与安全性评价的平衡
NICE	成人精神病和精神分裂症预防与管理指南，国家卫生临床优化研究所	2014	—	—	—	—
PAPHSS	精神分裂症药物治疗规程，哈佛南岸精神病学住院医师培训计划	2013	—	—	—	—
WFSBP	精神分裂症生物学治疗指南，第一部分：精神分裂症的急性期治疗和治疗抵抗管理2012更新版，世界生物精神病学会联合会	2012	对FGAs和SGAs的比较尚无确定性结论，一些研究倾向于SGAs，一些研究显示FGAs和SGAs之间没有差异；然而，没有任何研究倾向于FGAs，因此，在证据有限的情况下，可以推荐主要使用SGAs	C3	4	C3　证据基于该领域的专家意见或临床经验 4　C类证据

注：APA—美国精神医学学会；BAP—英国精神药理协会；CSP—中华医学会精神医学分会；FGAs—一代抗精神病药；NICE—国家卫生与临床优化研究所；PAPHSS—哈佛南岸精神病学住院医师培训计划；RANZCP—澳大利亚与新西兰皇家精神科医师学会；SGAs—二代抗精神病药；WFSBP—世界生物精神病学会联合会。

1.4 起病年龄与病程界定

“由于难以计算起病时间，一个月的病程标准仅适用于上述特征性症状，而不适用于任何前驱的非精神病期。”(ICD－10 精神分裂症诊断要点)

病例 25

【病例摘要】

患者，女，44 岁。因凭空闻语、言行异常 3 年入院。

3 年前无明显诱因患者说自己能听见有声音指挥自己，让自己扔掉家里的旧衣服、让自己去买东西等。她还能感觉到脑中有很多不属于自己的想法不时地冒出来，不受自己控制。觉得手机的无线波可以干扰自己的想法，使得她头昏，心急心烦，不愿意跟家人交流，对家人关心减少，未就诊。住院前 1 年，她感觉自己没有工作，在家拖累家人，有过量服用安眠药、自刎等自杀未遂行为，就诊于某专科医院，诊断不详，建议利培酮等药物联合心理治疗，患者拒绝服药，自我调节感到症状有所缓解。住院前 4 个月，与丈夫离婚，觉得自己被所有人都抛弃，母亲耽误了自己的幸福，自己又没工作，没自信，感到不开心，觉着活着没意思，近 2 个月，有过量服用安眠药物及跳窗等自杀未遂行为。感觉只有停电才可以停止手机的无线波干扰人类的想法，要求上级下令停水、停电。为进一步诊治收住院治疗。

既往史 既往体健。

个人史 患者系胞 2 行 1。19 岁时父母离异，跟母亲生活。患者上学期间学习成绩中下游，大专毕业，MBA 未结业。单位内退 6 年，在家赋闲 3 年。病前性格外向，人际关系尚可。20 年前结婚，与配偶感情不和，4 个月前离异，1 女体健。吸烟 10 余年，3～5 支/日，未戒烟，无饮酒史，无精神活性物质及非成瘾性物质接触史。

家族史 父亲有高血压病；弟弟体健；姑姑有精神疾病病史，具体不详。

躯体及神经系统查体 未见异常。

精神检查 ①一般状况：意识清楚，接触尚可，语声正常，语速快，表情平淡，讲述病情时坐立不安，烦躁，对答切题，注意力集中，定向力良好。②认知活动：理解、领悟力粗测正常。查出假性幻听(脑子里听到熟悉的人的声音)、强制性思维(脑子里有很多想法冒出，想法不是自己的，不受自己控制)、影响妄想(觉得他人可以通过手机无线波干扰自己想法)等精神病性症状。③情感活动：情感反应不协调，情绪紧张。心烦，坐立不安。④意志行为：意志减退，对周围事物不感兴趣，对未来生活缺乏信心，不愿与人交往。生活能够自理。入院后未见冲动消极行为。⑤自知力：不存在。

辅助检查 入院后完善血生化检查、甲状腺功能、胸片、心电图、腹部 B 超、脑电图等，结果均正常。头颅 CT：双侧额顶叶部分脑沟稍增宽，松果体钙化，余颅脑 CT 平扫未见明确病变。

初步诊断 精神分裂症。

诊断依据 ①症状标准：存在假性幻听，妄想，言行异常，懒散，情感淡漠。②病程标准：间断病程 3 年。③严重程度标准：严重影响日常生活质量和社会功能。④排除标准：排除精神活性物质及非成瘾性物质所致精神障碍。

鉴别诊断 ①抑郁症。支持点：病程中存在不开心，没自信，不想做事，自杀行为。不支持点：患者病程中以幻听、妄想精神病性症状为主，虽然患者自称不开心，但情绪低落等情感体验不深刻。故暂不考虑该诊断。②器质性精神障碍。患者发病前无发热、腹泻、头痛等感染病史，查体神经系统未见阳性体征。故暂不考虑该诊断。

【会诊记录】

病例特点 ①中年女性患者。②持续性病程半年。③家族史阳性(姑姑有精神疾病病史)。④主要表现：凭空闻语，言行异常。⑤精神检查：意识清楚，接触虽然主动，但有自我掩饰、自我保护、避重就轻的表现。查及幻听(言语性，命令性)。思维内容可见强制性思维(脑子里有很多想法冒出，想法不是自己的，不受自己控制)、影响妄想(觉得手机电话的无线波可以干扰自己的想法)、被害妄想(母亲提供病史：要进山里去，立刻买帐篷，因觉得现在的社会不安全)、钟情妄想(患者 3 年来反复找同一位领导帮忙，认为这位领导好、关心自己，而且很正直)。情感反应不协调，情绪平淡。意志行为减退，自知力不存在。教授分析：根据病史及精神检查，自杀行为还是跟思维异常有关，跟情绪无关，不支持抑郁症。综上，患者目前以妄想为主，根据 ICD－10 诊断标准，符合：精神分裂症。

治疗计划 继续目前利培酮口服液抗精神病治疗，剂量可调整为 5mL/d，如疗效不佳，可考虑调整方案：阿立哌唑、选择性 5－羟色胺再摄取抑制剂(selective serotonin reuptake inhibitor，SSRI)类药物。

【诊断】

精神分裂症。

心得体会

中年是女性的第二个精神分裂症高发年龄段，常受多种因素的影响，如遗传、家庭环境及社会支持等。

发病年龄晚、文化程度高、已婚，病前性格开朗，病前社会功能良好、病后支持系统好、依从性高是预后良好的相关因素。

晚发的精神分裂症主要表现为阳性症状，即幻觉、妄想等。多巴胺功能亢进假说与阳性症状相关，中脑-边缘系统多巴胺过度激活可能是导致阳性症状出现的原因。非典型抗精神病药物中，利培酮对多巴胺的拮抗作用较强，对阳性症状有较强的针对性。

病例 26

【病例摘要】

患者，男，27 岁。大专文化，毕业后在多地广告公司工作，近 1 年未工作。因间断情绪不稳 8 年，冲动想法、口角不自主抽动 1 年余就诊。

12 年前患者高考时感到压力大，加之便秘、便血，为此紧张，有时手抖，失眠，入睡困难，爱胡思乱想。情绪低落，整天提不起精神，什么都不想干，就诊于某精神专科医院，诊断不详，给予米氮平、丁螺环酮等治疗，服药 2 个月，睡眠改善，情绪仍低落。8 年前患者到某大专院校就读，自行停药，感到大脑反应迟钝，上课听不进去，情绪低落，不喜欢与人打交道，失眠，觉得世界都没有意思，一切都无意义，看问题的态度消极，有自杀念头，曾用烟头烫手臂。7 年前，寒假期间，家人发现患者兴奋、急躁，情绪不稳，爱发脾气，语量偏多，在某医院就诊后给予喹硫平治疗，具体不详。后再次出现情绪低落、悲观消极、失眠，持续至大专毕业。毕业后就诊于心身科门诊，给予文拉法辛、喹硫平治疗，睡眠改善，余无明显变化。服药 1 个月因前往外地打工自行停药。4 年前患者在外地工作期间情绪低落基本好转，能正常工作。3 年前患者因频繁倒夜班再次出现失眠，并凭空看到天上有许多神仙，天上有很多骂人的字、词飘过，认为是在骂他、诅咒他，看到满街的人都变成了骷髅。症状持续 1 周后回老家就诊。在某精神专科医院住院，诊断精神分裂症(未定型)，给予阿立哌唑、氯氮平、丙戊酸镁、劳拉西泮等药物治疗，症状改善，1 个月后出院并坚持服药，症状平稳，但出现手抖症状。1 年前复诊时将阿立哌唑换为齐拉西酮治疗，服用齐拉西酮后手抖减轻，但因加量后烦躁不适，一直维持齐拉西酮(20mg/d)、氯氮平(25mg/d)治疗。患者脑中反复出现与自己意愿相违背的想法和冲动，想法带有破坏倾向，如控制不住想打人、控制不住想将树挖出，为此不敢出门。在某精神专科医院复诊，将氯氮平加量至 50mg/d、齐拉西酮加量至 40mg/d(一直服用)，症状加重，走路时总想到自己躺在车下被车碾过；担心自己推下坡的车子撞到家人；吃饭时怕自己控制不住吞下筷子，并反复检查确定筷子是否还在手里；接水时担心自己会给水里放毒药，认为水杯里有铁丝等金属；控制不住想要踢孕妻的肚子；反复洗手。同时有后颈部发麻、颈部肌肉僵硬等表现，抿嘴，嘴角不自主抽动。住院前 3 个月，就诊于心身科门诊，考虑强迫观念，给予舍曲林(200mg/d)治疗，上述症状减轻。但仍觉服用齐拉西酮后大脑麻木，像喝醉酒一样，担心自己控制不了自己的行为。为进一步诊治收住院治疗。

既往史　8 岁时患甲型肝炎，治愈。11 岁时从 10m 高处坠楼，颅内损伤、出血。12 岁时患淋巴结核，服用利福平治疗，已愈。

个人史　独生子。母孕期正常。病前性格内向。20 岁结婚。无饮酒史。吸烟 8 年，1 包/日。无精神活性物质及非成瘾性物质接触史。

家族史　父母健在；祖母年轻时精神刺激后出现言行异常，已故。

躯体及神经系统查体　未见异常。

精神检查　①一般状况：意识清楚，接触尚可，语声正常，语速正常，表情焦虑，讲述病情时坐立不安，烦躁，对答切题，注意力不集中，定向力良好。②认知活动：思潮语量适中，理解、领悟力粗测正常。未查出幻觉、错觉、感知综合障碍及妄想等精神病性症状，存在强迫观念(脑中反复出现与自己意愿相违背的想法和冲动)。③情感活动：情感反应协调，焦虑抑郁体验存在，情绪稍显低落，心烦，坐立不安。④意志行为：病理性意志行为增强，在强迫观念下反复洗手。症状支配下不敢出门，对未来生活缺乏信心，不愿与人交往，生活能够自理。⑤自知力：不完整。

辅助检查 入院后完善血生化检查、甲状腺功能、胸片、心电图、腹部B超、脑电图、头颅CT等，结果均正常。

初步诊断 抑郁症；强迫状态；迟发性运动障碍。

诊断依据 ①青年男性。②起病无明显诱因，病史8年。③主要临床表现：间断情绪低落、兴趣减退8年，有短暂幻视，近1年存在明确强迫意向。嘴角不自主抽动，抿嘴。④严重程度标准：社会功能受损。⑤排除标准：排除精神活性物质及非成瘾性物质所致精神障碍。

鉴别诊断 精神分裂症。患者存在幻视，但无其他精神病性症状，情绪低落凸显，并有兴奋、烦躁、话多等轻躁狂表现。故暂不考虑该诊断。

【会诊记录】

病例特点 ①青年男性患者。②起病无明显诱因，慢性持续性病程，病史3年余。③主要临床表现：失眠，凭空看见神仙和文字，控制不住出现与自己意愿相反的念头，生活懒散被动，不主动工作。④精神检查：接触良好，沟通基本流畅，问答切题，诉2013年时凭空看到有神仙和文字在空中，不管走到哪儿都有，字体变大变小，认为是在骂自己。从外返回居住地后先不回家，4天后被父亲找到时蓬头垢面，精神萎靡，诉凭空看见他人看不见的东西等不协调性精神病性症状，被家人送至市某精神专科医院治疗后好转。出院后，近2年仍有间断精神病性症状，妄想性知觉(如感到自己眼前有一袋老鼠尿倒进自己嘴里；看到杯子里有钉子及老鼠尿)。待人接物差，并存在显著的生活懒散被动，意志要求减退，对未来没有打算，不找工作，不找对象，经家人介绍结婚，在家人督促下能干家务，社会功能受损严重。存在强迫洗手及强迫意向，考虑可能为精神分裂症残留症状，或认为可能与使用精神科药物如氯氮平治疗有关，嘴角不自主抽动、抿嘴与长期服用氯氮平有关。大学期间出现的问题及高考前后曾出现情绪低落、兴趣减退、想死、失眠，但症状不持续，最多持续1～2天，考虑与患者人格缺陷有关，达不到疾病范畴。综上，根据ICD-10诊断标准，符合：精神分裂症；强迫状态；迟发性运动障碍。

治疗计划 ①患者存在迟发性运动障碍，禁用苯海索；②患者目前存在强迫症状及迟发性运动障碍，逐渐停用氯氮平，并可继续使用氯硝西泮缓解迟发性运动障碍症状；③患者服用阿立哌唑、齐拉西酮等药物后副作用明显，不再使用；④建议给予奥氮平等对迟发性运动障碍影响较小的抗精神病药物治疗；⑤患者存在强迫症状，继续使用舍曲林，维持100mg/d左右。

【诊断】

精神分裂症；强迫状态；迟发性运动障碍。

心得体会

对该病例前后诊断不一致，其中对病史时间的判断不一致，主管医生的描述是间断病史8年加重1年，而上级教授查房后确定病史3年。这与对症状的严重程度的标准把控有关，患者在大学期间出现的问题及高考前后曾出现情绪低落、兴趣减退、想死、失眠，但症状不持续，最多持续1～2天，考虑与患者人格缺陷有关，达不到疾病范畴。另外，病史中出现的一些强迫症状及不自主的运动症状与抗精神病药物所致的副作用相关。

病例 27

【病例摘要】

患者，男，15岁。因老师、同学反映言行异常20余天被父母带来医院就诊，为进一步明确诊断而收住院。

2个月前患者就读外地某军事化管理航校。20余天前老师通过电话给家长反映，患者行为反常，有时在宿舍楼前呆站3～4小时，或者独自来回踱步，嘴里念念有词，声音较小，内容听不清楚，多数时候面部毫无表情，偶有嘴角微微露出笑意，问其原因不做解释。同学也有同样的反映，他常常一个人呆站、呆坐数小时，有时甚至可以从半夜呆站到天亮；经常独自钻进卫生间，一进去就是4～5小时，听不到里面冲水及其他的声音，同学敲门也不开，叫名也不答应；发现他动作很慢，启动也很慢，动作进行中间会突然停顿，若有所思的样子，或者念念叨叨，不知道在说些什么；走路时走走停停，有时绕圈、有时往返走；走路遇到地面颜色不一或看到台阶、十字路口等处就突然停止不前，呆站在那里许久，甚至行走在马路中间也会发生这样呆站的情况，引起过往的车辆不停地鸣笛警示，交警过来劝阻也无济于事；有时他会将身体左右来回摇晃，诉脑中有一些不受控制的想法，他要这样将它们甩出去；不主动与人交流，问话多数不作答，偶有简单回答。父亲前去探望时发现儿子不洗脸、不刷牙、不洗澡，也不更换脏衣服，不修边幅，非常邋遢，见到父亲没有任何情感反应，不打招呼，也不关心冷暖。家长带其就诊于某医院，行脑电图、头颅MRI均未见明显异常，未做明确诊断。

既往史 既往体健。否认结核病、肝炎及其他传染病病史，否认高血压、糖尿病病史，否认外伤、手术史，否认输血史，否认食物、药物过敏史，预防接种史随社会。

个人史 独生子。久居某地，无疫区、疫水接触史。母孕期正常，顺产，幼年发育正常，说话、走路时间同同龄人。自幼主动性较同龄儿童稍差，尤其是在洗脸、刷牙等个人卫生方面较为被动，经常需家人反复督促3～4次方能被动完成，而且很少与家人主动交流，缺乏对家人的关心，孤僻，很少有朋友。适龄入学，小学时成绩中等，初中一年级成绩中下游，初中二年级以后成绩差。2个月前就读某航校(中专)，目前请假在家。无吸烟、饮酒史，无精神活性物质及非成瘾性物质接触史。

家族史　父母体健；舅舅有精神分裂症病史，服用利培酮治疗，目前病情不稳定。

躯体及神经系统查体　未见异常。

精神检查　①一般状况：衣冠尚整洁，年貌相称，精神状态一般，意识清楚，接触被动，低头，缺乏目光交流，表情平淡，无主动言语，多问少答，注意力不集中，回答延迟，询问数遍后突然发出“嗯?”对答尚切题，语声低，语速缓慢，交流欠流畅。定向力正常。②认知活动：思维迟缓，思维逻辑障碍(将身体左右来回摇晃，解释为脑中有一些不受控制的想法，他要这样将它们甩出)，思维内容贫乏，存在内向性思维(呆站、呆坐，长时间沉浸在自己的世界，喃喃自语，独自发笑)，未引出错觉、幻觉及感知综合障碍，未查及妄想内容。③情感活动：情感反应不协调，与周围环境不适切，表现为情感平淡，对周围事物缺乏相应的情感体验，亲情感减退，对家人的关心缺乏回应，发作性情绪不稳，突然莫名发脾气，摔打物品。④意志行为：意志减退，生活被动、疏懒，个人卫生状况差。行为反常，经常呆坐、呆站数小时，动作缓慢，启动也很慢，动作进行中间会突然停顿，若有所思的样子，或者念念叨叨，走路时走走停停，有时绕圈、有时往返走。或独自钻进卫生间，一进去就是4～5小时，同学敲门也不开，叫名也不答应。以上情况严重影响正常生活，不能完成学业。入院后未见冲动消极行为。⑤自知力：患者不认为自己有任何问题，也不拒绝家长带其就诊。

辅助检查　提供外院头颅MRI、脑电图均未见明显异常，入院后完善血生化检查、甲状腺功能、胸片、心电图、腹部B超等项检查结果均正常。

初步诊断　急性而短暂的精神病性障碍。

诊断依据　①症状特点：言语异常，自言自语、无故发笑，行为异常，懒散等症状。②病程特点：病史20余天。③严重程度：已严重影响社会功能及生活质量。④排除标准：否认精神活性物质所致精神障碍。故可排除精神活性物质所致精神障碍。

鉴别诊断　①器质性精神障碍。患者此次发病，急性起病，病程短，病史仅20余天，首先需要鉴别器质性疾病所致精神障碍。询问病史，病前否认感冒、发热等感染症状，未查及躯体及神经系统阳性体征。②精神发育迟滞。患者自幼行为孤僻、被动，个人卫生、自理能力差，待人接物能力一般，学习成绩不良。需要鉴别精神发育迟滞伴发精神障碍，入院后粗测智力正常，完善IQ检查，提示101。故可排除该诊断。

【后续病程】

住院期间完善三级检诊，进一步了解病情。患者母亲补充病史：儿子近两年来开始学习成绩直线下降，几乎到了班级最后，经常不做家庭作业，几乎所有科目成绩都不及格。半年前发现儿子骑自行车出门时需要停顿数分钟，督促后能才开始行动。4个月前出现明显怪异行为，如呆坐，呆站，严重时曾站在床边到半夜；说话或动作突然停顿；进食速度慢，反复咀嚼，长时间才下咽；做事情着急，握手，喊“1，2，3，4”，然后转圈才能停下来；见到障碍物停、转、向后退；话少，多问少答，回答简单；有时讲话只讲一半。在军训期间老师反映经常迟到，动作缓慢，主动性下降，个人卫生状况差，生活邋遢。近1个月上述症状加重。特请教授网络会诊。

【会诊记录】

病例特点 ①患者系青少年男性，隐性起病，逐渐加重，病程2年。②主要症状：行为怪异，动作缓慢，转圈、停、自语、自笑等，近1个月出现明显行为怪异、紊乱，将身体左右来回摇晃，解释为脑中有一些不受控制的想法，他要这样将它们甩出去，学习成绩明显下降，不能完成军训等。③精神检查：接触被动，表情平淡，沟通交流欠佳，问话不答或多问少答，一般用简单的词语(是或否)回答，询问时不予解释，思维显贫乏，思维中断，情感平淡，亲情感下降，学习成绩下降，行为怪异、紊乱，生活懒散被动，社会功能受损严重。④无明显器质性疾病依据，IQ检查结果为101，属正常智力。⑤舅舅有精神异常史。根据ICD-10诊断标准，符合：精神分裂症。

鉴别诊断 ①精神发育迟滞伴发精神障碍。支持点：患者自幼被动，待人接物差，亲情感差，学习成绩差，近2年出现言行异常。不支持点：IQ示101，属正常智力。②强迫症。支持点：存在动作缓慢、重复等。不支持点：属于行为怪异、紊乱，缺乏焦虑体验，不符合强迫症诊断标准。

治疗计划 建议给予氨磺必利片治疗。

治疗效果 氨磺必利片逐渐加量至800mg/d治疗12天后，患者症状略改善，怪异行为减少，动作缓慢略缓解，未见药物不良反应。交代出院注意事项，建议出院后转至心身科门诊继续急性期、巩固期、维持期治疗，不适随诊。

【诊断】

精神分裂症。

心得体会

该病例起初给我们展现的是急性起病，病程不足1个月，行为反常为主。入院后完善检查排除器质性疾病所致精神障碍，也只能做出急性而短暂的精神病性障碍的诊断。值得学习之处，详细补充病史，采集到的从小个性特点，阳性的家族史，以及病程病史(近2年已经出现行为异常，社会功能受损，进行性加重)，为明确诊断精神分裂症提供病程标准的依据。还值得注意的是，患者类强迫症状突出，借此可学习到与强迫症的鉴别诊断。

病例28

【病例摘要】

患者，男，25岁。因敏感多疑、情绪不稳2年住院。

患者2年前出现敏感多疑，怀疑单位的领导故意给自己施加压力，同事故意针对自己，陷害自己，与同事、领导关系差，经常听到耳边有嘈杂的声音，影响自己工作。精力差，睡眠增多，尚可坚持工作。1年前患者转入新单位，怀疑领导话中针对自己，同事在自己的水杯里放毒，故意在自己工作的地点放死老鼠，怀疑同事偷窃自己的洗漱用品，工作时经常打盹，被同事提醒后发脾气，认为同事故意针对自己，与同事打架。在家中经常无故发脾气，认为自己的不顺利都是由于父母不关心自己造成，有时摔门。言语紊乱，经常问东答西。自言自语，无故发笑。为进一步诊治收住院治疗。近期食欲、睡眠、二便尚可，精神状态一般。

既往史 既往体健。否认肝炎、结核病及其他传染病病史，否认高血压、糖尿病病史，否认手术、外伤史，否认输血史，否认食物、药物过敏史，预防接种史随社会。

个人史 患者系胞3行3。久居某地，无疫区、疫水接触史，足月顺产，母孕期体健。适龄入学，中专毕业，曾在加油站工作，近1年做电焊工作。未婚未育。无吸烟、饮酒史，无精神活性物质及非成瘾性物质接触史。

家族史 父母、哥哥、姐姐健在。否认家族性精神疾病及神经疾病遗传病史。

躯体及神经系统查体 未见异常。

精神检查 ①一般状况：意识清楚，接触尚可，语声、语速正常，衣冠整洁，年貌相称，表情平淡，讲述病情时坐立不安，对答尚切题，注意力不集中，定向力良好。②认知活动：存在可疑听幻觉(感到耳边有嘈杂的声音影响自己)。思维破裂，言语内容无中心，对答不切题，如问“有没有感到不安全”，答“刚来，几个月之后，几个人打，那个地方特别乱，没什么笑点搞笑，都是一些小朋友……”存在关系妄想(怀疑周围人、领导、同事及家里人都针对自己，将自己的不顺心归结为家人不关心)、被害妄想(怀疑有人害自己，有人跟踪、监视自己，同事在水杯里放东西)、被洞悉感(感到保不住秘密)、内向性思维(经常发呆，自言自语，自笑)。③情感活动：情感反应不协调，在妄想影响下，情绪不稳，易激惹。④意志行为：意志减退，睡眠增多，工作时困倦，乏力。在妄想影响下，与同事发生争执，打架，在家中摔门，发脾气。入院后未见冲动、消极行为。⑤自知力：不存在。

辅助检查 入院后完善血生化检查、甲状腺功能、心电图、胸片、腹部B超、脑电图、头颅CT等，结果均正常。

初步诊断 精神分裂症。

诊断依据 ①症状标准：患者主要表现为关系妄想、被害妄想、内向性思维、言语异常、行为异常、情感平淡。②病程标准：病史2年。③严重程度标准：患者社会功能受损，自知力缺损。④排除标准：排除精神活性物质及非成瘾性物质所致精神障碍。

鉴别诊断 ①抑郁症。患者存在乏力、精力差、睡眠过多等症状，但考虑无情绪低落、兴趣减退等抑郁核心症状。故暂不考虑该诊断。②精神发育迟滞伴发精神障碍。患者中专毕业，可自行照顾自己，日常生活可自理，既往学习成绩一般，自幼发育与同龄人无异。故暂不考虑该诊断。

治疗计划 精神病护理；防自杀、防外逃、防伤人、防毁物；普食；向患者及家属详细交代病情及治疗计划，并签署知情同意书；暂给予抗精神病药物奥氮平联合电针、经颅磁刺激等物理治疗。

【会诊记录】

病例特点 ①青年男性患者。②母亲提供病史主要表现：自笑，情绪不稳。考虑患者主要在单位生活，更换单位主要由家人包办，其工作能力及社会功能似乎没有明显损害。故病史可靠性不充分，应向单位领导及同事了解，确认精神症状。③患者为持续性病程，自诉为睡眠问题，没有进取心，意志有一定缺乏，家人发现有发笑、发呆现象，可向单位求证在单位期间有无上述症状。④精神检查：意识清楚，接触尚可，表情平淡，对答切题，回答问题缺乏中心，存在一定思维散漫，对可疑精神病性症状患者均有一定解释，情感反应尚可，意志要求可，自知力部分存在。教授提出，家属反映患者存在发呆、自语等症状，患者少数时间在家，多数时间在单位，单位同事有无发现，可在与单位核实病情后确定精神病性症状的存在，若达到精神分裂症诊断标准，可诊断精神分裂症，否则可诊断分裂型或偏执型人格障碍。

治疗计划 小剂量抗精神病药物治疗。

治疗效果 会诊后向单位领导了解患者工作情况，补充病史：患者在近半年的工作期间，领导分配任务时需多次交代，完成尚可，对值班等均任劳任怨，担心他人误会自己，因签到打卡被提醒；患者怀疑周围人误解自己，每月均超额打卡与同事之间交流少，多单独行动。分析及处理意见：患者存在牵连观念，目前考虑诊断为精神分裂症样障碍。给予奥氮平(15mg/d)治疗 6 天，患者病情改善。复查肝功提示丙氨酸氨基转移酶(ALT)196IU/L、天门冬氨酸氨基转氨酶(AST)105IU/L，酌情减量奥氮平至10mg/d。经上级医生查房，认为诊断明确，治疗方案确定，交代出院注意事项。建议出院后转至心身科门诊继续急性期、巩固期、维持期治疗，定期复查肝功，必要时消化科就诊。

【诊断】

精神分裂症样障碍。

心得体会

精神分裂症是重性精神障碍，其诊断需要慎之又慎。在临床诊疗过程中，需要详细地进行病史采集、精神检查，在遇到不完全符合诊断标准的情况下，需要多方了解病史。若患者本人与监护人叙述不相同，则需要单位、关系近的亲属等多方提供相关情况，再下结论。

述评

包括精神分裂症在内的许多精神障碍都有典型的青春期晚期起病的特征，这可能是由于青春期晚期处于大脑发育的关键时期，使得其对病理变化特别敏感。美国国立精神卫生研究院(National Institute of Mental Health，NIMH)的一项早发精神病队列研究对先证者(家庭中第一例被发现的患者)从儿童期到成年早期进行随访，提示早发精神病发作的平均年龄为10岁±2岁。在临床特征上，该队列与慢性、严重和难治性成人精神分裂症患者类似，并且在神经生物学上与成人疾病相连续[1]。

基于澳大利亚青少年精神病项目和国际共识，可以根据精神分裂症的起病年龄将该病分为3个亚组：起病早于26岁为青少年发病(youth onset)；起病于26～40岁为中期发病(middle onset)；起病于40岁之后为晚发(late onset)[2,3]。一项墨尔本的早发精神病回顾性研究统计了精神分裂症患者的发病年龄(图1.5)，研究提示，在青少年发病患者中，阳性家族史占据主导因素，而对于晚发患者，失业、身体健康等因素则发挥更重要的作用，提示不同起病年龄的发病机制各有侧重[4]。

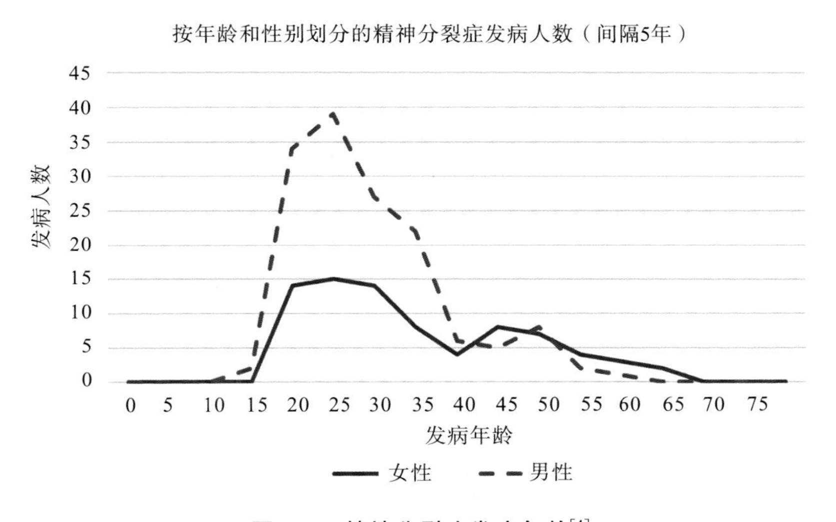

图1.5 精神分裂症发病年龄[4]

【参考文献】

[1] GOGTAY N, VYAS N S, TESTA R, et al. Age of onset of schizophrenia: perspectives from structural neuroimaging studies[J]. Schizophrenia Bulletin, 2011, 37(3): 504-513.

[2] SELVENDRA A, BAETENS D, TRAUER T, et al. First episode psychosis in an adult area mental health service-a closer look at early and late-onset first episode psychosis[J]. Australasian Psychiatry : Bulletin of Royal Australian and New Zealand College of Psychiatrists, 2014, 22(3): 235-241.

[3] HOWARD R, RABINS P V, SEEMAN M V, et al. Late-onset schizophrenia and very-late-onset schizophrenia-like psychosis: an international consensus[J]. The American Journal of Psychiatry, 2000, 157(2): 172-178.

[4] CHEN L, SELVENDRA A, STEWART A, et al. Risk factors in early and late onset schizophrenia[J]. Comprehensive Psychiatry, 2018, 80: 155-162.

1.5 鉴别诊断

“在精神分裂症、分裂样或短暂反应性精神病背景下，导致社交回避的人际焦虑或对羞辱的恐惧不被诊断为社交恐惧症。”([美]HALES R E，YUDOFSKY S C，GABBARD G O. 社交恐惧症诊断和鉴别诊断[M]//张明园，肖泽萍，译．精神病学教科书．5版．北京：人民卫生出版社，2010.)

“(伴有精神病症状的情感障碍与精神分裂症的鉴别)情感症状更加持久；发作间期恢复的更完全；精神症状仅伴发于严重的情感发作；对于心理治疗反应更明确。”([美]HALES R E，YUDOFSKY S C，GABBARD G O. 精神分裂症鉴别诊断[M]//张明园，肖泽萍，译．精神病学教科书．5版．北京：人民卫生出版社，2010.)

病例 29

【病例摘要】

患者，男，26岁。因凭空闻语、多疑1年住院。

患者于1年前无明显诱因听到同事、领导时而在谈论他，内容为“讲他上班到处乱看，觉得他不正常”，此后患者逐渐出现控制不住地用余光去看他人，同时担心、害怕他人发现自己这一问题，有时把头转向别处，有时低头走路，但上班时仍能听见他人议论，1个月后因此辞职，随后患者曾多次寻找其他工作，每次均因感到他人议论无法坚持。2个月后患者回到家中，尚未感到家人对其有议论，较少外出，不与人来往，偶尔外出时仍会控制不住地用余光看他人。半年前患者到弟弟租房处游玩，凭空听到隔壁同租的人在议论他，为此发生肢体冲突。2个月前父亲带其打工，也会感到有些顾客故意回避他。入院1个月前跟随父亲至某地打工，时常称听到他人议论，并再次与他人发生冲突。现为进一步诊治收住院治疗。

既往史 既往体健。否认高血压、糖尿病病史，否认手术、外伤史，否认输血史，否认食物、药物过敏史，预防接种史随社会。

个人史 患者系胞2行1。久居某地，无疫区、疫水接触史。母孕期不详，幼年生长发育同正常同龄儿童。适龄入学，初中文化。病前性格内向。吸烟7～8年，平均10支/日。未婚未育。无饮酒史，无精神活性物质及非成瘾性物质接触史。

家族史 父母及弟弟健在；姑姑既往有“癔症”病史，已故。

躯体及神经系统查体 未见异常。

精神检查 ①一般状况：意识清楚，定向力完整，年貌相当，衣冠整洁，表情焦虑，接触尚可，由家属带至诊室，检查合作，生活能自理，食纳可，夜间休息可，大、小便正常。②认知活动：记忆力、理解力粗测正常。可获言语性幻听及关系妄想(经常凭空听见并坚信他人议论他)，无明显思维形式障碍，存强迫观念，控制不住地想要用余光看他人。③情感活动：情感反应欠协调，受幻觉支配，情绪不稳定，对控制不住地用余光看他人感到焦躁不安。④意志行为：少外出，不与人来往，妄想支配下曾2次与人发生肢体冲突，社会功能受损明显。入院后未见冲动消极行为。⑤自知力：不完整。

辅助检查 入院后完善血生化检查、甲状腺功能、胸片、心电图、腹部B超、脑电图、头颅CT等，结果均正常。

初步诊断 精神分裂症。

诊断依据 ①症状标准：患者主要表现为幻觉、妄想。②病程标准：病史1年。③严重程度标准：社会功能受损。④排除标准：排除精神活性物质及非成瘾性物质所致精神障碍。

鉴别诊断 ①强迫症。患者存在控制不住用余光看他人的症状，自己不愿做，无法自控，但考虑患者也存在幻听、妄想等精神病性症状，暂不优先诊断强迫症。②双相情感障碍。患者情绪不稳均继发于精神病性症状。故不符合情绪症状诊断。

治疗计划 精神病护理；防自杀、防外逃、防伤人、防毁物；普食；向患者及家属详细交代病情及治疗计划，并签署知情同意书；暂给予利培酮片、舍曲林联合电针、经颅磁刺激等物理治疗。

【会诊记录】

病例特点 ①患者青年男性，青少年阶段正常。②发作性病程，病史1年，加重半年。既往体健。③起病主要以言语性幻听为主，其后会控制不住地用余光看他人，听见他人议论、辱骂他，类似强迫症状实际也是继发于牵连观念，受到牵连观念、幻觉影响，不能外出工作，少外出，有时情绪不稳定，行为冲动。④精神检查：意识清楚，精神一般，表情少，检查配合，注意力集中，可获言语性幻听及牵连观念(时而听到他人议论他，只要见到交头接耳的人就会感到他人远远的议论)，控制不住地用余光看他人也考虑是继发的思维障碍症状。否认其他精神病性症状，情感平淡，情感反应欠协调，受症状影响，情绪不稳定，行为冲动，自知力不完整。综上，目前患者主要表现以幻觉、妄想等思维障碍为主，根据ICD-10诊断标准，符合：精神分裂症。

鉴别诊断 社交焦虑障碍。社交焦虑症状一般起病于青少年期，有一定人格特征，且无幻觉、妄想。故暂不考虑。

治疗计划 逐渐渐停用舍曲林，加量利培酮至治疗剂量4mL/d。

治疗效果 加至治疗剂量观察6天后，患者情绪较前平稳，症状改善，未见药物不良反应。交代出院注意事项，建议出院后转至心身科门诊继续急性期、巩固期、维持期治疗。

【诊断】

精神分裂症。

心得体会

该病例要鉴别精神分裂症与社交焦虑障碍。社交焦虑障碍又称社交恐惧症，其核心症状是显著而持续地担心在公众面前可能出现丢丑或有尴尬的表现，担心他人会嘲笑、负性评价自己。精神分裂症回避社交则是害怕被人议论、迫害，或表现为社会退缩，无任何社交动机。近年，“社恐”作为一个网络热门词语，被广泛认识，但精神科医生应能够鉴别其中真正为“社交恐惧症”的人群。

病例 30

【病例摘要】

患者，女，19 岁。因情绪低落、不安全感半年入院。

患者于半年前，无明显诱因逐渐出现高兴不起来，大脑反应迟钝，话少，不愿与人交流，兴趣减退，疲乏，什么也不愿干，记忆力下降，食纳差，心急心烦，感躯体忽冷忽热，有时头痛，感不安全，紧张害怕，觉有人跟踪自己，称有时不受自己控制，不能正常上学。近 10 天，患者病情加重，冬天穿连衣裙，开风扇，无故外跑，爬墙，为进一步诊治收住院治疗。发病以来食欲稍差，精神、休息稍差，体重明显减轻，近半年减轻 8～10kg，大、小便正常。

既往史 既往体健。否认高血压、糖尿病病史，否认手术、外伤史，否认输血史，否认食物、药物过敏史，预防接种史随社会。

个人史 患者系胞 4 行 3。母孕期不详。幼年发育正常，适龄上学，成绩尚可，目前就读大学一年级(大专)。病前性格内向，人际关系尚可。月经史无异常。未婚未孕。无吸烟、饮酒史，无精神活性物质及非成瘾性物质接触史。

家族史 父亲患有哮喘；母亲、姐姐、弟弟健在。否认家族性精神疾病及神经疾病遗传病史。

躯体及神经系统查体 未见异常。

精神检查 ①一般状况：意识清楚，接触差，语声低，语速缓慢，衣冠整洁，年貌相称，表情忧虑，讲述病情时稍显坐立不安，烦躁，对答简单，精神检查无法深入，注意力不集中，定向力良好。②认知活动：理解、领悟力粗测正常。未见幻觉、错觉及感知综合障碍。思维联想迟缓，思维内容可获被跟踪感。③情感活动：情感反应欠协调，存在焦虑抑郁体验，可见情绪低落，心烦。④意志行为：对周围事物不感兴趣，不愿与人交往，病理性意志行为增加，无故外出，爬墙。生活能够自理。入院后未见冲动消极行为。⑤自知力：不完整。

辅助检查 入院后完善血生化检查、甲状腺功能、胸片、心电图、腹部 B 超、脑电图、头颅 CT 等，结果均正常。

初步诊断 抑郁症伴精神病性症状。

诊断依据 ①症状标准：情绪低落，兴趣减退，思维迟缓，食纳差，失眠，记忆力下降，伴有心急心烦，被跟踪感。②病程标准：持续病程半年，加重 10 余天。③严重程度标准：影响患者的日常生活质量及社会功能。④排除标准：排除精神活性物质及非成瘾性物质所致精神障碍。

鉴别诊断 ①双相情感障碍。支持点：患者有时言语夸大，称同学学习像走路，自己则像坐火箭一样。不支持点：家属否认患者既往存在情感高涨，兴奋话多等表现，患者本人接触差，言语少，精神检查不配合，入院后进一步请上级医师查房明确诊断。②精神分裂症。支持点：患者无求治欲望，存在不安全感，被跟踪感、行为异常等表现。不支持点：患者抑郁体验深刻，存在悲观消极念头，暂不考虑该诊断。

治疗计划 精神病护理；防自杀、防外逃、防伤人、防毁物；普食；向患者及家属详细交代病情及治疗计划，并签署知情同意书；暂给予盐酸文拉法辛胶囊、奥氮平片联合电针，并联合12次MECT，18天后，患者精神状态较前改善，主动言语及活动较前增加，言语紊乱减少，主动拖病房及走廊地板，擦墙壁，情绪不稳，易激惹，拒绝输液，食欲改善，睡眠可。

【会诊记录】

病例特点 ①患者青年女性。②持续病程半年，加重10余天。③既往史、家族史无特殊。④主要表现：言行反常，情绪不稳。⑤精神检查：意识清楚，接触被动，语声低，语速缓慢，表情平淡，讲述病情时无坐立不安，烦躁，对答简单，精神检查无法深入，注意力欠集中，定向力良好。理解、领悟力粗测正常。思维联想结构松散，缺乏中心，应答简单；思维内容障碍，可获被跟踪、被害妄想(感觉有人跟踪自己、害自己)，被控制体验(行为被控制感)。情感反应不协调，情感平淡，与家人无情感交流。言语、情感表达不协调，自己说过不开心，甚至不想活，考虑与外界因素有关。情绪不稳，易激惹。意志减退(近4个月不能继续上学，社会功能受损)，行为反常(冬天穿连衣裙，开风扇，无故外跑，爬墙)。自知力不存在。结合病史及精神检查，根据ICD-10诊断标准，符合：精神分裂症。

鉴别诊断 抑郁症伴精神病性症状。支持点：患者曾诉情绪低落，大脑反应迟钝，话少，不愿与人交流，兴趣减退，疲乏，什么也不愿干，记忆力下降，食纳差等，甚至不想活，考虑与外界因素有关。不支持点：患者以被动懒散，言语、情感表达不协调，行为反常等为主要表现，情感体验不深刻。故暂不考虑该诊断。

治疗计划 逐渐停用抗抑郁药及情感稳定剂，将奥氮平片加至20mg/d。

治疗效果 药物调整至治疗剂量治疗8天后，患者症状改善，情绪较前平稳，异常言行减少，未见药物不良反应。交代出院注意事项，建议出院后转至心身科门诊继续急性期、巩固期、维持期治疗。

【诊断】

精神分裂症。

心得体会

该病例需与抑郁症鉴别。严重的抑郁发作患者也会出现与心境协调的妄想或幻觉，但精神病性症状会较快消失，抑郁患者的情感也不是淡漠，耐心询问可得到切题的回答。该病例患者思维结构松散，无法深入，情感反应不协调，平淡、紧张，且有行为反常，与抑郁症具有明显的不同，可因此鉴别。

述评

精神分裂症需要与广泛的一系列疾病鉴别诊断，在疾病早期对其真正的诊断通常持有很大的不确定性。一般而言，与其他具有精神病性特征的疾病相比，精神分裂症患者的症状范围更广，功能受损程度更大。

鉴别药物导致的精神病性障碍，如果仔细记录病史，可能会发现症状的发生、持续和消失，与药物使用或戒断有关联；由躯体疾病继发的精神病性障碍，包括脑部疾病(如头部损伤、中枢神经系统感染、中枢神经系统肿瘤、癫痫后状态等)、代谢(高钠血症、低钙血症)或内分泌紊乱(甲状腺功能亢进、库欣综合征)，通过重点询问病史、检查应有助于排除；对于伴有精神病性特征的心境障碍，情绪和相关的生物学症状通常更严重并且先于精神病症状发生，精神病性特征通常与情绪一致，并可能有情感障碍的个人或家族史。

【参考文献】

SEMPLE D, SMYTH R. Oxford Handbook of Psychiatry[M]. 3rd ed. New York: Oxford Unviversity Press, 2013.

1.6 治疗与难治性精神分裂症

“在精神分裂症的治疗方面，抗精神病药物是目前应用最为广泛、疗效相对肯定的治疗方式。”([美]HALES R E, YUDOFSKY S C, GABBARD G O. 精神分裂症述评[M]//张明园，肖泽萍，译．精神病学教科书．5版．北京：人民卫生出版社，2010.)

病例 31

【病例摘要】

患者，女，32岁。因多疑、懒散7年，加重半年住院。

患者于7年前开始无明显诱因出现敏感多疑，认为周围人都知道她在看什么，认为他人议论她，认为同事处处针对她，认为大学时的男朋友用电话控制她，对父母仇视，发呆，洗澡频繁，不愿出门。父母给其暗服富马酸喹硫平片(200～400mg/d)治疗4年，症状有所改善。3年前开始连续行心理治疗10次，无明显效果。仍多疑，反复纠缠过去发生的事情，要求母亲低头道歉，讲话乱，对家人冷漠。近半年症状加重，讲话不着边际，思维乱，称要出国，因家人不同意要与家人决裂，认为父母都在变化，感到不安全。认为他人议论她，外出时感到陌生人一直盯着她看，格外关注她。认为他人知道她心里的想法。称她能透视他人，看到周围的人(尤其是男性)都没穿衣服，能看到性器官。懒散，不做家务，不洗衣服，对家人不关心，父亲生病住院也不管不问。不愿出门，不愿与人交往。工作不能胜任。为进一步诊治收住院治疗。近期精神休息可，体力较好，体重无明显改变，大、小便正常。

既往史 既往体健。否认高血压、糖尿病病史，否认手术、外伤史，否认输血史，否认食物、药物过敏史，预防接种史随社会。

个人史 独生女。久居某地，无疫区、疫水接触史。母孕期正常，幼年发育正常，适龄上学，大专文化，毕业后在国企从事资料管理工作。病前性格内向。月经周期规则，月经量中等，颜色正常。无血块、无痛经。未婚未育。无吸烟、饮酒史，无精神活性物质及非成瘾性物质接触史。

家族史 父母健在。否认家族性精神疾病及神经疾病遗传病史。

躯体及神经系统查体 未见异常。

精神检查 ①一般状况：意识清楚，定向力完整，年貌相当，衣冠整洁，表情平淡，注意力不集中，接触尚可，由家属带至诊室，检查合作，生活能自理，食纳可，夜间休息可，大、小便正常。②认知活动：理解、领悟力粗测正常，否认错觉、幻觉及感知综合障碍。思维联想散漫，思维内容、逻辑障碍，存在关系妄想、被洞悉体验、被监视感。③情感活动：情感平淡，冷漠，亲情感差，与家人敌对，情感反应欠协调。④意志行为：生活懒散，不做家务，不洗衣服，不愿出门，影响日常生活及工作。入院后未见冲动消极行为。⑤自知力：不存在。

辅助检查 入院后完善血生化检查、甲状腺功能、胸片、心电图、腹部B超、脑电图等，结果均正常。头颅CT：双侧筛窦炎症，余颅脑CT平扫未见明显异常。

初步诊断 精神分裂症。

诊断依据 ①症状标准：思维联想散漫，存在关系妄想、被洞悉体验、被监视感，冷漠，亲情感差，情感反应欠协调，生活懒散。②病程标准：起病无明显诱因，慢性持续性病程，病史7年。③严重程度标准：影响患者的日常生活质量及社会功能。④排除标准：排除精神活性物质及非成瘾性物质所致精神障碍。

鉴别诊断 ①双相情感障碍。患者存在讲话不着边际，话多，要出国，但无明显情感高涨体验，同时存在被动懒散及关系妄想。故暂不考虑该诊断。②抑郁症。患者存在情绪低落，但情绪低落继发于妄想症状之上，情感体验不深刻，病程持续。故暂不考虑该诊断。

治疗计划 精神病护理；防自杀、防外逃、防伤人、防毁物；普食；向患者及家属详细交代病情及治疗计划，并签署知情同意书；暂给予利培酮片联合电针、经颅磁刺激等物理治疗。

【会诊记录】

病例特点 ①患者青年女性。②起病无明显诱因，慢性持续性病程，病史7年。③既往体健，无家族史。④主要临床表现：凭空看到他人的裸体，敏感多疑，认为他人处处针对她，怀疑父母非亲生，生活懒散，孤僻，工作能力下降。⑤精神检查：接触良好，表情自然，沟通流畅，问答切题。存在幻觉，思维化境(凭空看见他人的裸体且栩栩如生)；思维联想散漫，存在思维逻辑障碍，性质荒诞(认为自己能控制他们穿上衣服）；内向性思维（自语自笑）；存在关系妄想（认为他人处处针对她）；非血统妄想（认为父母非亲生）。情感反应欠协调，亲情感差，情感平淡，幼稚。意志要求减退，个人生活懒散，社会功能下降明显，严重影响日常生活及工作。自知力不存在。综上，根据 ICD-10 诊断标准，符合：精神分裂症。

治疗计划　患者入院后服用利培酮口服液治疗，症状无明显改善，目前思维障碍凸显，建议在利培酮口服液基础上联合奥氮平、齐拉西酮或吩噻嗪类药物治疗，并联合 MECT，但患者近视度数较大，不予 MECT。考虑患者体重偏重，最终选用联合齐拉西酮治疗，监测心电图。

治疗效果　药物调整至治疗剂量服药 7 天后，患者症状有改善，未见药物不良反应。交代出院注意事项，建议出院后转至心身科门诊继续急性期、巩固期、维持期治疗。

【诊断】

精神分裂症。

心得体会

非典型抗精神病药对精神分裂症多维症状具有广谱疗效，且较少发生锥体外系反应。然而，非典型抗精神病药所导致的代谢障碍也影响到患者长期治疗的生活质量和依从性。该病例患者中选择了对糖脂代谢影响较小的齐拉西酮作为合并用药，充分考虑到了远期治疗效益。

病例 32

【病例摘要】

患者，女，21 岁。因敏感多疑 10 月余第 2 次住院。

10 个月前患者无诱因逐渐出现敏感多疑，感觉舍友在孤立她、排挤她，甚至当面攻击她。认为同学都在背后议论她，凭空听见有声音在议论她、谈论她。认为父母不是亲生父母，甚至去公安局查询。感到不安全，感觉街上有摩托车跟踪她，楼下一直有一辆摩托车企图将她带走，现在的父母要害她，并为此感到紧张、害怕。有时自觉大脑一片空白。对家人的亲情感下降，家里来人也漠不关心，不打招呼。生活懒散，个人卫生也需家人督促，无法正常学习，5 个月前不再上学。3 个月前患者在家人陪同下就诊于心身科门诊，就诊期间在诊室突然出现情绪不稳，行为反常，即刻撕扯病历，认为这是假的。于 2016 年 3 月 18 日第 1 次入住心身科，诊断“精神分裂症”，给予利培酮口服液（4mL/d）、盐酸氟西汀分散片（20mg/d）等药物治疗，病情改善后出院。出院后 1 周出现坐立不安，头昏，恶心，呕吐 2 次，再次就诊于心身科门诊，诊断同前，将利培酮口服液减至 3mL/d，加用氨磺必利片（每晚 200mg）治疗，调整药物半个月后，患者出现言语紊乱，称“我从哪里来？为什么送我去医院？”“我想什么，你都知道”，无故发笑，睡眠差，感双下肢酸痛，烦躁，坐立不安，再次于心身科门诊就诊，逐渐减停利培酮口服液，将氨磺必利片逐渐加至 800mg/d，病情仍不稳定，夜间休息差，为进一步诊治，第2次收住院诊治。

既往史 既往体健。

个人史 患者系胞2行2。某大学大三学生，病前成绩优良，已休学3个月。病前性格内向，人际关系一般。

家族史 父母及哥哥健在。否认家族性精神及神经系统疾病遗传病史。

躯体及神经系统查体 未见异常。

精神检查 ①一般状况：意识清楚，接触差，语音低，语速缓慢，表情平淡，讲述病情时无坐立不安，烦躁，对答欠切题，注意力不集中，定向力良好。②认知活动：理解、领悟力粗测正常。可见言语性幻听(凭空听见有声音在议论她、谈论她)。思维联想散漫，存在内向性思维(独自发笑)。③情感活动：情感反应不协调，情绪不稳，情感平淡。④意志行为：意志减退，被动懒散，什么也不想干，个人卫生差。⑤自知力：不存在。

辅助检查 血生化检查、甲状腺功能、心电图、腹部B超、脑电图、头颅CT等，结果均正常。胸片提示：①双肺轻度间质性改变并左肺少许渗出。②主动脉稍迂曲。

初步诊断 精神分裂症。

诊断依据 ①症状标准：可见言语性幻听，内向性思维，牵连观念，被害妄想，非血统妄想。②病程标准：持续性病史8月余。③严重程度标准：严重影响日常生活质量及社会功能。④排除标准：排除精神活性物质所致精神障碍及非成瘾性物质所致精神障碍。

鉴别诊断 ①脑器质性精神障碍。患者系慢性病程，发病前无发热等感染依据，未见中枢神经系统疾病及感染史，入院神经系统查体未见阳性体征，头颅CT、脑电图等辅助检查均未见异常。故暂不考虑该诊断。②情感障碍。患者病史中没有抑郁或躁狂发作的病史，此次发病主要以思维障碍为主，存在幻觉，妄想等精神病性阳性症状，情感反应不协调，情绪不稳，未见明确的抑郁体验，不符合情感障碍的诊断标准。故暂不考虑该诊断。

【会诊记录】

病例特点 ①青年女性。②持续性病史8月余。③母亲提供：去年表现出整日卧床，发呆，懒散，脾气大，言语乱，“有人想拉我走；父母非亲生，要害自己”，拨打110报警。第1次出院后不能做事，近半个月独自发笑，肢体发软，入睡前躯体难受，难以入睡。④主要表现：双下肢酸痛，坐立不安，独自发笑，言语凌乱，情绪不稳，懒散。⑤精神检查：意识清楚，接触一般，语声低，语速缓慢，表情平淡，对答欠切题，注意力不集中，定向力良好。理解、领悟力粗测正常，可见言语性幻听(凭空听见有声音在议论她、谈论她)。思维内容障碍，存在内向性思维(独自发笑)、牵连观念(敏感多疑，感觉舍友在孤立她、排挤她，甚至当面攻击她；认为同学都在背后议论她)、被害妄想(不安全感，感觉街上有摩托车跟踪她，楼下一直有一辆摩托车企图将她带走，现在的父母要害她，并为此感到紧张、害怕)、非血统妄想(认为父母不是亲生父母，甚至去公安局查询)。情感反应不协调，情感平淡。意志减退，被动懒做，个人卫生差。妄想支配下行为紊乱。自知力不存在。根据ICD－10诊断标准，符合：精神分裂症；精神药物副反应(静坐不能)。

治疗计划 停用氨磺必利片，加用奥氮平片(15～20mg/d)治疗；双下肢酸痛、坐立不安与抗精神病药物所致药物不良反应有关，给予盐酸苯海索片、苯二氮䓬类药物对症处理，观察病情变化及药物不良反应。

【诊断】

精神分裂症；精神药物副反应(静坐不能)。

心得体会

该病例诊断精神分裂症明确，关键在于治疗方案的选择，如何能做到根据患者个体化特征，关注疗效同时兼顾药物的不良反应及耐受性。所以，疾病的早期诊断预测、疗效监测对于临床尤为亟须。

病例 33

【病例摘要】

患者，女，26 岁。因持续性精神异常近 10 年就诊。

10 年前患者从某地打工回家后家人发现她言行反常，看见光就会用手遮挡，解释“这个光是打工地的人和神带来的”。她常常发呆，独自无故自语自笑，睡眠差，在家人的陪同下曾就诊于当地精神病医院，诊断“精神分裂症”，具体药物不详，患者服药不规律，病情不稳定，症状时轻时重且持续存在。结婚后，丈夫感到她行为孤僻，不与人接触及交流，情绪不稳，易激惹，无故发脾气，敏感多疑，总是认为他人在说自己、议论自己。同年 11 月产后表现行为反常，半夜 2 点不打招呼自己回到娘家，家人感到她亲情感疏远，不照顾孩子及家人，时常独自发呆，自言自语，时哭时笑，失眠，为进一步诊治收住院治疗。

既往史 既往体健。

个人史 患者系胞 3 行 3。初中学历，无业。病前性格内向。适龄结婚，育有 1 女。丈夫及女儿均体健。

家族史 父亲、哥哥健在；母亲已故，具体不详。否认家族性精神疾病及神经疾病遗传病史。

躯体及神经系统查体 未见异常。

精神检查 ①一般状况：意识清楚，接触差，表情平淡，讲述病情时烦躁，注意力欠集中，定向力良好。②认知活动：精神检查配合程度差，无法深入，病史中可获及牵连观念(觉得他人在议论自己)、内向性思维表现(发呆，自语自笑)。情感活动：情感反应不协调，情绪不稳定，烦躁。④意志行为：意志减退，不与人交流，不干家务，不照顾小孩及家人。⑤自知力：不存在。

辅助检查 入院后完善血生化检查、甲状腺功能、胸片、心电图、腹部 B 超、脑电图、头颅 CT 等，结果均正常。

初步诊断 精神分裂症。

诊断依据 ①症状标准：情绪不稳，敏感多疑，发呆，自语自笑等。②病程标准：病程近10年。③严重程度标准：社会功能严重受损。④排除标准：排除精神活性物质及非成瘾性物质所致精神障碍。

鉴别诊断 ①双相情感障碍。患者既往无明确情感高涨、兴奋、话多等躁狂及轻躁狂表现发作。故暂不考虑该诊断。②抑郁症。患者无情绪低落、悲观消极等抑郁体验及表现。故暂不考虑该诊断。

【会诊记录】

病例特点 ①青少年女性患者。②慢性、持续、迁延性病程，病史近10年。③主要症状：言行异常。④精神检查：意识清楚，接触一般，表情平淡，注意力不集中，问话能答，对答基本切题，但回答简单，无法深入，思维贫乏，未查及幻觉、错觉及感知综合障碍。思维内容障碍，可疑牵连观念(觉得他人在议论自己)、内向性思维(发呆、自语自笑)。情感反应不协调、显平淡，情绪尚稳定，意志要求减退。综上，根据ICD-10诊断标准，符合：精神分裂症。

治疗计划 建议给予氯氮平(每晚25mg)联合利培酮口服液(5mL/d)抗精神病治疗。

【诊断】

精神分裂症。

心得体会

首次发作的精神分裂症患者，75%可以达到临床治愈，但以后反复发作或不断恶化的比率较高，而系统抗精神病的治疗是预防复发的关键因素。精神分裂症的治疗分为急性期、巩固期和维持期3个阶段。过早减量会导致症状波动，维持期剂量可低于急性期治疗剂量。在维持期，2年内停药的复发率超过80%，不规律服药、自行减量也是多数精神分裂症患者复发的重要原因之一。首发患者治疗至少1年，复发患者维持治疗2～5年，严重患者需要长期维持治疗。该病例患者依从性差，从未坚持正规、系统的抗精神病药物治疗，病情逐渐加重。需要长期有效的抗精神病药物治疗才能稳定。

病例34

【病例摘要】

患者，女，27岁。因凭空闻语、敏感多疑13年，复发半年余入院。

患者于13年前无诱因出现敏感多疑，认为邻居关门是在针对她，凭空听见同学在议论她，上课注意力不能集中，学习成绩下降。她经常认为同学在嘲笑自己，怀疑家中被安装了监控器，自觉在家中的言语都能被同学知道，认为有人跟踪她、监视她。偶有发呆、自语。家人未予重视。12年前患者敏感多疑，凭空闻语加重，听见声音跟她说“要将你家满门抄斩”，为此拨打报警电话，听见声音命令她自杀。就诊于心身科，诊断“精神分裂症”，给予“喹硫平、利培酮”等药物，住院治疗39天，病情好转后出院，院外坚持服药。患者服药期间敏感多疑，凭空闻语反复，后将“利培酮”调整至6mg/d，停用“喹硫平”，治疗1个月后症状逐渐改善，后坚持该方案治疗。8年前因精神诱因，患者逐渐认为自己的想法会被他人知道，有时会听见恐怖、威胁性的言语，认为有人监视她的一举一动，要求父母带其去报警。再次入住心身科，诊断“精神分裂症”，给予“利培酮口服液(6mL/d)”“齐拉西酮(100mg/d)”治疗29天，病情好转后出院。院外患者敏感多疑再次反复，认为有人设圈套要害她，1个月后为此入住心身科，诊断“精神分裂症”，给予“利培酮口服液(8mL/d)”“氟哌啶醇(10mg/d)”住院治疗17天，病情好转出院，院外患者坚持服药，病情稳定后采用“利培酮(4mg/d)”维持治疗，基本能正常生活、工作，但仍有间断性的敏感多疑、凭空闻语表现。半年前患者服药期间逐渐感觉单位的同事都在针对她，有人要害她，要求去公安局报案。患者凭空闻语反复，听见有人在说一些诋毁她人格的话，有时能听见一些凶杀、色情的言语，患者坚信这些声音的存在，并认为是邻居家放出来的，情绪易激惹，动辄与家人发脾气。目前，服用“利培酮口服液(8mL/d)”“喹硫平(每晚50mg)”“阿立哌唑(30mg/d)”。为进一步诊治收住院治疗。半年来食欲稍差，精神、休息稍差，体重无明显变化，大、小便正常。

既往史 8年前确诊“支气管哮喘”，目前未服药治疗，病情平稳。否认肝炎、结核病及其他传染病病史，否认高血压、糖尿病病史，否认外伤、手术史，否认输血史，否认食物、药物过敏史，预防接种史随社会。

个人史 独生女。久居某地，无疫区、疫水接触史。母孕期及生产史不详，幼年生长发育同其他正常儿童，适龄入学，本科文化，目前在某集团公司从事会计工作。病前性格适中，人际关系一般。未婚未孕。无吸烟、饮酒史，无精神活性物质及非成瘾性物质接触史。月经史：12岁，(3～5)/(28～31)，2016-01-29。月经周期规则，月经量中等，颜色正常。无血块、无痛经。

家族史 父母健在。否认家族性精神疾病及神经疾病遗传病史。

躯体及神经系统查体 未见异常。

精神检查 ①一般状况：患者在母亲的陪同下步入诊室，意识清楚，接触尚可，衣冠整洁，年貌相称，表情略显紧张，讲述病情时稍显烦躁，对答基本切题，注意力欠集中，定向力完整。②认知活动：幻听，凭空听见有声音骂她，议论她。被害妄想，认为有人监视她，要害她。即刻记忆力下降，计算反应略慢，领悟能力粗测正常。③情感活动：情绪易激惹，动辄发脾气。④意志行为：对周围人事敏感性增加，不与人交往，回避社交。生活基本能够自理。入院后未见冲动消极行为。⑤自知力：不存在。

辅助检查 入院后完善血生化检查、胸片、心电图、脑电图、头颅CT等，结果均正常。腹部B超：脾囊肿，脾血管瘤。

初步诊断 精神分裂症。

诊断依据 ①症状标准：幻听，被害妄想，思维被洞悉，情绪易激惹。②病程标准：病史13年。③严重程度标准：严重影响患者日常生活。社会功能严重受损。④排除标准：排除精神活性物质及非成瘾性物质所致精神障碍。

鉴别诊断 ①脑器质性精神障碍。患者慢性病程，发病前没有中枢神经系统疾病及感染史，入院神经系统查体未见阳性体征。故暂不考虑该诊断。②双相情感障碍。患者否认既往抑郁或躁狂发作病史。故暂不考虑该诊断。

治疗计划 精神病护理；防自杀、防外逃、防伤人、防毁物；普食；向患者及家属详细交代病情及治疗计划，并签署知情同意书；暂给予利培酮、喹硫平、阿立哌唑联合电针、经颅磁刺激等物理治疗。

【会诊记录】

病例特点 ①青年女性患者。②病史13年。③个人史、家族史无特殊。④主要症状：凭空闻语，敏感多疑。⑤精神检查：意识清楚，接触尚可，可见言语性幻听(凭空听见漫骂、诋毁、命令的声音)。思维内容障碍，存在关系妄想(认为他人咳嗽都是在针对她)、被害妄想(认为家中被安装有监视器，有人跟踪她、要害她)。情感反应不协调，情绪易激惹，动辄发脾气。意志行为、要求减退。自知力不全。教授查房后，根据ICD-10诊断标准，符合：精神分裂症。

治疗计划 患者服用“利培酮”治疗10余年，此次在服药期间出现症状反复，建议逐渐停用“利培酮”，换用“氯丙嗪”治疗。患者精神检查中反复对自己“自慰”行为纠结，并认为这种行为与疾病有关，带有一些强迫色彩，可给予“舍曲林”对症处理，继续观察病情变化。

治疗效果 调整治疗方案，服药21天后，患者症状改善，敏感多疑，凭空闻语减轻，情绪较前平稳，未见药物不良反应。交代出院注意事项，建议出院后转至心身科门诊继续治疗。

【诊断】

精神分裂症。

心得体会

难治性精神分裂症(treatment resistant schizophrenia，TRS)是指过去5年对3种足量(相当于1000mg/d的氯丙嗪等效剂量)和足疗程(至少6周)抗精神病药物(至少2种不同化学结构)治疗，未获得改善的患者(BPRS总分≥45分，CGI-S≥4分，或者4项阳性症状中至少2项≥4分)。而后，定义被修改为过去5年经过至少2种抗精神病药足量(400～600mg的氯丙嗪等效剂量)治疗4～6周后，未获临床改善的患者。形成TRS的结果通常起因有4个方面：患者因素、疾病本身的因素(合并躯体情况、共患其他疾病、拒医拒药)、社会环境因素和医生因素(过快过频换药、不合理多种药物合用等)。对这群患者的治疗一直是临床中的巨大挑战，治疗策略包括：重新审定诊断，重新制订治疗方案。药物治疗可以更换更合适的药物，足量足疗程治疗，可换为氯氮平治疗、氯氮平联合其他药物治疗，或其他第二代抗精神病药物治疗、电抽搐治疗等。(赵靖平，施慎逊. 中国精神分裂症防治指南[M]. 2版. 北京：中华医学电子音像出版社，2015.)

病例 35

【病例摘要】

患者，男，35 岁。因敏感多疑、不安全感、情绪不稳 3 年，家属带其住院。

患者于 3 年前感到所有人都能知道自己过去的经历、知道自己将要当官了，而且都在纷纷议论此事，因此而紧张、恐惧、阵阵头痛。2 年前患者的父亲经常会接到他的来电，发现性格改变，情绪不稳，经常谩骂、抱怨亲戚、朋友、同事，说他们在干扰他，甚至说有人要陷害他、要杀了他。有一次，他在电话里说："爸，你救救我吧，我 3 天都没吃饭了，偷了人家的红薯吃，赶快给我寄点钱吧。"被接回家后，家人发现言行异常，趴在地上也不做解释；站在大街上谩骂父亲"你就不是我老爹"。疑心亲人利用自己，认为自己可以通过他人的只言片语推测到自己的将来，说"我要当大官了，50 岁当处长，53 岁当民航局副书记，59 岁当某局书记；二伯都说了'这双鞋看样子要穿给你'，他的意思就是指'你要接我的班了'；扬言你们所有人都骗我，因为我太难服人，你们先哄着我、骗着我，到了一定的时候你们再来收拾我；父母、兄弟、亲戚用同一套路陷害我，同事们对我也不怀好意"，变得情绪不稳、易激惹，无故发脾气，言语行为冲动，谩骂，毁物。家人带其就诊于某精神专科医院，按精神分裂症给予富马酸喹硫平片治疗，症状改善不明显，分别做过 2 次保安工作，持续时间仅 7～9 个月，后均被单位辞退。在家的日子里，作息时间不规律，晚上不睡觉，白天睡到下午 14：00—15：00，生活被动、懒散，不做家务，对家人也不关心。言行异常，他听到有人对自己说"你回来了，你的甜甜呢?"就推断说"我的爱人叫甜甜，某年某月我们能结婚"，为此他一直在等待叫赵甜的姑娘出现。他一直都认为所有人都陷害自己，说"我家里的人都知道我上班的地址以及同事的姓名，他们都合伙陷害我、整我、不让我好过；他们想把我整死，整到地沟里干活，当廉价劳动力；就连街上不认识的陌生人也都对我吐痰、咳嗽，我知道他们都在针对我"。为进一步诊治收住院治疗。

既往史 1 岁时从自行车座摔下，有 3cm 头皮外伤。否认肝炎、结核病及其他传染病病史，否认高血压、糖尿病病史，否认手术史，否认输血史，否认食物、药物过敏史，预防接种史随社会。

个人史 患者系胞 2 行 1。久居某地，无疫区、疫水接触史。母孕期正常，足月顺产，幼年生长发育同同龄儿童，适龄入学，学习成绩一般。技校毕业后在外居住。父亲介绍说他与家人相处不佳。未婚未育。17 岁吸烟，目前 20 支/日。无饮酒史，无精神活性物质及非成瘾性物质接触史。

家族史 父母及弟弟健在。否认家族性精神疾病及神经疾病遗传病史。

躯体及神经系统查体 未见异常。

精神检查 ①一般状况：意识清楚，接触尚可，语声高亢，语速急促，衣冠整洁，年貌相称，表情焦虑，讲述病情时情绪急躁，易激惹，对答基本切题，注意力集中，定向力良好。②认知活动：思维散漫，思维逻辑障碍(听到有人对自己说你回来了，你的甜甜呢? 就能推断出我的爱人叫什么名字，什么时候能结婚)。存在牵连观念(路人吐痰是针对自己)、被害妄想(父母、兄弟、亲戚用同一套路陷害我，同事对我也不怀好意，所有人都要整死我）、夸大妄想（认为自己可以通过他人只言片语推测到自己的将来，认为自己要当大官，50岁当处长，53岁当民航局副书记，59岁当某局书记）、被洞悉感（自己的经历他人都能知道）。③情感活动：情感反应不协调，情绪不稳定，易激惹，亲情感下降。④意志行为：无法坚持工作，言行冲动，谩骂父母、兄弟，毁物，行为孤僻、懒散，作息时间不规律。入院后未见冲动消极行为。⑤自知力：不存在。

辅助检查 入院后完善血生化检查、甲状腺功能、胸片、心电图、脑电图、头颅CT等，结果均正常。甘油三酯：2.79mmol/L。腹部B超：肝脏大小正常，肝右叶钙化灶，脂肪肝（重度）。

初步诊断 精神分裂症。

诊断依据 ①症状标准：患者存在思维散漫，牵连观念、被害妄想、夸大妄想、被洞悉感，情感反应不协调，亲情感下降，意志行为减退等。②病程标准：符合症状标准和严重程度标准已持续3年余。③严重程度标准：自知力不存在，社会功能受损，不能正常工作。④排除标准：排除精神活性物质及非成瘾性物质所致精神障碍。

鉴别诊断 ①双相情感障碍。支持点：患者存在亢奋、言语夸大，认为自己能力强，能当大官，情绪易激惹。不支持点：缺乏其他躁狂症状，情感反应不适切，缺乏感染力，不符合诊断标准。故不支持该诊断。②人格障碍。支持点：15岁起与家人相处不佳，情绪不稳，易激惹。不支持点：与他人相处尚可，未见其他品行方面的问题。故暂不考虑该诊断。

【会诊记录】

病例特点 ①青年男性患者。②慢性持续性病程。③主要表现：言语凌乱，行为紊乱，情绪不稳。④精神检查：意识清楚，接触困难，语声高亢，语速急促，注意力不集中。思维散漫，言语内容凌乱。思维内容障碍，存在明显的被害妄想（所有人都要整死我）、牵连观念（路人吐痰是针对我）、夸大妄想（我自己能力强，能当大官）、被洞悉体验（我过去的经历他人都知道）。情感反应不协调，情绪激动，易激惹，意志行为减退，不能正常工作，行为冲动。自知力不存在。综上，根据ICD-10诊断标准，符合：精神分裂症。

治疗计划 给予富马酸喹硫平片（300mg/d）联合氟哌啶醇片（10mg/d）治疗，密切观察药物不良反应。告知家属，加强看护、防意外，交代监督服药加强依从性。

【诊断】

精神分裂症。

心得体会

该病例患者以阳性症状为主，诊断明确。值得注意的是，该病例患者入院时间为2015年，在当时住院诊疗过程中，给予了典型抗精神病药联合非典型抗精神病药物治疗。在《中国精神分裂症防治指南（第二版）》治疗原则中提到，应首选非典型抗精神病药物，单一用药为原则，已达治疗剂量仍无效者，应换用另一种化学结构的非典型抗精神病药物或典型抗精神病药物。

述评

一旦确诊为精神分裂症，则应尽早开始抗精神病药治疗。因为，即便已经发病，缩短发病与开始治疗的间期(未治期)也会使患者预后更好[1]，而且早期干预能够挽救年轻生命，使他们从“disease - modifying”策略中获益[2]。临床常用的抗精神病药见表1.2，它们的有效性差异不大，但药物不良反应各异。药物选择通常根据患者既往对药物的应答、不良反应、给药途径等决定。因此，明确哪些患者会从药物治疗中获益十分重要。精神分裂症患者通常在接受抗精神病药治疗的最初2周内便会显示出是否有效，而最初2～4周的疗效则对长期疗效具有显著的预测作用[3,4]。心身科患者平均住院日2～3周(17.2～20.3天)[5]，因此这一时间具有重要的临床意义。那么，治疗选择就成为摆在精神科医师面前的一个重要问题，这就需要能够预测抗精神病药早期治疗应答的、用于指导临床决策的有效工具。

表1.2 常用抗精神病药[6]

药物	常用每日剂量/mg	剂型	常见不良作用	备注
氟哌啶醇	2～20	口服，肌内注射，长效注射剂	锥体外系不良反应，催乳素水平升高	
奋乃静	12～24	口服	锥体外系不良反应，催乳素水平升高	
氯氮平	150～600	口服	镇静，代谢反应，低血压	监测粒细胞缺乏，有癫痫发作风险
利培酮	2～6	口服，肌内注射，长效注射剂	锥体外系不良反应，催乳素水平升高	
奥氮平	10～20	口服，肌内注射，长效注射剂	代谢反应	长效注射剂的限制
喹硫平	150～800	口服，口服缓释片	镇静，代谢反应	
齐拉西酮	40～160	口服，肌内注射	静坐不能	与食物同服可提高生物利用度
阿立哌唑	10～15	口服，肌内注射，长效注射剂	静坐不能	
帕利哌酮	6～12	口服，口服缓释片，长效注射剂	锥体外系不良反应，催乳素水平升高	
伊潘立酮	12～24	口服	低血压	
阿塞那平	10～20	舌下含服片	静坐不能，催乳素水平升高	
鲁拉西酮	40～80	口服	静坐不能	与食物同服可提高生物利用度
卡利拉嗪	1.5～6	口服	静坐不能	
依匹哌唑	2～4	口服	静坐不能	

《难治性精神分裂症的识别及管理临床指南》对 TRS 的共识定义为[7]：2 种不同抗精神病药足量足疗程(≥6 周)治疗失败，且通过客观手段排除治疗依从性不佳所致可能。这一定义与近期精神病治疗有效及抵抗(treatment response and resistance in psychosis，TRRIP)工作组发表的指南一致。使用抗精神病药前后，应客观评估症状，并采用客观工具(如血尿药水平、药片计数、监督下服药、长效针剂)评估用药依从性，以确定 TRS 的存在。TRS 是改良电抽搐治疗(electroconvulsive therapy，ECT)的主要适应证[8,9]。

【参考文献】

[1] CORRELL C U，GALLING B，PAWAR A，et al. Comparison of Early Intervention Services vs Treatment as Usual for Early - Phase Psychosis：A Systematic Review，Meta - analysis，and Meta - regression[J]. JAMA Psychiatry，2018，75(6)：555 - 565.

[2] ALBERT N，MADSEN T，NORDENTOFT M. Early Intervention Service for Young People With Psychosis：Saving Young Lives[J]. JAMA Psychiatry，2018，75(5)：427 - 428.

[3] TANDON R. Antipsychotics in the treatment of schizophrenia：an overview[J]. The Journal of Clinical Psychiatry，2011，72(Suppl)：4 - 8.

[4] SAMARA M T，LEUCHT C，LEEFLANG M M，et al. Early Improvement As a Predictor of Later Response to Antipsychotics in Schizophrenia：A Diagnostic Test Review[J]. The American Journal of Psychiatry，2015，172(7)：617 - 629.

[5] CUI L B，CAI M，WANG X R，et al. Prediction of early response to overall treatment for schizophrenia：A functional magnetic resonance imaging study[J]. Brain and Behavior，2019，9(2)：e01211.

[6] MARDER S R，CANNON T D. Schizophrenia[J]. The New England Journal of Medicine，2019，381(18)：1753 - 1761.

[7] KANE J M，AGID O，BALDWIN M L，et al. Clinical Guidance on the Identification and Management of Treatment - Resistant Schizophrenia[J]. The Journal of Clinical Psychiatry，2019，80(2)：18com12123.

[8] 中国医师协会神经调控专业委员会电休克与神经刺激学组，中国医师协会睡眠专业委员会精神心理学组，中国医师协会麻醉学医师分会．改良电休克治疗专家共识(2019 版)[J]. 转化医学杂志，2019，8(3)：129 - 134.

[9] 赵靖平，施慎逊．中国精神分裂症防治指南[M]. 2 版．北京：中华医学电子音像出版社，2015：124 - 126.

1.7 共病其他精神障碍

“精神分裂症不是多重人格，也不是‘人格分裂’。”([美] TORREY E F. 常与精神分裂症混淆的概念[M]//陈建，等，译．精神分裂症：你和你家人需要知道的．重庆：重庆大学出版社，2018.)

病例 36

【病例摘要】

患者，女，30 岁。因情绪不稳、懒散 10 余年，加重 3 年入院。

患者初中时不做作业，发呆，逃课，情绪不稳。老师反映患者打架斗殴，生活懒散。高中时老师多次建议转学，复读 1 年考入大学，大学也不好好上学。毕业后工作，头 3 年表现家人觉得尚可，勉强接受，但患者断续工作，工作纪律差，上班凭心情。近 3 年患者表现明显情绪不稳，烦躁、易怒，孤僻不与人交流，懒散，不刷牙、不洗脸，吃饭在床上，有时蓬头垢面去上班。患者近期敏感多疑，认为同事议论她、背后整她，经常抱怨，反复诉说要不是之前如何如何她就不会现在这样。近 2 周父亲陪伴，患者认为父亲给她录像，有时有发呆、自语、自笑症状，患者孤僻、独处，躲在房间，作息不规律，常用手机聊天。1 周前因与男朋友发生争吵，患者跑到对方单位宿舍叫开锁人员打开对方宿舍房门将其房间物品砸烂。为进一步诊治收住院治疗。发病以来食欲一般，精神、休息欠佳，体力尚可，体重无明显变化，大、小便正常。

既往史 既往体健。否认结核病及其他传染病病史，否认高血压、糖尿病病史，否认手术、外伤史，否认输血史，否认食物、药物过敏史，预防接种史随社会。

个人史 独生女。无疫区、疫水接触史。母孕期正常，足月顺产，幼年生长发育同其他正常儿童，适龄入学，成绩尚可，本科学历。既往性格外向，近 3 年明显孤僻、懒散。未婚未孕。无吸烟、饮酒史，无精神活性物质及非成瘾性物质接触史。月经史无异常。

家族史 父母健在。否认家族性精神疾病及神经疾病遗传病史。

躯体及神经系统查体 未见异常。

精神检查 ①一般状况：意识清楚，定向力完整，年貌相当，仪表不整洁，头发脏乱，不时咬指甲，接触差，抵触、敌对，检查不合作。日常生活需家人协助料理，二便正常。②认知活动：沟通不良，精神检查不配合，蔑视医生，不让父亲诉说其病情表现，存在发呆、自语、自笑、敏感多疑症状。患者否认其他幻觉、妄想等精神病性症状。③情感活动：情感反应不协调，诉说自己情绪低落但缺乏体验，否认情感高涨症状，亲情感减退，对家人敌对，情绪不稳定，烦躁、激惹、发脾气。④意志行为：意志要求缺乏，孤僻，懒散，纪律性差，行为冲动。⑤自知力：不存在，无求治愿望。

辅助检查 入院后完善血生化检查、胸片、心电图、脑电图、头颅 CT 等，结果均正常。

初步诊断 精神分裂症；人格障碍。

诊断依据 ①症状标准：初中起逃课、不做作业、打架斗殴、情绪不稳。目前情绪不稳、孤僻、懒散、发呆、自语、自笑、敏感多疑、亲情感减退、意志要求缺乏。②病程标准：病史 10 余年。③严重程度标准：社会功能受损，不能正常生活、工作。④排除标准：排除精神活性物质及非成瘾性物质所致精神障碍。

鉴别诊断 ①双相情感障碍。支持点：患者诉说自己一直心情差，并有情绪不稳，烦躁、易怒、自觉头脑反应快等症状。不支持点：患者缺乏抑郁体验，情感反应不协调，否认情感高涨、意志活动增加等症状。故不考虑该诊断。②抑郁症。支持点：患者有心情差、话少、不愿与人交往、交流症状。不支持点：患者情感反应不协调，孤僻，懒散，缺乏抑郁体验。故暂不考虑该诊断。

治疗计划 精神病护理；防自杀、防外逃、防伤人、防毁物；普食；向患者及家属详细交代病情及治疗计划，并签署知情同意书；暂给予奥氮平、丙戊酸钠缓释片联合电针、经颅磁刺激等物理治疗。

【会诊记录】

病例特点 ①青年女性患者。②无明显诱因起病，病史10余年。③父亲提供：患者主要表现孤僻、懒散，不洗澡、不刷牙，生活自理能力差，有时烦躁、来回走动，早上不起床，几乎没有工作效率可言。④主要症状表现：孤僻、懒散、情感淡漠。⑤精神检查：意识清楚，检查基本合作，问答切题。称自己工作差、恋爱差，对象没有满足自己要求，不让其写论文，牵制她，自己要终止关系但中间人阻拦。其他人也与自己过不去，人数不少，给自己穿小鞋，影响其情绪。在单位里也一样，很多人对其靠关系进来和被领导照顾感到不满，联合起来针对她。自己家庭的微信群里大家也联合起来针对她、讨厌她。称近期时常感到外公在旁边并与其对话。教授分析指出：患者既往有逃课、不做作业、打架等问题，但更突出的是近3年的情况，意志要求缺乏，生活懒散，个人卫生差，几乎上午不去上班，工作纪律差，上班随性，社会功能差。精神检查可见幻觉(称近期时常感到外公在旁边并与自己对话)。思维联想散漫，思维逻辑障碍，思维内容存在关系妄想(其他人也与自己过不去，人数不少，给自己穿小鞋，在单位里也一样，很多人对自己靠关系进来和被领导照顾感到不满，联合起来针对自己。家庭的微信群里也联合起来针对她、讨厌她)。孤僻，情绪不稳，情感反应不协调，无自知力。综上，根据ICD-10诊断标准，符合：精神分裂症；人格障碍。

治疗计划 同意目前治疗方案，加强抗精神病药物奥氮平治疗，观察病情变化及药物不良反应。

治疗效果 药物调整后治疗22天并联合5次MECT后，患者病情好转，症状改善，情绪平稳，未见药物不良反应。交代出院注意事项，建议出院后转至心身科门诊继续急性期、巩固期、维持期治疗。

【诊断】

精神分裂症；人格障碍。

心得体会

人格障碍可能是精神疾病的易感因素之一。在临床上可见某种类型的人格障碍与某种精神疾病较为密切，如精神分裂症患者很多在病前就有分裂样人格障碍的表现。在伴有重性精神障碍时，可用药物进行治疗，控制精神病性症状及愤怒、敌对等情绪不稳定，也可用心理治疗帮助患者建立良好的行为模式和习惯。

述评

精神疾病的共病现象广泛存在(图 1.6)。2019 年 *JAMA Psychiatry* 发表了一篇 5 万余人大样本的 30 多年队列随访研究，囊括了大部分的精神障碍诊断，揭示了精神障碍之间普遍存在的先后共病关系。研究表明，所有精神障碍都与之后罹患其他所有精神障碍的风险增加相关，并且这种风险会随着时间的推移而持续存在。

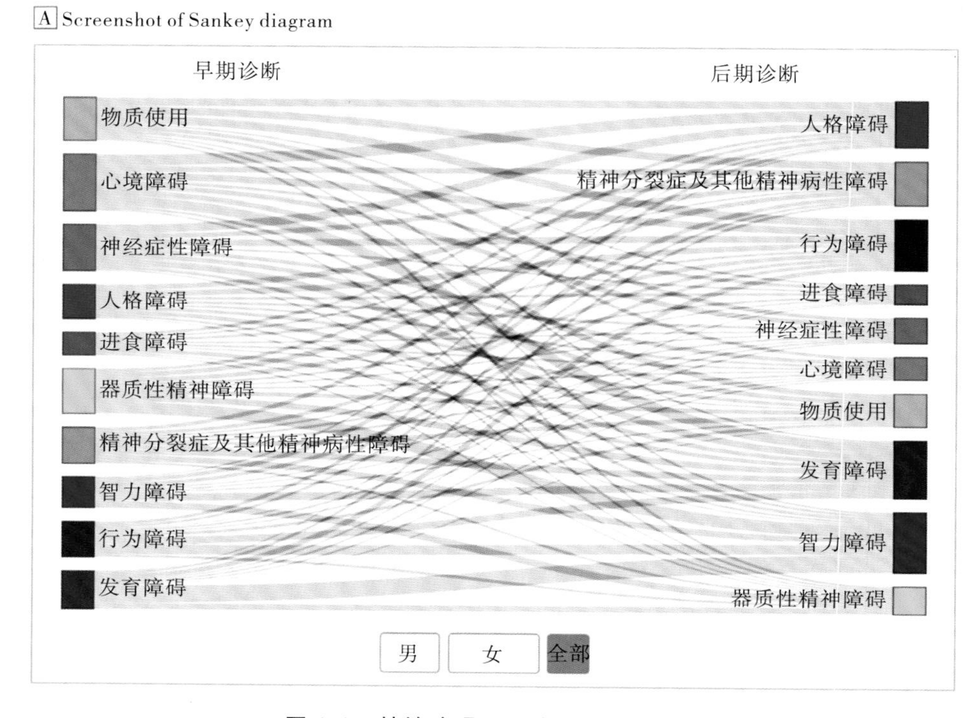

图 1.6 精神障碍之间的先后共病关联

【参考文献】

PLANA - RIPOLL O, PEDERSEN C B, HOLTZ Y, et al. Exploring Comorbidity Within Mental Disorders Among a Danish National Population[J]. JAMA Psychiatry, 2019, 76(3): 259 - 270.

1.8 精神分裂症样障碍

“DSM - 5 中的精神分裂症样障碍：精神分裂症样障碍与精神分裂症的区别在于病程，其余诊断标准与精神分裂症相同。精神分裂症要求总病程 6 个月以上；精神分裂症样障碍病程的要求是发作持续至少 1 个月，但少于 6 个月。ICD - 11 中没有该诊断。”(肖茜，张道龙．ICD - 11 与 DSM - 5 关于精神分裂症诊断标准的异同[J]．四川精神卫生，2019，32(4)：357 - 360.)

病例 37

【病例摘要】

患者，男，16 岁。高中二年级学生。因凭空闻语 5 个月入院。

患者在 5 个月前起能听到周围同学用方言纷纷议论自己，都是在说他的各种不好，甚至骂他"傻"；全校同学、邻居及路上的陌生人都在关注自己，感到自己被监控，一言一行都被周围人知晓，自己无论想到什么他人都能猜到。患者觉得自己简直就变成了一个透明人。住院前 1 个月，上述症状加重，患者反复告诉家人有人在监视他，行为不受自己控制，为此感到紧张、恐惧，情绪不稳，烦躁不安，茶不思饭不想，像这样活着实在没有啥意思，赌气不如死了好，而且有服药自杀想法。家人带患者于当地医院就诊，诊断不详，给予药物治疗，具体不详。服药半个月，症状无明显改善。

既往史 既往体健。否认高血压、糖尿病病史，否认手术、外伤史，否认输血史，否认食物、药物过敏史，预防接种史随社会。

个人史 患者系胞 3 行 3。无疫区、疫水接触史。出生时具体情况不详，幼年生长发育同同龄儿童。适龄入学，成绩良好，现读高中一年级，本学期请假在家。患者父母反映，他病前性格内向，脾气暴躁。无吸烟、饮酒史，无精神活性物质及非成瘾性物质接触史。

家族史 父母及姐姐健在。否认家族性精神疾病及神经疾病遗传病史。

躯体及神经系统查体 未见异常。

精神检查 ①一般状况：意识清楚，接触一般，语声、语速正常，表情忧虑，讲述病情时情绪稳定，对答基本切题，注意力不集中，定向力良好。②认知活动：理解、领悟力粗测正常，存在评论性幻听，听到很多人辱骂自己，用方言议论自己。思维逻辑、内容障碍，存在关系妄想、被害妄想、被洞悉感、被控制感。③情感活动：情感反应不协调，在妄想影响下，烦躁不安，经常对家人发脾气。情绪低落，感到活着没有意思，曾有服药自杀想法，未实施。④意志行为：意志减退，不愿上学，在家中休息，妄想支配下，行为异常，有时发脾气、摔东西，坐立不安。⑤自知力：缺损，在家人的安排下被动接受治疗。

初步诊断 精神分裂症。

诊断依据 ①症状标准：主要表现为幻听、被害妄想、关系妄想、被监视、被洞悉感。②病程标准：持续病程 5 个月。③严重程度标准：自知力缺损，社会功能严重受损。④排除标准：排除精神活性物质及非成瘾性物质所致精神障碍。

鉴别诊断 ①脑器质性精神障碍。患者病前无发热、感染等病史，神经系统查体未见明显异常，头颅 CT 和脑电图等检查均未见明显异常。故暂不考虑该诊断。②抑郁症。患者存在情绪低落、悲观厌世想法，但考虑继发于幻觉、妄想的基础上，情感反应不协调。故暂不考虑该诊断。

【会诊记录】

病例特点 ①青年男性患者。②慢性持续性病程。③父亲补充病史：元旦过后表现无精打采，上课睡觉，期末考试从考场跑出来，春节期间称有人跟踪监视自己，近1个月症状加重。④主要表现：凭空闻语，敏感多疑，不安全感，情绪不稳，成绩下降。⑤一般查体：生命体征正常；心、肺、腹查体及神经系统查体无明显异常。⑥精神检查：意识清楚，定向力完整，表情忧虑，接触被动，低头，无目光交流，低声缓慢，存在评论性、命令性幻听、读心症（近2个月凭空听见校内外老师、同学及邻居都在议论自己，听到很多人辱骂自己，用方言议论自己；感到自己活得没有意义、价值，因为自己没有秘密，想法都被说出来了）。思维形式障碍，存在思维中断、思维插入。注意力不集中。思维内容障碍，存在关系妄想、被监视感、被害妄想、被洞悉感（全校同学、邻居及路上的人都在关注自己，感到自己被监控，一言一行都被周围人知晓，自己想什么他人都能猜到。反复告诉家人有人在监视自己，行为不受自己控制，感到活着没有意思，不如死了好，有服药自杀想法）。情感反应不协调，在幻觉、妄想影响下有抑郁体验，出现情绪低落，烦躁不安，有消极想法。意志行为减退，不愿上学，成绩下降，期末考试从考场跑出，在家中休息有时发脾气、摔东西，坐立不安。自知力不存在。⑦排除器质性精神障碍、精神活性物质所致精神障碍及非成瘾性物质所致精神障碍。患者存在情绪低落、行为活动减少、自责、逃避，甚至自我伤害，想结束生命的企图等抑郁体验，但是均归因于受他人影响，即在幻觉及思维形式、内容障碍基础之上出现。患者精神病性症状明确，并泛化，社会功能明显减退，目前确切病史2个月，小于6个月。根据DSM-5诊断标准，符合：精神分裂症样障碍。

鉴别诊断 ①抑郁症。患者情绪低落是在评论性幻听、被洞悉感基础上的，为继发性的。故暂不考虑该诊断。②双相情感障碍。追问病史，既往患者无情绪高涨。故暂不考虑该诊断。③急性而短暂的精神病性障碍。为一过性精神障碍，病史小于1个月，该患者确切病史2个月。故暂不考虑该诊断。

治疗计划 建议给予利培酮口服液治疗。

治疗效果 利培酮口服液（5mL/d）治疗13天后，患者症状改善，幻觉妄想等精神病性症状缓解，情绪较前平稳，未见药物不良反应。交代出院注意事项，建议出院后转至心身科门诊继续急性期、巩固期、维持期治疗，不适随诊，防意外。

【诊断】

精神分裂症样障碍。

心得体会

该病例患者存在发病年龄早的风险因素。病程不足6个月，需要与器质性精神病、急性短暂性精神障碍、精神分裂症进行鉴别。病史中，患者精神病性阳性症状丰富：存在评论性、命令性幻听、读心症、思维中断、思维插入、关系妄想、被监视感、被害妄想、被洞悉感等精神病性阳性症状，是症状学学习的较好素材。另外，需要学习与抑郁症的鉴别。患者存在疲乏无力、行为活动减少、自责、逃避、情绪低落，悲观消极，自杀企图等抑郁体验，但是均在幻觉、妄想基础之上出现。精神病性症状明确，并泛化，社会功能明显减退，不符合抑郁症诊断。

病例 38

【病例摘要】

患者，男，15 岁。因言行异常 3 个月住院。

患者于 3 个月前无明显诱因出现心慌、心烦等情绪不稳，行为异常，表现为上课注意力不集中，不完成作业，考试不答试卷，无故发呆。言语紊乱，称“周围同学眼睛全部都是黑色的”。敏感多疑，感觉周围人都在议论自己、关注自己、盯着自己看；感到紧张、害怕，拒绝出门，回避与人交流。老师发现异常后联系家人，2 个月前被家人带至某医院就诊，行头颅 MRI、脑电图均未见明显异常。症状逐渐加重，家人还发现患者性格改变，孤僻少语，经常独自一人待在房间，无故自笑，问其发笑原因，他矢口否认；行为反常，生活被动、懒散，个人卫生及吃饭均需家人督促；作息不规律，夜间睡眠差，入睡困难，晚睡迟起，白天懒床。为求进一步诊治，家属带他来本院住院诊治。患者此次发病以来精神欠佳，食纳差，夜间睡眠差，大、小便正常。

既往史 2 年前某医院行“阑尾切除”手术，具体不详。否认肝炎、结核病及其他传染病病史，否认高血压、糖尿病病史，否认外伤史，否认输血史，否认食物、药物过敏史，预防接种史不详。

个人史 患者系胞 2 行 1，足月产，母孕期体健。久居某地，无疫区、疫水接触史，自幼生长发育未见异常，适龄入学，小学及初中学习成绩尚可，现就读初中三年级。发病前性格偏内向。无吸烟、饮酒史。

家族史 父母及弟弟健在。否认家族性精神及神经系统疾病遗传病史。

躯体及神经系统查体 未见异常。

精神检查 ①一般状况：意识清楚，定向力完整，年貌相当，衣冠整洁，表情平淡，接触欠佳，由家属带至诊室，检查尚合作。②认知活动：未查及感知觉障碍。可获关系妄想(认为周围人都在议论自己，关注自己，盯着自己看)、内向性思维(发呆、自笑、自言自语)。注意力不集中。③情感活动：情感反应不协调，在妄想支配下出现紧张、恐惧，未见抑郁体验。④意志行为：意志减退，上课注意力不集中，不能完成作业，考试不答卷，不能坚持上学，不愿出门，孤僻少语，个人卫生及吃饭需家人督促，行为反常，在沙发上无故跳跃、拍手，有时自言自语，影响日常生活质量及社会功能。⑤自知力：不存在。

辅助检查 血生化检查、甲状腺功能、心电图、胸片、腹部 B 超、脑电图、头颅 CT 等，结果均正常。

初步诊断 精神分裂症样障碍。

诊断依据 ①症状标准：可查思维逻辑、内容障碍，存在关系妄想、内向性思维及行为异常。②严重程度标准：自知力缺损，社会功能严重受损。③病程标准：持续性病史 3 个月。④排除标准：排除精神活性物质所致精神障碍及非成瘾性物质所致精神障碍。

鉴别诊断 ①脑器质性精神障碍。支持点：亚急性起病，发病时间短，出现明显的言行异常。不支持点：患者发病前无发热、感染及外伤史，神经系统查体无明显阳性体征，血生化，头颅 MRI、脑电图等辅助检查均未见明显异常。故可排除该诊断。②抑郁症。支持点：患者存在动力缺乏，精力下降，学习能力下降，失眠、食纳差等表现。不支持点：患者存在明确的思维联想、逻辑、内容障碍等精神病性阳性症状，情感反应与周围环境不协调，在妄想支配下出现紧张、恐惧，抑郁体验不深刻。故不考虑该诊断。

【会诊记录】

病例特点 ①青少年男性患者。②病史 3 个月，持续性病程。③主要表现：言行反常、孤僻、发呆、自言自语、自笑，学习能力下降。④精神检查：意识清楚，表情平淡，接触被动，检查尚合作，对病史部分否认。未查及幻觉及感知觉障碍。存在思维内容暴露不流畅，思维贫乏，内容简单，一问一答，甚至随意应答，思维联想结构松散。思维逻辑、内容障碍，可获关系妄想(通过观察他人表情、语气、行为认为周围人都在议论自己，关注自己，盯着自己看)、内向性思维(发呆、自笑、自言自语)。情感症状无明显的波动，情感反应与内心体验、周围环境不协调，在妄想支配下出现紧张、恐惧，不敢出门。对周围事物关心程度下降，对家人的关心缺乏相应的反应，亲情感下降，礼貌程度下降。意志减退，学习能力明显下降，成绩下降，不能坚持上学，不愿出门，孤僻少语，作息时间不规律，生活懒散，进食，个人卫生需要督促。行为反常，独自一人待在房间，无故自笑。自知力不存在。⑤实验室检查均未见明显异常。综上，根据 DSM－5 诊断标准，符合：精神分裂症样障碍。

鉴别诊断 适应障碍。有明确的精神病性症状；非新到的新生，与同学已相处 2 年。不符合该诊断标准。

治疗计划 抗精神病药物帕利哌酮缓释片(6～9mg/d)必要时联合 MECT 治疗。

治疗效果 药物调整至足剂量观察 1 周，未见明显药物不良反应，患者病情略有缓解，经上级医生查房，认为诊断明确，治疗方案确定，精神病性症状较前减轻，未见药物不良反应。交代出院注意事项，建议出院后转至心身科门诊继续急性期、巩固期、维持期治疗，动态观察病情变化。

【诊断】

精神分裂症样障碍。

心得体会

该病例患者起病年龄小，病前性格内向，亚急性起病，病程短，精神病性症状突出，情感症状不明显。

病例 39

【病例摘要】

患者，女，12 岁。因言行异常 3 个月入院。

患者自3个月前未穿校服被老师批评后，逐渐出现言行异常，主动言语减少，进食少，称同学孤立她、议论她，不愿上学，脑内有人在对自己输入信息，有时说自己好，有时说自己不好，有时会命令自己不要说话，如果说话就会把自己杀死等；觉得街上的人动作怪异，有些人一天可以见很多次，当自己停下来的时候他也停下，故作不看自己，认为这些人是在跟踪监视自己，为此感到害怕；凭空听到有人在说要杀自己，威胁拍照发到网上，但有时觉得这些都不是真的，心烦，严重的时候撞向茶几，被父母及时制止，情绪不稳，哭闹，偶有打骂父母，曾有一次在家无故撕纸、抠手指、挠墙。紧张，敏感，无故说"妈妈你为什么要生我，我活着没有意义""爸爸，你在外面非常辛苦，我还让你生气，我对不起你""我对不起这个家，是家里的祸根"等。2个月前于心身科住院治疗，诊断"儿童情绪障碍"，给予盐酸舍曲林片(每日早上100mg)、盐酸文拉法辛缓释胶囊(每日早上75mg)、阿立哌唑口腔崩解片(每日早上2.5mg、每晚5mg)等药物治疗，患者情绪较前平稳，余症状仍存在。为进一步诊治收住院治疗。发病以来食欲食量不佳，精神、休息稍差，大、小便正常。

既往史 出生后患"吸入性肺炎"，治愈。6岁时行"扁桃体切除术"。否认结核病及其他传染病病史，否认高血压、糖尿病病史，否认外伤史，否认输血史，否认食物过敏史，预防接种史随社会。

个人史 独生女。久居某地，无疫区、疫水接触史。母孕期体健，足月顺产，幼年体弱，反应及社交能力等稍落后于同龄人，自幼数学成绩差，小学4年级后多不及格。现为初中二年级学生，语文成绩可，数学、英语学习较困难。病前性格内向胆小。月经史：既往月经周期规则，月经规律，月经量中等，颜色正常，无血块、无痛经。

家族史 父母健在。否认家族性精神疾病及神经疾病遗传病史。

躯体及神经系统查体 未见异常。

精神检查 ①一般状况：意识清楚，接触尚可，语声低，语速正常，衣冠整洁，年貌相称，表情抑郁，讲述病情时稍显烦躁，对答切题，注意力集中，定向力良好。②认知活动：幻听，多为议论性幻听(凭空听到有人议论自己，让自己去死等)，牵连观念(觉得同学都在议论自己)，被跟踪、被监视感(路人在跟踪监视自己)。③情感活动：情感反应欠协调，情绪不稳，时常哭闹，心烦。④意志行为：意志减退，不愿出门，情绪不稳定，时常哭闹，有打骂父母行为，对周围事物不感兴趣，对未来生活缺乏信心，不愿与人交往，生活能够自理。入院后未见冲动消极行为。⑤自知力：不完整。

辅助检查 入院后完善血生化检查、心电图、腹部B超、脑电图、头颅CT等，结果均正常。

初步诊断 儿童情绪障碍。

诊断依据 ①症状标准：患者存在情绪不稳，紧张，哭闹，自责等症状及幻听、牵连观念，被跟踪、被监视感等精神病性症状。②病程标准：病史3个月。③严重程度标准：日常生活及社会功能受损明显。④排除标准：排除精神活性物质及非成瘾性物质所致精神障碍。

鉴别诊断 ①脑器质性精神障碍。患者此次就诊原因为近3个月出现言行异常，幻听、牵连观念，被跟踪、被监视感等精神病性症状，情绪不稳，紧张等症状，既往数学成绩差，反应及社交能力等稍落后于同龄人，行 IQ 检查提示 83。故暂不考虑该诊断。②精神分裂症。患者存在紧张、敏感、幻听、牵连观念，被跟踪、被监视感等精神病性症状。患者同时存在自责、被动话少、情绪不稳等情绪症状，但症状不系统，考虑继发于精神病性症状。故暂不考虑该诊断。

治疗计划 精神病护理；防自杀、防外逃、防伤人、防毁物；普食；向患者及家属详细交代病情及治疗计划，并签署知情同意书；暂给予盐酸舍曲林片、阿立哌唑片联合电针、经颅磁刺激等物理治疗。

【会诊记录】

病例特点 ①青少年儿童患者。②病史 3 个月，持续性病程。③主要表现：敏感多疑，凭空闻语，言行异常，情绪不稳。④精神检查：意识清楚，接触尚可，存在幻听，多以议论性幻听为主(如听到同学在议论自己，拿自己的事情打赌等，为此心烦，坐立不安，不知道怎么做事)。思维内容障碍，存在牵连观念(觉得路上的人咳嗽走路都是在暗示自己)，被跟踪、被监视感(觉得路人跟踪自己，为此紧张、害怕，不愿出门)，被洞悉感(觉得同学可能知道自己的想法)。情感反应不协调，情绪不稳，易激惹。意志行为减退，社会功能受损，不能去上学，意志要求减退，生活稍显疏懒，晨起需家人督促，自知力不存在。综上，根据 DSM－5 诊断标准，符合：精神分裂症样障碍。

鉴别诊断 儿童情绪障碍。患者往往存在情绪不稳，哭闹、自责等表现，但均在幻觉、妄想的症状支配之下，且目前否认抑郁体验。故暂不考虑该诊断。

治疗计划 可暂给予帕利哌酮缓释片治疗，如治疗效果不佳，可调整治疗方案为阿立哌唑片(15～20mg/d)、奋乃静(10mg/d)治疗，观察患者病情变化。

治疗效果 服药 8 天后，患者症状略改善，未见药物不良反应，家属要求出院继续门诊治疗，交代出院注意事项，建议出院后转至心身科门诊继续急性期、巩固期、维持期治疗。

【诊断】

精神分裂症样障碍。

心得体会

儿童青少年期起病的精神分裂症不少见，患病率在 0.5%左右。但 13 岁前起病的所谓超早发精神分裂症很罕见。患者的精神症状可以分为阳性症状、阴性症状和解体行为 3 组。鉴别诊断需要考虑伴有精神病性症状的心境障碍、广泛性发育障碍、严重人格障碍、创伤后应激障碍(post－traumatic stress disorder，PTSD)等。儿童和青少年期精神分裂症的防治，是临床工作中的难点。美国食品药品监督管理局(Food and Drug Administration，FDA)批准抗精神病药物的患者年龄范围主要是 13～17 岁，只有帕利哌酮的年龄下限延至 12 岁。(赵靖平，施慎逊．中国精神分裂症防治指南[M]．2 版．北京：中华医学电子音像出版社，2015.)

病例 40

【病例摘要】

患者，女，13 岁。因情绪低落、心烦 2 个月入院。

患者于 2 个月前无明显诱因出现健忘，觉得自己大脑一片空白，有时甚至分不清男女，情绪低落，高兴不起来，兴趣较少，食欲不佳，心急、心烦，坐立不安，变得要发疯一样，自卑，觉得自己什么都不好，不愿意与人交流，记忆力减退，注意力不集中，易走神，反应迟钝，有时会用刀指着自己，要自杀，失眠，易醒。家属发现患者发呆，少语，易激惹，莫名的紧张、害怕。2 周前患者自述独自在家时可以看到很多人，“小妹妹满身是血，有的时候死了，有的时候又活过来了；有个长鼻子的魔鬼，听到他们对我说话，他让我死；有一个黑天使和一个白天使，他们一个让我死一个不让我死”等，觉得那个魔鬼要害自己。2015 年 12 月 24 日就诊于心身科门诊，诊断为抑郁状态，给予盐酸舍曲林片（100mg/d）、丙戊酸钠缓释片（250mg/d）、阿立哌唑片(2.5mg/d)治疗，患者情绪较前稳定，服药后感觉精力充沛，什么事情都想做，语量较前稍增多，持续约几小时。为进一步诊治收住院治疗。发病以来精神休息稍差，大、小便正常。

既往史 2 年前诊断为哮喘，给予沙美特罗替卡松气雾剂治疗，现病情稳定。否认结核病及其他传染病病史，否认高血压、糖尿病病史，否认外伤、手术史，否认输血史，否认食物过敏史，预防接种史随社会。

个人史 患者系胞 2 行 1。久居某地，无疫区、疫水接触史。母孕期体健，幼年生长发育同同龄儿童。适龄入学，现为初中二年级学生，病前性格外向、开朗。月经史无特殊。

家族史 父母、弟弟健在；叔叔有精神发育迟滞病史。否认家族性神经疾病遗传病史。

躯体及神经系统查体 未见异常。

精神检查 ①一般状况：意识清楚，接触尚可，语声语速正常，衣冠整洁，年貌相称，表情自如，讲述病情时言语稍显幼稚，应答随意，对答切题，注意力集中，定向力良好。②认知活动：理解、领悟力粗测正常。存在视幻觉(独自在家时可以看到很多人，小妹妹满身是血，有的时候死了，有的时候又活过来了)、凭空闻语(有个长鼻子的魔鬼，听到他们对我说话，他让我死)、被害妄想(觉得那个魔鬼要害自己)，未引出感知综合障碍。③情感活动：情感反应协调，情绪低落，心烦，坐立不安，严重时要发疯了，拿刀对着自己。④意志行为：对周围事物不感兴趣，未来生活缺乏信心，不愿与人交往。生活能够自理。入院后未见冲动消极行为。⑤自知力：存在。

辅助检查 入院后完善血生化检查、胸片、心电图、腹部 B 超、脑电图、头颅 CT 等，结果均正常。

初步诊断 抑郁症。

诊断依据 ①症状标准：情绪低落，兴趣减少，失眠，自卑，反应力、记忆力下降，悲观消极。②病程标准：病史 2 个月。③严重程度标准：自知力缺损，社会功能部分受损。④排除标准：排除精神活性物质及非成瘾性物质所致精神障碍。

鉴别诊断 ①双相情感障碍。支持点：患者有情绪低落、悲观消极念头。不支持点：患者自述在服药后曾有情感障碍，兴奋，话多，但持续时间较短，且家属未发现异常。入院后需请上级医师查房，排除该诊断。②癔症。支持点：患者言语行为稍显幼稚，应答较为随意。不支持点：病史中未发现相关事件。入院后需请上级医师查房，排除该诊断。

治疗计划 精神病护理；防自杀、防外逃、防伤人、防毁物；普食；向患者及家属详细交代病情及治疗计划，并签署知情同意书；暂给予丙戊酸钠缓释片、舍曲林、阿立哌唑联合电针、经颅磁刺激等物理治疗。

【会诊记录】

病例特点 ①13岁青少年患者。②患者1个月前因行为反常而休学。姑父补充病史，发现患者发呆，莫名紧张、害怕。③目前病史时间较短仅2个月。④精神检查：意识清楚，接触一般，存在幻视(看到小姑娘和魔鬼，因此也很害怕)、幻听(听到有人对自己说让自己到屋外去)。思维内容障碍，存在被支配感(患者受幻听支配外出)、被洞悉感(觉得自己的想法不说魔鬼也会知道等)。在幻觉、妄想的支配下出现情绪不稳，紧张害怕，情绪低落，行为反常表现。综上，根据DMS－5诊断标准，符合：精神分裂症样障碍。

鉴别诊断 ①应激相关障碍。患者发病前1个月曾有被父亲说教情况，但与此次发病间隔时间较长，且患者幻觉、妄想表现与既往生活事件无明确关联。故暂不考虑该诊断。②分离转换障碍。患者无癔症性格基础，发病无意识清晰度下降，且患者的学习受到严重影响。故暂不考虑该诊断。

治疗计划 可给予阿立哌唑片(10～15mg/d)治疗，观察患者病情变化及药物不良反应。

治疗效果 服药6天后，患者症状改善，异常言行减轻，情绪较前平稳，未见药物不良反应。交代出院注意事项，建议出院后转至心身科门诊继续治疗，动态观察。

【诊断】

精神分裂症样障碍。

心得体会

该病例患者起病年龄13岁，精神症状以幻觉、妄想等阳性症状为主，并伴有情绪不稳定，在治疗过程中应注意监测药物疗效及不良反应，同时应注意监测生长发育情况及躯体情况。应嘱患者动态观察，定期复诊。

病例41

【病例摘要】

患者，女，9岁。小学三年级就读，成绩良好。因自语、自笑3个月，不与人交流

1个月就诊。

2016年3月老师发现患者在课堂上注意力不集中，经常自言自语，语声低，内容不清，随之告知家人。家人也发现患者经常自语，言语内容多不清晰，无法理解，有时称“我没有给你30万元”“我不跟你结婚”“狐狸精”等；还表现出发呆，注意力不集中，夜间将被子蒙在头上自言自语，双手不自主搓动；情绪不稳，有时无故哭泣、心烦，烦躁严重时踢打家人，有时无故发笑。家人带其于市儿童医院就诊，行头颅MRI等检查无明显异常，诊断“营养不良”，给予口服药物治疗(具体不详)1月余，并且在家中休息，无明显改善。2016年5月家人带其于某综合医院精神科就诊，脑电图提示“轻度异常”，IQ检查提示76，诊断“分裂样精神障碍”，给予利培酮(1mL/d)、盐酸苯海索(2mg/d)治疗，患者自语、自笑明显减少，出现不用言语与人交流，仅用手势示意，在家中可跟随母亲做少量家务。为进一步诊治收住院治疗。

既往史 既往体健。

个人史 母孕期体健，幼年生长发育同同龄儿童。患者系胞2行2。

家族史 父母及哥哥体健。否认家族性精神疾病及神经疾病遗传病史。

躯体及神经系统查体 未见异常。

精神检查 ①一般状况：意识清楚，接触被动，表情平淡，讲述病情时烦躁，问话不答，对简单问题可点头示意，提问多后便不再配合回答，指令性动作能完成。注意力不集中，定向力良好。②认知活动：未查出明确感知觉异常。家人提供的病史中存在内向性思维，发呆，自言自语，自笑，无故哭泣，言语内容异常，无法理解。③情感活动：情感反应不协调，经常无故哭泣或发笑。有时烦躁不安。④意志行为：意志减退，不能正常上学，在家中可跟随家人做简单家务，外出较少，几乎不与同龄人玩耍，看电视等均不能坚持。⑤自知力：不存在。

辅助检查 入院后完善血生化检查、胸片、心电图、脑电图、头颅CT等，结果均正常。

初步诊断 精神分裂症。

诊断依据 ①症状标准：主要表现为自语、自笑、无故哭泣及注意力不集中等。②病程标准：病史3个月。③严重程度标准：自知力缺损，社会功能部分受损。④排除标准：排除精神活性物质及非成瘾性物质所致精神障碍。

鉴别诊断 ①儿童情绪障碍。患者存在哭泣、烦躁等情绪障碍，但考虑与内向性思维相关，情感反应不协调。故暂不考虑该诊断。②精神发育迟滞伴发精神障碍。患者IQ检查示76，属边界智力，达不到精神发育迟滞标准。故暂不考虑该诊断。

【会诊记录】

病例特点 ①儿童，女性。②病史3个月。③主要表现：不交流，不与家人沟通，自言自语。④精神检查：接触被动，欠配合，表情平淡，存在思维形式异常，片段言语，思维内容凌乱，内向性思维(自言自语、独自发笑)。思维活动与情感反应不协调，缺乏亲情感，表情平淡。意志行为异常。自知力不存在。根据DMS-5诊断标准，符合：精神分裂症样障碍。

鉴别诊断 精神发育迟滞。自幼发育与同龄人无异，患者病前学习成绩良好，IQ检查正常。故不考虑该诊断。

治疗计划 换用阿立哌唑治疗，剂量10mg/d左右；加用盐酸舍曲林治疗，剂量不超过100mg/d。

治疗效果 患者服用阿立哌唑(10mg/d)15天，患者症状改善欠佳，自语稍减少，仍无主动言语，无故发脾气，哭闹，打家人。请示上级医生后改用奥氮平(5mg/d)治疗，服药6天后，症状稍改善，未见药物不良反应。交代出院注意事项，建议出院后转至心身科门诊继续急性期、巩固期、维持期治疗，不适随诊，防意外。

【诊断】

精神分裂症样障碍。

心得体会

该病例特点：发病年龄小，只有9岁。病史3个月。既往体健，智力正常。精神检查可见思维形式及内容障碍，情感反应不协调，情绪不稳，意志行为减退。病程标准达不到精神分裂症的诊断。

病例 42

【病例摘要】

患者，男，33岁。因情绪低落、被跟踪感3个月入院。

患者3个月前因生活压力出现情绪低落，高兴不起来，觉得做什么事情都没意思，不愿与人交流，一次醉酒睡于马路，睁开眼睛发现不远处有一男子掐一女子的脖子，自己大叫一声，跑过去后却未见人，回到家中后紧张、害怕，总感觉有人跟踪或通过摄像头看自己，甚至不敢上厕所，失眠，早醒，醒后难以入睡，窗外稍有响声就担心有人对自己不利，会开枪杀自己，自我评价减低，认为自己没有价值，“缺乏认同感”，有时觉得自己活不下去了，但无自杀行为，人多或声音嘈杂则烦躁不安，情绪不稳定，对家人发脾气，骂人。为进一步诊治收住院治疗。发病以来食欲食量尚可，精神不佳，大、小便正常。

既往史 15年前年曾因在进食时发现食物有铁丝，此后吃饭时总担心吃下脏东西影响自己的健康，反复洗手，明知不必要却不能控制，间断多家医院就诊，效果不佳。于11年前在本院诊断为强迫症，给予盐酸舍曲林片(150mg/d)治疗，病情好转后出院。曾因耳后纤维瘤行纤维瘤切除术，术后恢复良好。否认高血压、糖尿病病史，否认外伤史，否认输血史，否认食物、药物过敏史，预防接种史随社会。

个人史 患者系胞2行2，久居某地，无疫区、疫水接触史。母孕期不详，幼年生长发育同同龄儿童。适龄入学，高中肄业，建筑工人，病前性格内向。适龄结婚，育有1子。配偶及儿子体健。无吸烟、饮酒史，无精神活性物质及非成瘾性物质接触史。

家族史 父母及姐姐健在；表妹及舅爷有精神异常史，具体不详。否认家族性神经疾病遗传病史。

躯体及神经系统查体 未见异常。

精神检查 ①一般状况：意识清楚，接触尚可，语声正常，语速正常，衣冠整洁，年貌相称，表情抑郁，讲述病情时烦躁、坐立不安，对答切题，注意力集中，定向力良好。②认知活动：思潮语量适中，理解、领悟力粗测正常。存在被跟踪、被监视感(感觉有人跟踪或通过摄像头看自己)、被害妄想(觉得有人会开枪杀死自己)。未引出感知综合障碍。③情感活动：情感反应协调，情绪低落，悲观消极，心烦，坐立不安。④意志行为：对周围事物不感兴趣，对未来生活缺乏信心，不愿与人交往。生活能够自理。入院后未见冲动消极行为。⑤自知力：不完整。

辅助检查 入院后完善血生化检查、甲状腺功能、胸片、心电图、腹部B超、脑电图、头颅CT等，结果均正常。血脂：甘油三酯3.46mmol/L。

初步诊断 抑郁症伴精神病性症状。

诊断依据 ①症状标准：情绪低落，高兴不起来，兴趣减退，自我评价减低，悲观消极，失眠，伴有被跟踪被监视感、被害等不安全感。②病程标准：病史3个月。③严重程度标准：严重影响日常生活质量和社会功能。④排除标准：排除精神活性物质及非成瘾性物质所致精神障碍。

鉴别诊断 ①精神分裂症。支持点：患者有被跟踪、被监视感，被害妄想等精神病性症状。不支持点：患者目前抑郁体验深刻，精神病性症状继发于情绪低落基础之上。故暂不考虑该诊断。②酒依赖所致精神障碍。支持点：患者醉酒后出现精神病性症状。不支持点：患者无嗜酒史，因情绪低落等表现后导致嗜酒行为。故暂不考虑该诊断。

治疗计划 精神病护理；防自杀、防外逃、防伤人、防毁物；普食；向患者及家属详细交代病情及治疗计划，并签署知情同意书；暂给予草酸艾司西酞普兰片、奥氮平片联合电针、经颅磁刺激等物理治疗。

【会诊记录】

病例特点 ①青中年男性患者。②病史3个月，持续性病程。家族史阳性(表妹及舅爷有精神异常史)。家属介绍他敏感多疑，情绪不稳，具恐惧感。③主要表现：言行异常。④精神检查：意识清楚，接触尚可，可疑幻听(有人对我说饭能乱吃，话不能乱说，但无法核实真实性)；感知综合障碍(看到电视的字由大变小、一会儿变成红色、一会儿变成长条形等)；思维形式障碍，存在联想散漫、无逻辑性(人的名字是有二十多个笔画组成的，说明我有点神经质；我拿瓶脉动对着保安喝，说明我好死你们也不会好过)；思维内容障碍，可见牵连观念(被人看我都想神经质，门口地上的血都是针对自己等)，被害妄想(外边有“黑社会”会害自己；新闻报道军队去支援伊拉克会被他人栽赃，因为是我引起的；现在这么多人我才敢讲的，否则儿子和老婆会出事等)，病理性象征性思维(枪杀女孩事件代表自己原来的副队长会出事)，被跟踪、被监视感(去年12月以后觉得总有人跟踪监视我，让我出洋相)。情感无感染力、平淡，在以上精神病性症状支配下出现情绪异常，紧张、恐惧，脾气大，易激惹，坚信不疑。行为紊乱、怪异，无自知力。综上，根据DMS－5诊断标准，符合：精神分裂症样障碍。

鉴别诊断 ①双相情感障碍。患者诉曾有情绪低落，不愿与人交流，心烦等表现，但解释为当时有人对自己说话，告诉自己饭能乱吃，话不能乱说，所以不愿与人说话。人多的时候则心烦不安，但抑郁体验并不深刻，病程中存在一过性兴奋、话多，但体验并不深刻，且不具有感染力，总体情感反应以情感平淡为主。故暂不考虑该诊断。②酒依赖所致精神障碍。支持点：患者醉酒后出现精神病性症状。不支持点：患者无长期饮酒史，有一次急性醉酒史，导致酒后行为。故暂不考虑该诊断。

治疗计划 给予抗精神病性药物联合MECT。

治疗效果 奥氮平片(20mg/d)治疗，服药14天后，患者症状改善，言行异常较前减轻，精神病性阳性症状有改善，未见药物不良反应。交代出院注意事项，建议出院后转至心身科门诊继续急性期、巩固期、维持期治疗，不适随诊，防意外。

【诊断】

精神分裂症样障碍。

心得体会

该病例患者以阳性症状表现为主，情绪异常继发于幻觉、思维异常，因此在诊疗过程中应与情感障碍鉴别。

病例43

【病例摘要】

患者，男，25岁。已婚。因敏感多疑、情绪不稳、紧张恐惧4个月被家属带来入院。

患者跟医生说他最近4个月，脑子里总突然冒出一些不属于他的想法，内容杂乱无章，很是蹊跷，尤其是关乎自己的妻子、孩子的事情，患者认为妻子与自己结婚是一个大的阴谋，是在故意欺骗、迫害他；他在外遇到伤害事件后，也认为是由妻子安排他人去做的；患者怎么看10个月大的孩子都长得不像自己，疑心这个孩子不是自己亲生的，因此非常恼怒，内心感到痛苦，时有掐妻子手臂、打儿子的行为。家属反映患者性格改变，敏感多疑，脾气暴躁，对家人关心减少，态度敌对，喜欢独处，常常发呆，若有所思的样子，注意力不集中，呼叫几声都不应答，还整日反复说“离婚就好了，不离婚就宅在家里”；患者变得整日不出门，回避与人接触，几乎不与人交流，神色紧张、恐惧，说是担心自己闹离婚，妻子的娘家人会来找自己麻烦、收拾自己。另外，家属还发现患者个人卫生状况不如从前，生活变得疏懒、邋遢，洗脸、刷牙、洗澡、换衣等日常事务都不主动去完成，家人督促也无济于事，督促多了还显得不耐烦，发脾气，也无法坚持正常工作；食欲减少，睡眠差。此症状持续存在 1 个月左右后，家属就带患者在当地医院就诊，诊断不详，给予(茴拉西坦 3 粒，2 次/日)、喹硫平(每晚 2 片)治疗，服药后夜间睡眠有所好转，食欲也增加，体重增加约 5kg，其余效果不明显。住院前 3 周，家属又带其到心身科门诊，行脑电图提示大致正常，PANSS 提示阳性 22 分、阴性 22 分、一般 47 分，按精神异常，予以奥氮平(每晚 10mg)、盐酸苯海索(每晚 2mg)治疗，服药后 1 周，患者的睡眠进一步改善，食量明显增多，体重增加明显，紧张、不安等情绪略有缓解。

既往史 既往体健。否认肝炎、结核病及其他传染病病史，否认高血压、糖尿病病史，否认手术、外伤史，否认输血史，否认食物、药物过敏史，预防接种史随社会。

个人史 独生子。久居某地，无疫区、疫水接触史，自幼在父母身边长大，适龄上学，学习成绩较一般，初中毕业，在职业技校读书 2 年后辍学，之后做百货小生意 3 年。2013 年通过网络认识现在的妻子，3 个月后结婚，育有 1 子。父母反映患者病前性格内向、胆小、温顺。无吸烟、饮酒史，否认精神活性物质使用史。

家族史 父母健在；外祖父在 70 岁左右时曾出现精神异常，已故多年，具体不详。否认家族性神经疾病遗传病史。

躯体及神经系统查体 未见异常。

精神检查 ①一般状况：意识清楚，接触被动，语声、语速正常，主动言语减少，表情平淡，讲述病情时无坐立不安、烦躁，对答切题，注意力不集中，记忆力下降，定向力良好。②认知活动：理解、领悟力粗测正常。未见幻觉、错觉及感知综合障碍。思维联想散漫，思维逻辑、内容障碍，可见内向性思维(发呆)、插入性思维(脑子冒出一些不属于自己的想法)、关系妄想(在外遇到伤害认为是由妻子安排他人去做的)、被害妄想(认为妻子伙同他人迫害他)、非血统妄想(认为孩子不是亲生的，有打孩子行为)。③情感活动：情感反应不协调，情绪不稳，担心、紧张、恐惧，易激惹。④意志行为：意志减退，主动言语减少，主动性差，几乎不与人交往，整日在家里不愿出门，个人卫生不如从前，生活疏懒、邋遢，无法坚持上班，严重影响日常生活及工作。妄想支配下行为反常，冲动行为，有掐妻子手臂、打儿子的现象，入院后未见冲动、消极行为，被动接受治疗。⑤自知力：不存在，被家属带来就诊。

辅助检查 入院查血常规、尿常规、粪常规、肝肾功能、血脂、血糖、甲状腺功能、心电图，腹部 B 超、胸片，均未见明显异常。

初步诊断 精神分裂症样障碍。

诊断依据 ①症状标准：思维联想散漫，思维逻辑、内容障碍可见内向性思维、插入性思维、关系妄想、被害妄想、非血统妄想等。意志活动减退，在妄想支配下行为反常，冲动，有掐妻子手臂、打儿子的行为。情感反应不协调，情绪不稳。认知功能损害。②病程标准：持续性病程 4 月余。③严重程度标准：严重影响日常生活质量及社会功能，自知力不存在。④排除标准：排除精神活性物质、非成瘾性物质所致精神障碍。

鉴别诊断 ①脑器质性精神障碍。支持点：起病急，病史时间短，主要以插入性思维、内向性思维、被害妄想、嫉妒妄想等精神病性阳性症状为主要表现，伴有生活疏懒、被动，情绪不稳等表现。不支持点：病前否认发热、腹泻等感染病史，躯体及神经系统查体未见异常，未引出病理性体征，完善血生化检查、甲状腺功能、胸片、心电图、腹部B超、脑电图、头颅CT等，结果均正常。缺乏器质疾病的诊断依据。故暂不考虑该诊断。②抑郁症。支持点：喜独处，少语、几乎不与人交往、整日在家里、生活懒散等表现。不支持点：以思维形式、逻辑、内容障碍为主要症状，在妄想支配下出现不安全感、行为反常、冲动，情感反应不协调，情绪不稳，未见明确的抑郁体验。故暂不考虑该诊断。

【会诊记录】

病例特点 ①青年男性患者。②持续性病史3～4个月，既往体健。③主要临床表现：多疑，疑心妻子害自己，对自己不忠，伙同他人一起整自己。④精神检查：意识清楚，接触被动，表情平淡，认知功能损害(注意力不集中，记忆力减退，反应迟钝)，未引出幻觉。思维贫乏，思维内容可获内向性思维(发呆)，插入性思维(脑子冒出一些不属于自己的想法)，被害妄想、关系妄想及嫉妒妄想(疑心妻子外遇，1年前被他人敲诈也认为是妻子预谋的，害怕妻子的家人也会害自己)，非血统妄想(认为孩子不是亲生的，打孩子行为)。情感反应不协调，情绪不稳。意志活动减退(少语，几乎不与人交往，生活疏懒，个人卫生需督促，不能坚持上班)；行为反常(反复要求离婚，在家期间有过激行为，打骂妻子及10个月大的孩子)。自知力不存在。综上，根据DSM-5诊断标准，符合：精神分裂症样障碍。

鉴别诊断 抑郁症。支持点：少语、几乎不与人交往、整日在家里、生活懒散等表现。不支持点：以思维障碍为主要症状，在妄想(插入性思维、内向性思维、被害妄想、嫉妒妄想)支配下出现不安全感、行为反常、冲动，情感反应不协调，情绪不稳，易激惹，未见明确的抑郁体验。故暂不考虑该诊断。

治疗计划 考虑到服用奥氮平已经引起体重增加，建议换用非典型抗精神病药物帕利哌酮缓释片(6～9mg/d)治疗。

治疗效果 考虑到患者无自知力，治疗依从性差，指示也可给予棕榈酸帕利哌酮长效针剂治疗。查房当日知情同意后给予棕榈酸帕利哌酮针剂150mg肌内注射，1周后给予棕榈酸帕利哌酮针剂100mg肌内注射，联合帕利哌酮缓释片6mg/d口服，共观察半个月，未见明显药物不良反应，经上级医生查房，认为诊断明确，治疗方案确定，未见药物不良反应。交代出院注意事项，建议出院后转至心身科门诊继续治疗，动态观察病情变化。

【诊断】

精神分裂症样障碍。

心得体会

该病例患者以思维障碍为主要特征，存在插入性思维、内向性思维、被害妄想、嫉妒妄想、非血统妄想等多个精神病性阳性症状。通过实例学习，有更为直观、深刻的体会和理解，可加强、巩固精神症状学的理论知识。另外，值得注意的是，家族史阳性，病前性格基础也给诊断提供了思考。在初始选用抗精神病药物时，就应该考虑到依从性问题及药物的不良反应监测。

述评

精神分裂症样障碍属于特发性精神病，是一种以妄想、幻觉、思维瓦解、异常精神运动行为为主要症状的精神障碍，遗传、神经发育因素共同参与了其发病过程，其特点为精神症状持续时间多为1～6个月。目前主要的治疗方式为抗精神病药物、社会心理治疗，主要的并发症为物质使用、自杀行为等。

【参考文献】

LIEBERMAN J A，FIRST M B. Psychotic Disorders[J]. The New England Journal of Medicine，2018，379(3)：270－280.

1.9 其他精神病性障碍

“急性短暂性精神病性障碍的特点是急性发作性精神病性症状，没有前驱症状，在两周内达到最大严重程度。(Acute and transient psychotic disorder is characterised by acute onset of psychotic symptoms that emerge without a prodrome and reach their maximal severity within two weeks.)”(ICD－11 精神分裂症或其他原发性精神病性障碍)

“妄想性障碍的特点是在没有抑郁、躁狂或混合型情绪发作的情况下，出现一种妄想或一组相关的妄想，通常持续至少3个月，且往往更长时间。(Delusional disorder is characterised by the development of a delusion or set of related delusions，typically persisting for at least 3 months and often much longer，in the absence of a Depressive，Manic，or Mixed mood episode.)”(ICD－11 精神分裂症或其他原发性精神病性障碍)

病例 44

【病例摘要】

患者，女，30岁。大专文化，工人。因言行异常6天就诊。

6天前，患者与同事妻子产生误会，受到对方的威胁，被打至全身多处软组织皮外伤。随后，患者认为外面的人都在议论她，有人要陷害她，并为此紧张、害怕，不敢出门。同时出现言语紊乱，谈话没有主题中心；家人问话时她也表现出词不达意；出现自言自语、发呆、不与人交流、伤心落泪、行动迟缓、警觉性增高、夜眠差等症状。为进一步诊治收住院治疗。发病以来食欲差，精神、休息差。

既往史 既往体健。

个人史 患者系胞3行1。病前性格中性，人际关系一般。未婚未孕。无吸烟、饮酒史，无精神活性物质及非成瘾性物质接触史。

家族史 父亲已故多年，具体不详；母亲、弟弟、妹妹健在。否认家族性精神疾病及神经疾病遗传病史。

躯体及神经系统查体 未见异常。

精神检查 ①一般状况：患者拽着妹妹的衣角步入医生办公室，意识清楚，接触困难，表情紧张，问话不答，喃喃自语，注意力不集中，定向力完整。②认知活动：即刻记忆力、计算力检查不配合，能完成指令性动作。未见错觉、幻觉及感知综合障碍。精神检查配合差，无法深入进行，病史中可见思维散漫、被害妄想、内向性思维。③情感活动：情感反应不协调，情绪不稳，紧张，恐惧，害怕，警觉性增高。④意志行为：意志减退，对周围事物不感兴趣，回避见人，不出门，个人卫生需家人协助，目前生活自理困难。⑤自知力：不存在。

辅助检查 入院后完善血生化检查、甲状腺功能、心电图、胸片、腹部B超、脑电图、头颅CT等，结果均正常。

初步诊断 急性而短暂的精神病性障碍。

诊断依据 ①症状标准：被害妄想，言语紊乱，紧张，恐惧。②病程标准：急性起病，有精神诱因，病史6天。③严重程度标准：患者社会功能受损。④排除标准：排除精神活性物质及非成瘾性物质所致精神障碍。

鉴别诊断 ①脑器质性精神障碍。患者急性病程，但发病前无中枢神经系统疾病及感染史，外院头颅CT结果未见异常。故暂不考虑该诊断。②急性应激障碍。支持点：患者发病前有明显的精神心理因素。不支持点：除负性情绪体验外，患者目前精神检查不配合，目前对于急性应激障碍其余的侵入症状、分离症状、回避症状、唤起症状无法获及。入院后进一步排查。

【会诊记录】

病例特点 ①青年女性患者，急性起病，病史6天，病前有精神诱因。②既往史、个人史无特殊。③主要症状：言行异常。④精神检查：接触困难，注意力不集中，定向力完整，未见错觉、幻觉及感知综合障碍。语声低，语速缓慢，问及此次住院的原因时患者便大声哭泣，频繁换气，思维散漫(家人反映患者有明显的词不达意，说话没有主题中心)。思维内容障碍，存在被害妄想(患者认为有人要害她)、内向性思维(自言自语，发呆)。情绪波动性较大，反应过度。意志行为减退，对家人的关心程度减少，生活懒散，被动。教授分析：①患者此次发病存在应激事件，但患者因应激事件所受的创伤并未达到威胁生命、亲人离世、重大自然灾害、性侵犯等严重程度，不符合应激障碍中的重大创伤性事件的标准。此次应激事件从程度上来讲属于一般生活事件，与患者反应之间并非一致，目前精神症状并非完全围绕生活事件的内容，其他的临床症状与事件不符合，而且患者病程 1 周余。故不符合急性应激障碍及创伤后应激障碍的诊断标准。②病史中有明显的思维散漫、被害妄想、内向性思维等精神病性症状，且症状超出了应激事件的范畴，有泛化的表现，与生活事件关系不大，有做作、表演色彩，且社会功能减退明显。③患者 30 岁一直未婚，需进一步向母亲、同事了解患者既往个性特点，必要时行明尼苏达多项人格问卷(Minnesota Multiphasic Personality Inventory，MMPI)测试。综上诊断：急性而短暂的精神病性障碍；不排除人格问题。

治疗计划 建议使用盐酸帕罗西汀片(10mg/d)改善情绪，但不至于过度激活精神病性症状；利培酮口服液(1～2mL/d)缓解精神病性症状。同时联合心理治疗。

【诊断】

急性而短暂的精神病性障碍；不排除人格问题。

心得体会

该病例患者起病急，病程短，发病前存在生活事件，主要以言行异常为表现。精神检查可见思维障碍及情感反应不协调。通过对该病例的学习，应掌握急性短暂性精神障碍、急性应激障碍、创伤后应激障碍等相关诊断及鉴别诊断。

病例 45

【病例摘要】

患者，女，26 岁。因坚信被某异性爱恋 6 年就诊。

2010 年(大二时)患者通过大学社团活动认识一位异性朋友杨某，之后认为被杨某爱恋，称杨某为其男朋友，与自己一直短信交流，给自己写诗，对自己很关怀。患者称每次去找杨某，对方不会直接告诉自己地址，会给自己发照片，让自己按照线索去找；双方很少见面。患者认为杨某感觉目前自身条件一般，不能像之前那样让自己崇拜，所以对自己避而不见。患者诉杨某像冬瓜，虽然外表冷，但其实内心很可爱；通过杨某微博，发现男方没去某地工作，认为对方是为了自己才留下的。2011 年春节及 2012 年春节，家属提供患者诉要带男友回家，但均未果。2013 年患者毕业后在某地工作，自觉双方没有能力养育小孩，所以准备每次见面前自服避孕药物，但杨某却避而不见。患者自己解释为杨某是为自己考虑，为了避免发生性关系才不见自己。2015 年 9 月患者返家工作后，家属发现她变得懒散，不打扫房间，不爱出门，不与人交流，亲情感下降，情绪不稳定，经常因杨某问题与父母争吵，而且有 6 次不辞而别，只身去往某地，称去找杨某。家属通过翻查她的手机，发现患者一直给杨某发大量短信，但对方从未回复过，并拉黑了患者。后家属联系杨某，对方称自己根本就不认识她，跟她无任何关系，并且警告让患者不要再骚扰他。为进一步诊治收住院治疗。

既往史 既往体健。

个人史 本科学历，病前性格适中。未婚未孕。

家族史 父母及妹妹健在。否认家族性精神疾病及神经疾病遗传病史。

躯体及神经系统查体 未见异常。

精神检查 ①一般状况：意识清楚，接触良好，表情平淡，讲述病情时无烦躁、坐立不安，对答切题，注意力集中，定向力良好。②认知活动：思潮语量适中，理解、领悟力粗测正常。病史中存在钟情妄想(坚信杨某喜欢自己)。③情感活动：情感反应不协调，情感淡漠。④意志行为：意志减退，自己房间脏乱，不打扫，不爱出门，不愿与人交流，个人卫生尚可。⑤自知力：不存在。

辅助检查 入院后完善血生化检查、胸片、腹部B超、脑电图、头颅MRI等，结果均正常。心电图：窦性心律，ST、V_4、V_5、V_6 下移，≤0.05mV，T波、Ⅱ、Ⅲ、aVF低平。甲状腺功能：促甲状腺激素10.82μIU/mL。甲状腺B超：甲状腺大小正常，右叶滤泡囊肿。

初步诊断 精神分裂症。

诊断依据 ①症状标准：主要表现钟情妄想，懒散，与人交流较少，亲情感淡漠。②病程标准：病程6年。③严重程度标准：自知力缺损，社会功能部分受损。④排除标准：排除精神活性物质及非成瘾性物质所致精神障碍。

鉴别诊断 ①双相情感障碍。患者病程中存在钟情妄想，发送大量短信给男方，情绪不稳定，但否认兴奋、话多、精力旺盛等躁狂表现。故暂不考虑该诊断。②脑器质性精神障碍。患者发病前无发热、头痛等感染史，神经系统查体未见异常。可进一步行头颅MRI鉴别。

【会诊记录】

病例特点 ①青年女性。②病程6年。③主要表现：坚信某男生喜欢自己。④精神检查：意识清楚，接触良好，未查及幻觉。思维内容障碍可查及钟情妄想(坚信某男生爱自己至死不渝)，一些异常行为(不辞而别去某地)也都是围绕钟情妄想展开的，妄想是系统的、固定的、无泛化的。情感反应尚协调。意志行为正常，能正常上班，个人卫生可。自知力不存在。患者学习、工作无明显受损。综上，根据ICD-10诊断标准，符合：妄想性障碍。

治疗计划 患者要求"给自己期限(今年9月份生日前)，如男方仍不愿意来自己眼前工作，就放手这段感情，重新找男朋友"。协商后考虑同意患者的要求，给她2个月时间，暂不用药。约定如2个月后妄想性障碍无改善，结合患者体重，可考虑给予马来酸氟伏沙明片(100mg/d)、阿立哌唑片(5mg/d)治疗。

【诊断】

妄想性障碍。

心得体会

该病例特点：慢性持续性病程，病史6年。患者主要表现为坚信某男生喜欢自己。仅存在一个系统的、固定的、无泛化的妄想症状，情感反应尚协调，意志行为正常，社会功能无明显受损。由该病例可以学习妄想性障碍与精神分裂症的诊断与鉴别诊断。

病例 46

【病例摘要】

患者，男，18 岁。因头痛 1 年半，多疑、自语半年，加重伴不语、怪异行为 10 天住院。

患者于 1 年半前诉头痛，在当地医院就诊，诊断抑郁焦虑状态，给予抗焦虑药(具体不详)治疗 20 天无效，停药，症状间断出现。半年前患者出现想到考试就头痛，恶心，脑子乱，上课时注意力不能集中，不能听讲，上语文课看英语书；感到有人控制他，怕他学得好，认为同学拉帮结派陷害他，或者拉拢他；认为班主任与同学闲聊是针对他；认为有人跟踪、监视他。高考报名前有专家组来班里听课，患者紧张，担心自己是不是回答错了，回家后告诉父母专家是来选拔他当领导的，而且选上他了，要求父母给其买衣服见上级领导。半夜看书，学习赞美的词语准备会面时用，次日起床边穿衣服边背语文课文，到学校后与班主任讲话，班主任亦感患者思维混乱。高考报名后家人发现患者反应慢，经常重复同一句话，疑心身份证被人拿来干坏事，影响他成才。自语，偶有自笑。就诊于当地医院，具体诊断不详，给予氟哌噻吨美利曲辛片(每天早上、中午各 1 片)、乌灵胶囊等治疗 20 天，症状无明显改善。其间仍语乱，称“自己没有后台，没有钱”，担心以后的前途。夜间睡眠 2 小时左右，余时间呆坐，或自语，语言内容多关于担忧前途。反复照镜子，称自己变丑了。2015 年 12 月 8 日就诊于某医院，诊断“偏执型抑郁症”(未见病历)，给予奥氮平治疗，患者自行间断服用 1.25～5mg/d 治疗，睡眠改善，余无变化。与爷爷谈论历史人物，患者称“自己本来能领导大家，现在出了岔子”。2 个月前在当地医院服草酸艾司西酞普兰片(10mg/d)，服药后家属反映有半个月基本如常。近 10 天，自言自语加重，突然坐起骂人，双手捂耳朵，打自己的头，他人说话时用手在后边示意不要讲话，称“脑中有声音说话，脑子乱”。发呆，自笑。有时突然显紧张，走路姿势僵硬怪异，吃饭时不张开口，在饭里翻来翻去小口挑着吃。有时突然左手捂在胸前，右手举起，浑身发抖。话少，近 1 周不语，整日呆坐。为进一步诊治收住院治疗。近期精神状态、休息差，体力一般，体重无明显变化，大、小便正常。

既往史 既往体健。否认肝炎、结核病及其他传染病病史，否认高血压、糖尿病病史，否认手术、外伤史，否认输血史，否认食物、药物过敏史，预防接种史随社会。

个人史 患者系胞 2 行 1。久居某地，无疫区、疫水接触史，足月顺产，母孕期体健。适龄入学，现为高中三年级学生，既往成绩优秀，受到校老师器重。病前性格内向。无吸烟、饮酒史，无精神活性物质及非成瘾性物质接触史。

家族史 父母及妹妹健在。否认家族性精神疾病及神经疾病遗传病史。

躯体及神经系统查体 未见异常。

精神检查 ①一般状况：意识清楚，定向力完整，年貌相当，衣冠整洁，表情平淡，接触困难，问话不答，呆坐，生活能自理，食纳可，注意力不集中，定向力良好。②认知活动：存在言语性幻听，存在体象障碍，觉得自己变丑了，未引出错觉。存在内向性思维，自语自笑，存在被害妄想、关系妄想、监视感、被控制感。③情感活动：情感反应不协调，情感平淡，无故紧张、害怕。④意志行为：意志减退，行为紊乱，发呆，自言自语，突然坐起骂人，双手捂耳条，打自己的头，他人说话时用手在唇边示意不要讲话。走路姿势僵硬怪异，吃饭时不张开口，在饭里翻来翻去小口挑着吃。有时突然像受了惊吓，左手搭在胸前，右手举起，浑身发抖。话少，近1周不语，整日呆坐，影响日常生活及学习。⑤自知力：不存在。

辅助检查 入院后完善血生化检查、甲状腺功能、心电图、胸片、腹部B超、脑电图、头颅MRI等，结果均正常。

初步诊断 精神分裂症。

诊断依据 ①症状标准：患者主要表现为内向性思维，自语自笑，存在被害妄想、关系妄想、监视感，紧张、害怕，情感反应不协调，情感平淡，行为怪异。②病程标准：起病无明显诱因，慢性持续性病程，病史1年半。③严重程度标准：患者社会功能受损，自知力不存在。④排除标准：排除精神活性物质及非成瘾性物质所致精神障碍。

鉴别诊断 ①抑郁症。患者主要以行为紊乱为主要表现，虽存在情绪低落，悲观，觉得他人害自己不能成才，但继发于妄想之上，情感反应欠协调。故暂不考虑该诊断。②双相情感障碍。患者言语内容显夸大，如要领导大家，谈论历史人物，认为领导要选拔自己当领导，半夜准备功课，但无明确情感高涨体验，情感反应不协调，精神病性症状凸显，无明确缓解期。故暂不考虑该诊断。

治疗计划 精神病护理；防自杀、防外逃、防伤人、防毁物；普食；向患者及家属详细交代病情及治疗计划，并签署知情同意书；暂给予抗精神病药物奥氮平联合电针、经颅磁刺激等物理治疗。

【会诊记录】

病例特点 ①青年男性患者。②起病无明显诱因，病史1年半，近半年症状加重。③主要临床表现：反应慢、说话重复，疑心重，言语乱，讲话吞吞吐吐。不能理解，近1周不说话，手抖，身体僵硬。④精神检查：接触被动，精神运动性抑制。呈缄默状态，类紧张症、亚木僵状态。问话不答，肢体僵硬不自然。可观察到的言行紊乱比较肯定。可能有幻觉、妄想、逻辑性差，病史中存在幻觉、妄想症状，思维形式及逻辑障碍凸显，思维形式散漫，讲话缺乏逻辑性，如专家听课称要选他当领导，回到家中紧张，背课文，就能反映出思维结构问题。情感平淡，情感反应不协调，情感缺乏感染力。意志要求不明显，阴性症状突出，严重的社会功能损害。无自知力。根据ICD－10诊断标准，符合：精神病性障碍，目前为缄默状态、亚木僵。

治疗计划 患者对奥氮平反应不敏感，且存在过度镇静等不良反应。指示将奥氮平减量至每晚10mg，联合阿立哌唑或齐拉西酮等对思维障碍治疗效果较好的药物。

治疗效果 药物调整治疗剂量治疗9天后，父述患者在病房问话基本能答，话少，但无主动言语，语声低，生活懒散，不主动起床，仍提及学习被他人恶意影响的事情。上级医师查房后分析：患者诊断明确，现处于亚木僵状态，思维和行为问题突出，有幻觉和被控制妄想，对奥氮平治疗反应不理想，建议停奥氮平，加用舒必利或氨磺必利治疗。患者服用氨磺必利片(800mg/d)、阿立哌唑片(15mg/d)治疗13天症状改善，抑制状态缓解，精神病性症状减轻，未见药物不良反应。交代出院注意事项，建议出院后转至心身科门诊继续急性期、巩固期、维持期治疗。

【诊断】

精神病性障碍，目前为缄默状态、亚木僵。

心得体会

紧张症可作为其他躯体疾病(如头部创伤和脑部疾病)、严重精神障碍如神经发育障碍、精神病性障碍、双相情感障碍和抑郁障碍的一种症状而出现，可发生在任何年龄。在DSM-5诊断标准中，紧张症被归类于精神分裂症谱系及其他精神病性障碍中。紧张症可分为紧张性木僵和紧张性兴奋。2018年心身科对紧张症的一项回顾性研究中，精神分裂症及分裂样精神病为主要诊断(59.38%)，其他诊断包括抑郁症(18.75%)、双相情感障碍(9.38%)、痴呆(3.13%)、脑梗死(3.13%)、精神发育迟滞(3.13%)、恶性综合征(3.13%)。最常见的紧张症症状为凝视(90.6%)、木僵(84.4%)及持续姿势/强直(84.4%)。(武文珺，吴迪，蔡敏，等.紧张症患者症状特征，诊断及短期转归的临床研究[J].现代医学，2018，46(12)：1335-1338.)

述评

ICD-11中急性短暂性精神病性障碍与DSM-5中短暂精神病性障碍的名称相似，但内涵不同[1]。急性短暂性精神病性障碍更加强调症状在性质和强度上变化快速。妄想性障碍的妄想内容因人而异，但通常是稳定的，可能随着时间而演变，其他特征性症状则不存在。最后，缄默、木僵均为紧张症症状，属于精神病性障碍的精神运动性症状。

总之，精神分裂症及其他精神病性障碍疾病负担沉重，我国精神分裂症年龄标准化患病率0.42%，全球最高[2]。全面理解疾病病程、风险因素、生物学机制将会进一步提高临床管理、改善预后(图1.7)[3]。

【参考文献】

[1] 世界卫生组织. ICD-11[EB/OL].(2018-06-18)[2023-02-05]. https://icd/who.int/zh.

[2] CHARLSON F J. FERRARI A J. SANTOMAURO D F, et al. Global Epidemiology and burden of schizophrenia: findings from the Global Burden of Disease Study 2016[J]. Schizophrenia Bulletin, 2018, 44(6): 1195—1203.

[3] MCCUTCHEON R A, REIS MARQUES T, HOWES O D. Schizophrenia-an overview[J]. JAMA Psychiatry, 2020, 77(2): 201-210.

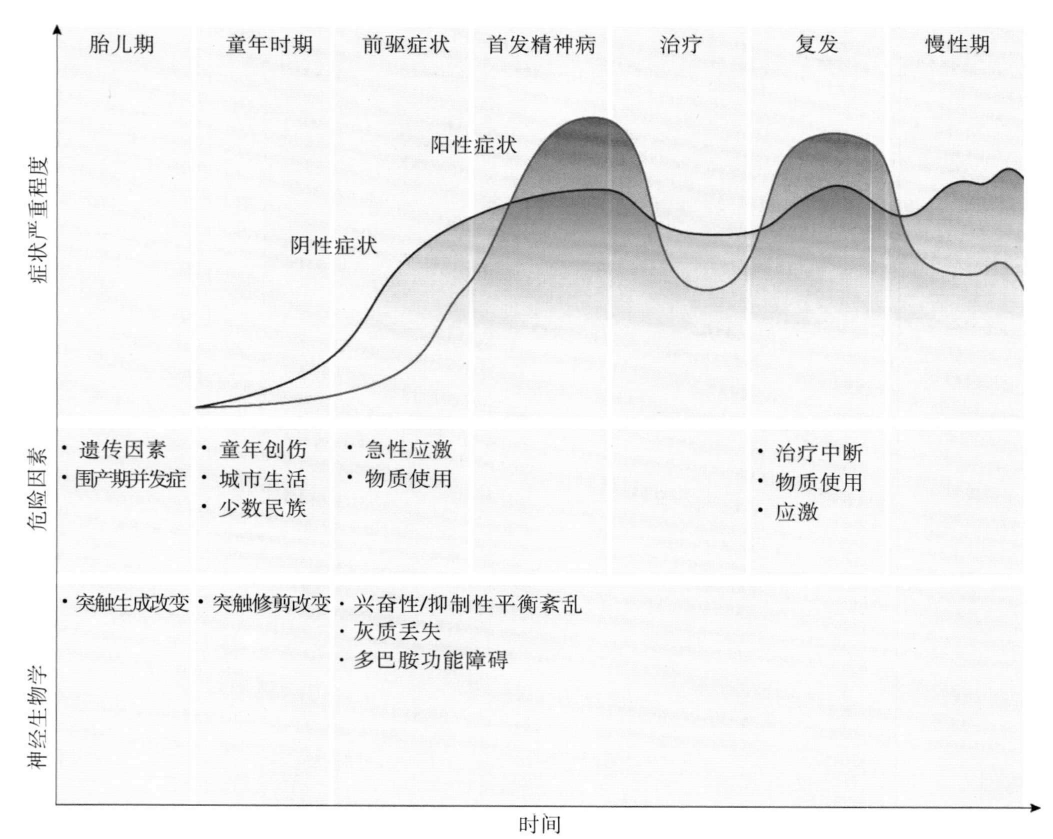

图 1.7 精神分裂症的临床病程、风险因素及生物学机制[3]

第2章

双相情感障碍

2.1 双相情感障碍的早识别与早治疗

“20世纪50年代以来，精神药物临床应用和精神药理学兴起的‘里程碑’大事件中，产生了以锂盐/丙戊酸盐为代表的心境稳定药，然而，双相情感障碍(尤其是双相抑郁)常因其临床复杂性而导致识别困难、诊断不明确与治疗无策。双相情感障碍的识别率、诊断率和治疗率依然很低：临床治疗选择常‘乱拳迭出，难言规范’。”(陆林．沈渔邨精神病学[M]．6版．北京：人民卫生出版社，2018.)

病例47

【病例摘要】

患者，女，20岁。因间断情绪高涨、低落1年余，加重1周入院。

患者1年前无明显诱因出现心情好，脑子反应快，计划多，胆子变大，平日不敢干的事情都愿意尝试，如与陌生人聊天，爱打扮，自信心膨胀，感觉生活一切都很如意，持续20余天，未在意；2个月后患者情绪低落，反应迟钝，记忆力下降，大脑变得空白，不愿意与他人交流，不出门，常独处，易激惹，看书时不能集中注意力，控制不住自己的脾气，整日待在宿舍，伴间断心前区刺痛，头痛，呼吸困难，持续数分钟自行缓解。上述症状几乎每天存在，持续10余天。至当地心身科就诊，行心电图、胸片及生化检查均未见明显异常，具体用药不详，服药1周后上述症状缓解，自行停用，坚持上学。2个月前因生活事件出现情绪低落，莫名哭泣，兴趣减退，发呆，少动，不注重个人卫生及形象，食欲差，失眠。上述症状持续存在，患者至某三甲医院心身科就诊，行相关测评检查提示重度抑郁，建议服用舒肝解郁胶囊等药物治疗，患者未采纳意见，坚持上学，在校期间在人多或环境嘈杂时心烦、控制不住想发脾气，通过伤害自己(咬手指、手臂、用指甲掐自己)使自己冷静。上课时注意力不集中，控制不住想家里的事情，跟不上学习进度，感觉学习困难，莫名哭泣，情绪低落，在朋友圈发消极的言论，希望引起朋友及家人的注意。父亲带其至另一医院心身科就诊，诊断“抑郁症”，给予服用度洛西汀(40～60mg/d)、右佐匹克隆片(每晚1.5mg)治疗，仍控制不住流泪，莫名担心家里人，希望亲人都好好的，食欲差，体重减轻5kg，睡眠欠佳，定期复诊。后药物减量至度洛西汀20mg/d，病情再次复发，表现情绪低落，兴趣减退，感觉生活没有意思，凭空听见耳边有人与自己对话，命令自己自杀、自残，患者用美工刀划伤双上肢、手腕、手背及大腿，有时甚至想结束自己的生命。2周前至心身科门诊就诊，诊断“抑郁症”，坚持服用度洛西汀30mg/d，1周后服用60mg/d，曲唑酮25～50mg/d，上述症状好转。近1周情绪低落，外出时想被车撞，想各种结束生命的方法，同时用美工刀划伤胳膊、手背、手腕。现为求进一步诊治入院。

既往史 既往体健。

个人史 大三学生，学习成绩中上等水平，目前休学在家。既往性格内向、乖巧。

家族史 否认家族性精神病遗传病史。

躯体及神经系统查体 未见异常。

精神检查 ①一般状况：意识清楚，接触一般，语声低，语速缓慢，表情不自然，对答切题，注意力欠集中，定向力良好。②认知活动：思潮语量适中，语调低，语速缓慢，理解、领悟力粗测正常。可查及幻听，凭空听见耳边也有一个声音对自己说话，内容与自己的心境相关，让自己“去死”，或命令自己割伤皮肤，手腕及上肢多处。③情感活动：情感反应协调，情绪低落，莫名哭泣、控制不住流泪，心烦，心急，坐立不安。④意志行为：意志减退，对周围事物不感兴趣，对未来生活缺乏信心，不愿与人交往，不出门，悲观，反复有伤害自己、不想活的念头，厌世想法，感到自己“应该死了对这个世界好”。在幻觉的影响下，有冲动自伤行为，用美工刀割伤手腕。⑤自知力：部分存在。

辅助检查 入院后查血常规均未见明显异常，入院后查心电图：窦性心动过速伴偶发房性期前收缩，心率110次/分，ST段Ⅱ、Ⅲ、aVF、V_3～V_6下移0.05～0.10mV，T波、Ⅰ、Ⅱ、Ⅲ、aVF、V_3～V_6倒置、低平。给予极化液后，复查心电图(2天后)，窦性心动过速伴偶发房性期前收缩，心律110次/分，T波、Ⅰ、Ⅱ、Ⅲ、aVF、V_3～V_6低平。请心内科医师会诊后，按其意见处理后复查心电图(2周后)窦性心律，心率81次/分，T波、Ⅰ、Ⅱ、Ⅲ、aVF低平，胸导联低电压。入院查肝肾功能、血糖、血脂、甲状腺功能、术前感染4项、头颅CT、子宫及双侧附件超声均未见明显异常。

初步诊断 双相情感障碍，目前为伴有精神病性症状的重度抑郁发作。

诊断依据 ①症状标准：间断情绪低落与情感高涨交替出现，近1周表现为情绪低落伴幻听等精神病性症状。②病程标准：病史1年余。③严重程度标准：已严重影响患者的社会功能。④排除标准：否认精神活性物质接触史。故可排除精神活性物质所致精神障碍。

鉴别诊断 ①抑郁症。支持点：患者有情绪低落、悲观消极念头。不支持点：情感高涨，脑子反应快，计划多，自信心膨胀，胆子变大等轻躁狂表现。故暂不考虑该诊断。②焦虑症。支持点：心急、心烦、坐立不安，莫名担心家里人。不支持点：患者情绪低落，兴趣减退，活动减少已达抑郁发作的诊断标准。按逐级诊断原则，暂不考虑该诊断。

【会诊记录】

病例特点 ①青年女性。②发作性病程，病史1年余。③主要表现：患者1年前有明显的抑郁发作，表现为情绪低落，兴趣减退，食欲欠佳，入睡困难，睡眠节律紊乱，日夜颠倒，在同年有兴奋、话多，精力好，自信，周围人发现患者异常，符合轻躁狂发作。今年患者抑郁情绪加重，在情绪低落、兴趣减退的基础上出现了自残行为及自杀观念，近2个月患者在抑郁发作期间出现消费多、易激惹、睡眠差等类似轻躁狂表现，但未达轻躁狂或躁狂发作标准，考虑为伴混合特征的抑郁发作，同时患者在抑郁发作期间出现言语性幻听，并带有想象色彩。④精神检查：意识清楚，接触一般，问话对答，答问切题，今日患者反应速度尚可，思潮语量一般，可查及言语性幻听，但不完全属精神病性症状，是人格解体的一个症状，情绪低落，自知力部分存在。综上诊断：双相情感障碍(Ⅱ型)，目前为抑郁发作(伴混合特征)。

鉴别诊断 抑郁症。患者既往有明确的轻躁狂发作。故可排除该诊断。

治疗计划 暂给予抗抑郁药，建议马来酸氟伏沙明片每日中午50mg、每晚50mg；非典型抗精神病药，利培酮每日中午1mL、每晚2mL；心境稳定剂，丙戊酸盐每日早上1250mg。密切观察病情变化。

【诊断】

双相情感障碍，目前为伴有精神病性症状的重度抑郁发作；上呼吸道感染。

心得体会

精神疾病的早发现、早诊断、早治疗对精神障碍的病程转归和预后起到至关重要的作用。该病例患者虽多次就诊，但均未得到有效治疗，直至病情加重，出现精神病性症状，自伤、自弃行为，并对社会功能产生严重损害后才开始规律就医。这督促医务工作人员应进一步加强精神卫生知识的普及教育。

述评

双相情感障碍是一种复发性疾病，影响全球1%以上的人口，通常在青年时期发病。其慢性病程与高发病率和死亡率相关，使双相情感障碍成为年轻人口和劳动力人口致残的主要原因之一。因为早期阶段可能对治疗更敏感，实施早期干预策略可能有助于改变疾病的结局，避免对双相情感障碍患者潜在的不可逆转的伤害。

最近在*The American Journal of Psychiatry*发表的一篇综述总结了早期诊断双相情感障碍的风险模型，包括：①环境危险因素。应激性生活事件如性虐待、抗抑郁药使用、可卡因或酒精等物质滥用。②生物危险因素。双相情感障碍家族史、神经发育因素如儿童发育迟缓等。双相情感障碍的家族史是最强的危险因素之一，而性虐待经历则与更严重的病程相关。预测双相情感障碍的因素还包括焦虑与抑郁症状、心境不稳定、精神病或主观睡眠问题，但最有力的预测因素是存在轻躁狂症状(图2.1)。危险因素与前驱症状之间的相互作用可能导致双相情感障碍，但确切的机制尚不清楚。

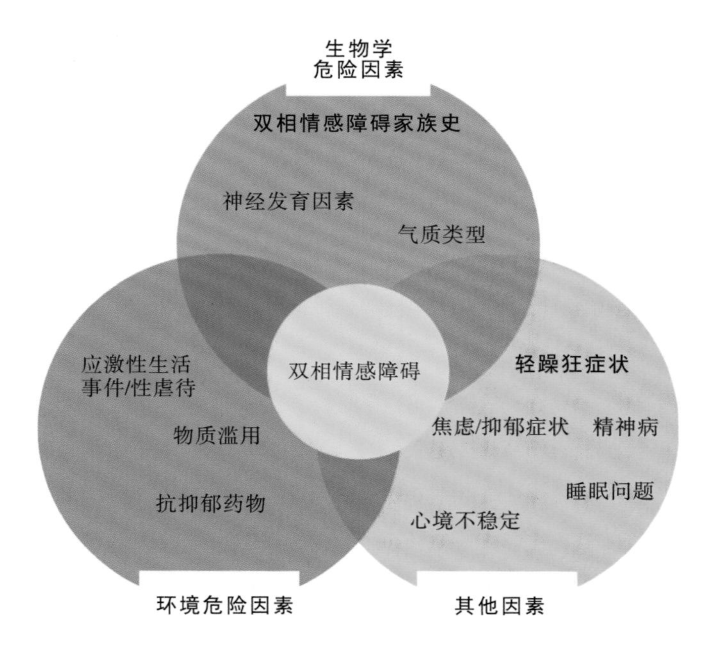

图 2.1 双相情感障碍的假定危险因素和前驱症状

【参考文献】

VIETA E, SALAGRE E, GRANDE I, et al. Early Intervention in Bipolar Disorder[J]. The American Journal of Psychiatry, 2018, 175(5): 411-426.

2.2 诊断分型与鉴别诊断

"DSM-5 为了提高诊断的准确性和便于在临床背景上早期识别，躁狂和轻躁狂发作的标准 A(核心症状)中在心境变化的基础上强调了能量水平的变化(将'活动与精力增加'作为核心症状)，并将'混合状态'调整为'混合特征'。"(陆林．沈渔邨精神病学[M]. 6 版．北京：人民卫生出版社，2018.)

病例 48

【病例摘要】

患者，男，44 岁。此次因间断情绪低落 8 个月，伴心烦、躯体不适，加重 3 个月入院。

患者于 8 个月前鼻炎手术后，感鼻塞，需用口呼吸，头晕，长时间看近物时觉得模糊，胸闷，心急、心慌，深吸一口气后感觉好转，担心自己得了"空鼻症"，担心患鼻癌，心理莫名的憋闷，脑子胡思乱想，乱得像一团麻，心情不好，常在晨起时就开始计划一天怎么过，早上 8：00～9：00 时明显，中午好转，至下午夕阳西下时再次觉得度日如年，活着没有意思，觉得人生只剩下吃饭和睡觉，对什么事情都不感兴趣，勉强活着是为了孩子，天黑后及安静时觉得心情好了，脑子也不乱了。上述症状间断出现，在带孩子旅游或生活压力小时可消失，其间自行服中草药，3个月前因小儿子生病，自觉症状加重，担心孩子会有后遗症，担心会得脑瘫，做事情时常想最坏的结果，觉得记忆力减退，一件事刚准备去做时又会忘记，脑子反应变慢，于2个月前就诊，具体不详，服药后感觉日间“漂浮”，遂停用。1个月前至本院门诊就诊，诊断“抑郁焦虑状态”，给予服用盐酸帕罗西汀片(每日早上20mg)、氟哌噻吨美利曲辛片(2片/日)、右佐匹克隆(每晚1.5mg)、阿普唑仑(每晚0.2mg)治疗，用药后自觉上述症状稍改善。现为求进一步诊治入院。

既往史 鼻炎病史16年余，每年辗转多家医院就诊，6年前因夜间憋醒，曾于本院行多导睡眠检查，考虑通气功能不佳，此后夜间佩戴呼吸机入眠。8个月前行鼻炎微创手术，手术后感鼻塞，需用口呼吸，头晕。近10天使用鼻腔和口呼吸物理矫正器，未佩戴呼吸机，夜间睡眠尚可。

个人史 患者系胞3行2。高中毕业，从事水电安装工作。适龄结婚，婚后育有2子，长子体健，次子患“脑炎”。患者血压不稳，未服用降压药，最高130/(90～100)mmHg。患者既往偶有饮酒史，现已戒2年，否认吸烟史。

家族史 姐姐、妹妹健在；父母已故，母亲生前患有“精神分裂症”，后在60岁时服用“氯氮平”自杀身亡；二伯跳河自杀死亡。

躯体及神经系统查体 未见异常。

精神检查 ①一般状况：意识清楚，接触良好，语声低，语速缓慢，表情抑郁，讲述病情时稍坐立不安，烦躁，对答切题，注意力集中，定向力良好。②认知活动：思潮语量适中，理解、领悟力粗测正常。未查出幻觉、妄想等精神病性症状。③情感活动：情感反应协调，情绪低落，心烦，坐立不安。④意志行为：对周围事物不感兴趣，对未来生活缺乏信心，觉得活着只剩下吃饭和睡觉，勉强活着是为了孩子。生活能够自理。入院后未见冲动消极行为。⑤自知力：存在。

辅助检查 血常规：血小板计数108×10^{9}/L。甲状腺功能：总甲状腺素65.66nmol/L。尿常规：尿白细胞定性(++)；尿上皮细胞定量69.60/μL；尿细菌定量2514.60/μL。胸部正位片：心、肺、膈均未见异常；右第5、第6肋骨陈旧性骨折。心电图、腹部B超、头颅CT均未见明显异常。

初步诊断 抑郁症；睡眠呼吸暂停综合征。

诊断依据 ①症状标准：情绪低落，兴趣减退，负性认知，心急，心烦。②病程标准：病史8个月，间断性病程。③严重程度标准：已经严重影响到患者的生活及工作。④排除标准：否认精神活性物质接触史。故可排除精神活性物质所致心境障碍。⑤既往存在睡眠呼吸暂停综合征病史，夜间睡眠时佩戴呼吸机。

鉴别诊断 ①焦虑症。支持点：患者有害怕、担心、胡思乱想。不支持点：继发于情绪低落基础上，且已达到抑郁症诊断标准，按照逐级诊断标准。故暂不考虑该诊断。②双相情感障碍。支持点：患者有情绪低落，兴趣减退，负性认知等抑郁症状。不支持点：无兴奋、精力充沛，活动增多等症状。故可排除该诊断。

【会诊记录】

病例特点 ①中年男性患者，此次病史8个月。②主要表现：心境低落，兴趣丧失，失眠，躯体不适，伴有消极观念，焦虑症状突出，心烦心急，担心顾虑多，疑病，担心自己患有空鼻症或鼻癌，此次加重与儿子生病有关。③家族史阳性，母亲有精神异常病史并存在过量服药死亡。④补充病史：17年前和5年前表现为兴奋，话多，精力佳，主动活动增加，主动与朋友外出请客，睡眠需要量减少的表现，朋友当时也曾察觉到患者兴奋过度。上述症状均持续1个月余后缓解。综上，目前诊断符合：双相情感障碍-目前无精神病症状性抑郁。此外，患者10余年鼻部通气问题，存在自觉通气不畅，反复求医，术后效果不佳，考虑为患者超价观念，因患者达到双相情感障碍诊断标准，暂不考虑疑病症诊断。

治疗计划 给予丙戊酸钠缓释片、舍曲林、阿立哌唑治疗。

【诊断】

双相情感障碍，目前为不伴有精神病症状的抑郁发作；睡眠呼吸暂停综合征。

心得体会

对于出现抑郁综合征的患者，询问轻躁狂及躁狂发作是必不可少的环节。这对诊断及鉴别诊断具有至关重要的作用。精神科的问诊、病史采集和精神检查的提升是每位精神科医生必备的技能，更是不变追求。对该病例患者，初诊医生问诊中未能查及轻躁狂发作，而上级医师通过良好的沟通、专业的问诊技巧及精神检查，追溯出患者有明确的轻躁狂发作，进一步为明确诊断提供了强有力的证据。目前，ICD-10系统仍采用等级诊断原则，对于满足情绪障碍的患者，则不进行神经症的诊断。

病例49

【病例摘要】

患者，女，20岁。因情绪低落5年，加重50余天就诊。

患者于5年前上高中后经常无明显诱因感觉情绪低落，高兴不起来，做事没兴趣，常常觉得很无聊，曾与家人争吵后有过不想活的念头，想要把毛巾绑到棚顶自缢，此念头一闪而过，未曾实施。2年前上大学后有所加重，感觉自己不喜欢大学生活，觉得压抑、孤独、缺乏愉快感、兴趣减少，觉得生活没意思，偶尔有轻生念头，心急、心烦，容易担心。1年前得知男朋友跳楼自杀，病情加重，自责，认为男朋友的死与自己有关，称自己活不下去了，经常哭泣，不想活动，整天躺在沙发上，感觉绝望，想要自杀，常在脑中想象男朋友跳楼时的情景，做噩梦，紧张、害怕，有莫名的恐惧感，注意力不集中。就诊于某市级中心医院，诊断“应激障碍”，给予盐酸帕罗西汀片(20mg/d)治疗，服药20天左右出现情感高涨，兴奋，话多，整天喋喋不休，精力旺盛，情绪不稳，逛商场时控制不住骂人，停药1周后再次陷入情绪低落、高兴不起来、悲观、感觉活着没意思、不想活的念头之中，给予盐酸曲唑酮(50mg/d)治疗，效果不佳。为进一步诊治收住院治疗。

既往史 小学五年级时行“腺样体摘除术”，术后愈合良好。初中二年级时因“畸胎瘤”行手术治疗，愈合良好。

个人史 独生女。现就读于某大学中文系，大三学生。

家族史 父母健在。否认家族性精神疾病及神经疾病遗传病史。

躯体及神经系统查体 未见异常。

精神检查 ①一般状况：意识清楚，接触一般，语声低，语速缓慢，表情抑郁，对答切题，注意力尚集中，定向力良好。②认知活动：计算力、理解力、领悟力粗测正常，未查出幻觉、妄想等精神病性症状。③情感活动：情感反应协调，抑郁体验深刻，情绪低落，做事没兴趣，悲观、消极，有不想活的念头，心急、心烦。④意志行为：意志减退，对周围事物缺乏兴趣，对未来生活缺乏信心，不愿与人交往，存在悲观消极念头，生活需家人照顾，入院后未见冲动消极行为。⑤自知力：存在。

辅助检查 入院后完善血生化检查、胸片、心电图、脑电图、头颅MRI等，结果均正常。

初步诊断 双相情感障碍，目前为抑郁发作。

诊断依据 ①症状标准：临床主要表现情绪低落、悲观、消极、有不想活的念头，在既往治疗过程中有轻躁狂发作病史。②病程标准：慢性病程，病史5年，加重50余天。③严重程度标准：日常生活及社会功能受到影响。④排除标准：排除精神活性物质及非成瘾性物质所致精神障碍。

鉴别诊断 ①抑郁症。患者主要表现情绪低落，悲观、消极，病史5年，符合抑郁症诊断标准，但在治疗过程中有过轻躁狂发作病史。故暂不考虑该诊断。②应激障碍。患者发病过程有明显生活事件，生活事件诱发病情加重，但在发病前就有情绪低落等抑郁症状，不能排除情感障碍诊断。故暂不考虑该诊断。

【会诊记录】

病例特点 ①青年女性患者。②慢性病程，此次病史近2个月。③主要从5年前生活事件诱发后起病(教授补充问诊)。无精神疾病家族史。④临床主要表现：情绪低落，高兴不起来，做事没兴趣，悲观、消极，有不想治疗的想法。⑤精神检查：意识清楚，接触一般，语音低，语速正常，表情抑郁，对答切题，注意力尚集中，定向力良好。情感反应协调，抑郁体验深刻，情绪低落，做事没兴趣，悲观、消极，有不想活的念头，心急、心烦。对周围事物缺乏兴趣，对未来生活缺乏信心，不愿与人交往，自知力部分存在，不愿服用药物治疗。上级查房后，教授分析指出：患者发病与生活事件有关，在生活事件的诱发下发病，更多的是心境的低落、兴趣缺乏、活动减少、食欲差、睡眠差、注意力不集中、悲观消极、有不想活的念头、常常要寻死等，符合抑郁发作表现。外院抗抑郁药物治疗过程中出现轻躁狂发作，表现为情感高涨、兴奋、话多、精力充沛、言语冲动、在商场里骂人，持续时间大约7天，没有行为紊乱症状，停药后轻躁狂症状消失，在轻躁狂发作期间，还是有不想活的想法，仍有混合发作的可能。此次因为抑郁发作住院，综合分析，诊断为双相情感障碍（Ⅱ型），目前为抑郁发作。根据患者供述既往有情绪的压抑、感觉郁闷、有时不想活等情况，从症状标准及严重程度上都达不到诊断其他情绪及情感障碍诊断标准，考虑与个性特征有关，可补充诊断为人格障碍，建议完善 MMPI 进一步支持该诊断。

鉴别诊断 应激障碍。首先事发时患者并未在现场，并未目睹，仅是从男朋友的邻居口中得知事情经过，后经父亲打电话证实。患者此次发病的症状更多的是情绪问题，并没有表现出应激障碍相关的高警觉、闪回、回避等典型症状，此次事件只能考虑是诱发因素。故暂不考虑该诊断。

治疗计划 ①严防自杀。②完善 MMPI 检查。③服用富马酸喹硫平片和碳酸锂治疗，富马酸喹硫平片使用剂量为 100～200mg/d、碳酸锂片使用剂量为 250～500mg/d，如果应用缓释剂型，可考虑使用碳酸锂片 600mg/d。④如果患者不愿使用药物，而家属要求治疗，可以考虑 MECT，但要交代 MECT 可能的风险就是对记忆力和认知功能的影响或损害。⑤如果服用碳酸锂和喹硫平效果仍不明显，小剂量使用抗抑郁药物，可选择马来酸氟伏沙明片，转躁风险较小，服用剂量为 50mg/d，最大剂量为 100mg/d，观察患者病情变化。

【诊断】

双相情感障碍（Ⅱ型），目前为抑郁发作；人格障碍。

心得体会

疾病诊断需要严格把握症状、病程、严重程度等诊断标准。该病例患者 5 年前虽然有抑郁情绪和消极观念，但症状标准和严重程度标准均不符合抑郁发作的诊断标准。故不考虑当时情况为抑郁发作。患者从青春期开始出现抑郁情绪、冲动消极观念等，考虑与个性特征有关，诊断为人格障碍。

患者在使用抗抑郁药物后诱发情感高涨、兴奋、话多、精力充沛、言语行为冲动等表现，达到轻躁狂发作诊断标准，应考虑为双相情感障碍，但需注意患者在轻躁狂发作期间抑郁症状并未完全消失，如自弃观念等，考虑伴有混合特征。

应激障碍的诊断要点为亲身经历或获悉亲密的家庭成员或朋友经历重大创伤事件，并表现出与应激事件相关的高警觉、闪回、回避等典型症状，可与该病例患者鉴别。

通过对该病例的学习，可掌握情感障碍的诊断标准及其与应激相关障碍的鉴别诊断，同时了解人格障碍。

病例 50

【病例摘要】

患者，男，18 岁。因老师、同学反映其敏感多疑、情绪不稳 1 年被家长带来住院。

父亲提供，1年前的某天，患者与几个同学一起饮酒，当时发生了醉酒，之后他变得敏感多疑，有不安全的感觉，总怀疑是同学故意给自己灌酒，醉酒后设计要陷害自己，他感觉同学们对自己都不友好，察觉他们总在背后窃窃私语，造谣、诽谤自己。从此，他变得郁郁寡欢，行为孤僻，很少与他人交流，对什么事情都提不起兴趣，自责、愧疚，对自己的状态也感到不满意，认为自己什么都不对，注意力不能集中，反应力、记忆力较前下降，作息时间不规律，夜间睡眠质量差，晨起懒床，几度上课迟到，学习成绩下降明显。他感到做人挺累的，活着没有什么意思。入院前2周，他突然感觉某同学不顺眼，拿刀刺向同学，但被其他人及时制止。老师训斥时，他当场“晕倒”在地，无口吐白沫，无大、小便失禁，持续数分钟后自行缓解。老师还反映，患者近年来常常发呆，行为孤僻，不愿与同学交流，情绪不稳定，易激惹。建议家长带其就诊。

既往史 4年前春季患者曾因腹泻，夜间如厕发生“晕倒”，意识丧失，数分钟后自行缓解，未予重视，否认高血压、糖尿病病史，否认手术、外伤史，否认输血史，否认食物、药物过敏史，预防接种史随社会。

个人史 患者系胞2行1。久居某地，无疫区、疫水接触史。母孕期不详，幼年生长发育同正常同龄儿童。适龄入学，现为高中三年级学生，既往成绩优异，高中一年级时成绩第一名，高中二年级后成绩逐渐下降，现排名倒数十名左右。病前性格偏内向。无吸烟、饮酒史，无精神活性物质及非成瘾性物质接触史。

家族史 父母、弟弟体健；舅祖父有患精神异常史，具体不详，已故；舅舅有精神分裂症病史，现服药治疗，病情稳定。

躯体及神经系统查体 未见异常。

精神检查 ①一般状况：意识清楚，接触一般，衣冠整洁，年貌相称，表情忧虑，讲述病情时情绪尚稳定。主动言语少，应答过程中显回避，语声低，语速正常，对答切题，注意力尚集中，定向力正常。②认知活动：否认幻觉、错觉及感知综合障碍。思维联想迟缓，思维逻辑及内容障碍，存在关系妄想，认为有人在背后造谣、诽谤自己，被害妄想，感到不安全，认为同学们都要陷害自己，原发妄想，突然感到某同学不顺眼，主动攻击。③情感活动：情感反应欠协调，情绪不稳，易激惹，抑郁及焦虑体验深刻，内疚、自责，自我评价低，认为活着没有意义，情绪低落，严重时心急、心烦，坐立不安。④意志行为：意志减退，作息时间不规律，上课迟到，学习成绩下降，行为孤僻，不愿与人交往，对周围事物不感兴趣，对未来生活缺乏信心，入院后未见冲动消极行为。⑤自知力：对自己的疾病缺乏正确的认识，能察觉情绪低落，悲观消极，被动配合治疗。

辅助检查 入院后完善血生化检查、甲状腺功能、胸片、心电图、腹部B超、脑电图、头颅CT等，结果均正常。

初步诊断 精神分裂症。

诊断依据 ①症状标准：病史中存在思维形式、思维逻辑、思维内容障碍，情感反应不协调，情绪不稳，易激惹，意志减退，行为孤僻，被动，曾有冲动攻击行为。

②病程标准：持续性病程，病史1年余。③严重程度标准：严重影响生活质量及社会功能，学习成绩明显下降，无法完成学业。④排除标准：排除精神活性物质及非成瘾性物质所致精神障碍。

鉴别诊断 ①抑郁症。支持点：患者有明确的焦虑、抑郁体验，情绪低落、自卑、自责，自我评价减低，兴趣减少，主动性下降，对生活失去意义等表现。不支持点：患者存在明确的思维形式、思维逻辑、思维内容障碍，有明确的精神病性阳性症状。入院后需要进一步完善病史、精神检查，医学观察，明确诊断。②双相情感障碍。支持点：发病年龄早，家族史阳性，抑郁核心症状突出，且伴有明确的精神病性阳性症状。不支持点：病史未获及明确的轻躁狂、躁狂发作。故诊断证据不足。

入院后经三级检诊，补充病史：当年秋季患者出现精力充沛，话比平常多，自觉学习效率增高，心情放松，不在意他人看法，看比赛兴趣增加等轻躁狂表现。特请会诊。

【会诊记录】

病例特点 ①患者青少年男性。②持续病史1年余。③既往体健。家族史阳性(舅祖父有患精神异常史，现已故，具体不详。舅舅有患精神分裂症病史，现服药治疗)。④目前症状：记忆力减退，反应慢，学习成绩下降，疑心大，情绪低落，失眠。⑤精神检查：意识清楚，交流配合，应答迟缓，语音低，语速缓慢，有气无力，注意力不集中，记忆力下降，反应迟缓。未见幻觉、错觉、感知综合障碍。思维联想迟缓，思维内容可见牵连观念(有人在背后造谣、诽谤自己)、不安全感(觉得同学都要害自己)，但可进行自我反省，如认为班级内一半的同学都在议论自己，但只局限于学校内同学间，并未泛化。情感反应协调，焦虑、抑郁体验深刻，情绪低落，精力不足，兴趣减退，不愿活动等，主观体验深刻，自知力不全。综上，根据ICD-10诊断标准，符合：双相情感障碍，目前为抑郁发作。

鉴别诊断 ①精神分裂症。患者存在牵连观念、不安全感等精神病性阳性症状，且社会功能下降明显，但患者妄想症状并未泛化，社会功能下降与患者负性情绪及精神病性症状影响有关，抑郁情绪为主要表现。故暂不考虑该诊断。②品行障碍。患者存在偶尔逃学、醉酒、与同学打架等表现，但均是偶然出现几次，并不持续，不符合病程标准。故暂不考虑该诊断。

治疗计划 给予情感稳定剂丙戊酸钠缓释片联合抗抑郁药物舍曲林及非典型抗精神病药物利培酮治疗。

治疗效果 药物调整治至有效治疗剂量后，服药6天，观察患者病情好转，精神病性症状减轻，情绪较前平稳，未见药物不良反应，上级医生查房后交代出院注意事项，建议出院后转至心身科门诊继续急性期、巩固期、维持期治疗，不适随诊，防意外。

【诊断】

双相情感障碍，目前为抑郁发作。

心得体会

该病例患者存在精神病性阳性症状，如牵连观念、不安全感，家族史阳性，很容易先入为主做出精神分裂症的诊断。但是，细细斟酌后发现精神病性阳性症状并不泛化，同时可查及明确的抑郁发作的核心症状，抑郁体验深刻，在此基础上伴发精神病性阳性症状。值得学习的是，再次补充翔实的病史——当年有过明确的轻躁狂发作，为诊断提供有力的依据。其间，也对品行障碍做出了鉴别。

病例 51

【病例摘要】

患者，男，24 岁。因间断情绪低落与情绪不稳 4 年余住院。

患者在 4 年前因生活事件出现情绪低落，高兴不起来，对周围事物丧失兴趣，心烦，发脾气，很少与人交流，不愿做事，悲观绝望，周身乏力，纳差，失眠，以入睡困难、睡眠浅、彻夜难眠为主，持续半年，一直坚持工作，未予重视。1 年前患者感情不顺，出现情绪不稳，用锉刀自伤，后被女友劝阻，内心压抑，闷闷不乐，兴趣丧失，几乎不与周围人交谈，无心做事，偶有恶心、呕吐，懒动，周身疲乏，纳食不馨，严重时有过冲动行为，如摔砸手机、摩托车。家属反映患者对女友疑心重，限制对方与异性接触。5 个月前患者表现专注减肥，体重减轻 15kg，认为因此获得单位领导认可，愿意与同事交谈，组织乐队排练，持续 1 周，转为情绪低落，缺乏愉快感，兴趣索然，烦躁，几乎不与人交谈，严重时认为活着没意思，自觉头晕、周身酸痛、疲惫乏力，懒动，失眠，纳差。住院前 3 周患者自觉病情加重，情绪低落，无法坚持工作，就诊于心身科门诊，抑郁自评量表评分 81 分、焦虑自评量表评分 58 分，SCL－90 提示躯体化 3.0 分、强迫状态 3.1 分、人际关系敏感 3.7 分、抑郁 3.8 分、焦虑 3.3 分、敌对 3.8 分、偏执 3.2 分、其他 3.7 分，脑电图提示轻度异常脑电图，建议住院治疗。现为进一步诊治收住院治疗。

既往史 小学时打架致左侧额部受伤行缝合术，目前形成一条长约 0.3cm×2cm 瘢痕。1 年前车祸后左下肢软组织贯穿损伤，目前瘢痕组织形成，活动自如。

个人史 独生子。自幼在祖父母身边成长，从小父母经常争吵，患者很少与父母沟通。大专毕业，在当地从事特警工作。喜欢刺激性运动，病前热爱组建乐队、玩摩托车赛车，既往性格外向、急躁。未婚未育。无吸烟、饮酒史，无精神活性物质及成瘾性物质接触史。

家族史 父母健在。否认家族性精神疾病及神经疾病遗传病史。

躯体及神经系统查体 左额部 0.3cm×2cm 瘢痕、左下肢瘢痕。余未见异常。

精神检查 ①一般状况：意识清楚，接触尚可，语声低，语速缓慢，衣冠整洁，年貌相称，表情抑郁，讲述病情时偶有目光交流，对答切题，注意力集中，定向力良好。②认知活动：思潮语量适中，未查出幻觉、妄想等精神病性症状。言语内容可见悲观消极观念，但无相应行动。③情感活动：情感反应协调，焦虑、抑郁体验深刻，可见情绪低落、情绪不稳、心烦、担心等表现。④情志行为：话少，兴趣丧失，不愿与人交往。周身乏力，懒动，有过自伤行为，生活能够自理。入院后未见冲动消极行为。⑤自知力：存在。

辅助检查 入院后完善血生化检查、甲状腺功能、胸片、心电图、腹部B超、脑电图、头颅CT等，结果均正常。

初步诊断 双相情感障碍。

诊断依据 ①至少1次符合了轻躁狂发作和至少1次重性抑郁发作的诊断标准。②从未有过躁狂发作。③这种障碍不能用分裂情感性障碍、精神分裂症、精神分裂症样障碍及其他的精神障碍来更好地解释。④引起临床意义的痛苦，导致人际交往、工作能力的损害。

鉴别诊断 ①焦虑症。支持点：心烦、烦躁、发脾气、与家人关系敌对等表现。不支持点：情绪低落、兴趣丧失、不愿与人交谈、悲观消极、周身乏力、行为冲动等，焦虑为继发症状，以抑郁为核心体验。故暂不考虑该诊断。②抑郁症。支持点：情绪低落、兴趣丧失、不愿与人交谈、悲观消极、周身乏力、冲动自伤等表现。不支持点：情绪不稳，多次冲动行为，有过1次的专注减肥、愿意与同事交谈、组织乐队排练等轻躁狂表现。故暂不考虑该诊断。

治疗计划 精神病护理；防自杀、防外逃、防伤人、防毁物；普食；向患者及家属详细交代病情及治疗计划，并签署知情同意书；暂给予丙戊酸钠缓释片、氟西汀、喹硫平联合电针、经颅磁刺激等物理治疗。

【会诊记录】

病例特点 ①青年男性患者。②间断病程，交替发作，病史4年。③补充病史：患者间歇期好转时出现话多，愿意与周围人交谈，主动活动增多，组织乐队排练，参加摩托车比赛，反应较好，持续数周。④主要临床表现：情绪低落、兴趣丧失、不愿与人交谈、悲观消极、多疑、周身乏力、冲动自伤等。⑤精神检查：意识清楚，接触尚可，表情抑郁，躯体性焦虑显著，悲观消极，可疑嫉妒妄想(对女友疑心重，限制对方与异性接触)。情感反应协调，情绪低落，情绪不稳，心烦，话少，兴趣丧失，不愿与人交往，周身乏力，懒动，有过冲动自伤行为。自知力存在。综上诊断：双相情感障碍(Ⅱ型)，目前为伴有精神病性症状的抑郁发作；人格障碍。

治疗计划 完善MMPI心理检查。告知家属加强看护，严防冲动伤人等意外。情感稳定剂丙戊酸钠缓释片(1000～1500mg/d)联合盐酸氟西汀(20mg/d)及抗精神病药物富马酸喹硫平片(200mg/d)治疗。

治疗效果 药物调整至治疗剂量，观察患者病情改善，情绪较前平稳，消极观念减轻，未见药物不良反应。上级医生查房后交代出院注意事项，建议出院后转至心身科门诊继续急性期、巩固期、维持期治疗。

【诊断】

双相情感障碍（Ⅱ型），目前为伴有精神病性症状的抑郁发作；人格障碍。

心得体会

该病例患者抑郁发作期存在明显情绪不稳定、行为冲动、精神病性阳性症状等不典型抑郁表现，提示有双相情感障碍可能性，需要进一步详细询问病史，加强对躁狂和轻躁狂发作的问诊技巧，为诊断及鉴别诊断提供依据。

病例 52

【病例摘要】

患者，女，15 岁。此次因间断情绪不稳、言行异常 7 个月，加重半个月入院。

患者于 7 个月前因考试成绩差在家及上课时哭泣、流泪，情绪不稳，易发脾气，言语异常。她对家人说："同学都鄙视我，说我坏话。咱家安有监视器监视我。你们都在欺骗我等。"此症状持续 10 余天后自行消失，而且她对这些言语表示否认，称："我不记得，没有的事儿。"家人也就未予重视。5 个月前因参加运动会比赛成绩不理想，她再次出现情绪低落、不开心，无故哭泣、流泪，每次持续数小时，其间出现间断胡言乱语、问东答西，内容难以被理解，如对家人说："所有人都在骗我；走路时他人都在议论我、监视我、跟踪我等。"上课注意力不集中、记忆力差，但尚能勉强坚持上学，持续约 2 周好转。近 2 个月患者无明显诱因感头痛，持续 1～2 天后好转，情绪不稳，写作业时摔砸手机，称"之前所有人都在线与自己聊天，现在所有人都不在线了"；走路时称"他人都在看自己、议论自己、监视自己，有人跟踪自己"；称"家人要将自己卖了"。无故发呆，自笑、自言自语，经常一个人呆站，如放学后一个人呆坐在座位上；半夜醒来一个人呆站床边。有时问话不答，少语，对家人解释称："同学说我话多，影响他人，因此我就不想说话。"夜间睡眠差，入睡困难，早醒。为进一步诊治收住院治疗。患者此次发病以来精神一般，夜间睡眠差，食纳一般，大、小便正常。

既往史 既往体健。

个人史 排行老二。初中二年级学生。适龄入学，五六年级时数学不及格，初中后成绩差，数学、英语、物理不及格，7 个月前期末考试数学 26 分、英语 48 分（满分 120 分），入院前 2 周休学在家。发病前个性开朗。

家族史 父母、姐姐体健。否认家族性精神疾病及神经疾病遗传病史。

躯体及神经系统查体 未见异常。

精神检查 ①一般状况：意识清楚，接触一般，表情平淡，对答切题，注意力不集中，定向力良好。思维贫乏，反应迟缓。②认知活动：病程中可获关系妄想（走路时他人都在看自己，议论自己），被跟踪感、被监视感（感觉有人跟踪自己、有人监视自己），内向性思维（发呆、自言自语、自笑）。③情感活动：情感反应协调，间断情绪低落、不开心，情绪不稳，易发脾气。④意志行为：意志减退，不能坚持上学，言语紊乱、行为反常，日常活动及学习受影响。入院后未见冲动消极行为。⑤自知力：不完整。

辅助检查 入院后完善血生化检查、胸片、心电图、脑电图、头颅 CT 等，结果均正常。IQ 检查示 93。

初步诊断 双相情感障碍，目前为伴有精神病性症状的抑郁发作。

诊断依据 ①症状标准：间断情绪低落、高兴不起来、易哭泣、流泪、失眠，伴精神病性症状，病程中存在兴奋、话多、活动增多等可疑轻躁狂表现。②病程标准：病史 7 个月。③严重程度标准：日常生活及社会功能受到影响。④排除标准：排除精神活性物质及非成瘾性物质所致精神障碍。

鉴别诊断 ①精神发育迟滞伴发精神障碍。患者自幼学习成绩差，小学及初中数学成绩低下，明显差于其他科目，日常生活可自理，IQ 检查、头颅 CT 等检查均未见异常。故暂不考虑该诊断。②抑郁症伴发精神病性症状。患者青少年起病，发作性病程，存在抑郁体验，伴精神病性症状，病程中存在兴奋、话多、活动增多等可疑轻躁狂表现。故暂不考虑该诊断。

【会诊记录】

病例特点 ①青少年女性患者。②发作性病程，发作 3 次，与月经周期无相关。③主要表现：既往存在兴奋、话多、活动增多等可疑轻躁狂表现。此次住院有情绪低落、高兴不起来、易哭泣、流泪、失眠等抑郁表现，伴精神病性症状(病程中可获关系妄想，被跟踪感、被监视感，内向性思维)。④精神检查：意识清楚，定向力完整，表情自然，接触尚可，检查合作。未引出感觉异常。思维障碍，病程中可获关系妄想(走路时他人都在看自己，议论自己)，被跟踪感、被监视感(感觉有人跟踪自己、有人监视自己)，内向性思维(发呆、自言自语、自笑)。注意力集中。自知力不完整。情感反应协调，有明显情绪低落，反应迟钝等表现。接受治疗，要求出院继续上学，日常生活可自理，行为举止恰当。⑤排除器质性精神障碍、精神活性物质所致精神障碍及非成瘾性物质所致精神障碍。⑥辅助 IQ 检查 93，属平常智力。综上，根据 ICD－10 诊断标准，符合：双相情感障碍，目前为伴有精神病性症状的抑郁发作。

鉴别诊断 ①精神发育迟滞伴发精神障碍。支持点：患者自幼学习成绩差，小学及初中数学成绩低下，明显差于其他科目。不支持点：日常生活可自理，入院后行 IQ 检查 93，正常范围。故暂不考虑该诊断。②精神分裂症。支持点：存在明确的精神病性阳性症状，可见思维内容障碍(关系妄想，被跟踪感、被监视感，内向性思维)。不支持点：以情感障碍为主要背景，交替出现情感高涨，情绪低落等表现，情感反应协调，精神病性症状为继发于抑郁情绪。故不符合该诊断。

治疗计划 目前患者抑郁症状已经有好转，可继续给予丙戊酸钠缓释片(500mg/d)、利培酮口服液(0.5mL/d)治疗，观察患者病情变化。

【诊断】

双相情感障碍，目前为伴有精神病性症状的抑郁发作。

心得体会

以精神病性症状为主诉就诊的患者，需充分考虑症状是否为原发症状，是否与周围环境协调。同时需要纵向复习病史，如患者间歇期正常且对社会功能影响不重，应考虑心境障碍的可能性。此外，对于精神发育迟滞的诊断不应仅仅依靠学习成绩，还需结合患者智力评估和生活能力综合考量。

病例53

【病例摘要】

患者，女，26岁。因凭空闻语、行为异常近1年，加重1周入院。

患者于1年前，跟公司会计争执后，突然给丈夫打电话，称“我快要死了，你赶紧来”。丈夫赶到后见其哭泣不语，问话不答，情绪不稳，行为反常，摔眼镜。丈夫开车将其接回家，在行驶过程中患者行为冲动，突然从副驾驶伸手过来抢转方向盘，幸亏被丈夫紧急阻止，经劝说、抚慰后情绪渐稳定。后来，患者时常发呆，无故发笑，偶尔自言自语；变得主动言语减少，也很少与人交流，家里来人不招呼客人；主动性差，在家很少出门，被动懒散，不注重妆容，不做家务；敏感多疑，认为周围的人都在议论自己；还说她大脑中有时冒出一些不属于她的想法；能听到脑中及耳边有人跟她说话，还让她去打人、骂人；认为她心里想什么都能被周围人知道，说自己变成了一个透明人，情绪不稳，紧张、不安、恐惧，有阵阵胸闷、气短、心慌等症状。于1个月后就诊于心身科门诊，给予盐酸文拉法辛缓释胶囊(150mg/d)、奥氮平片(每晚5mg)等药物治疗，患者服药40余天发现自己怀孕后，自行停用以上药物。住院前20余天，患者变得兴奋，行为活动增多，频繁给丈夫打电话，要求陪她逛街；她自己也经常独自外出逛街，花钱增多，喜购物，买几十双鞋子、多瓶指甲油、衣服、包等；喜欢化妆打扮，主动言语增多，对人主动热情，跟陌生人也主动搭讪。自我感觉良好，言语轻浮，问表哥“你觉得我漂亮吗？漂亮就把我娶了吧!”变得勤快，主动扫地、拖地、打扫卫生。睡眠需求减少，精力充沛。后又逐渐变得敏感多疑，言行紊乱，感觉有人要陷害自己，怀疑生活用品、饭菜里面存在问题，推测是丈夫给水里下的毒；不允许婆婆接触孩子；认为丈夫跟表妹有暧昧行为，自己已经跟他离婚；甚至说表嫂脖子断了；有个道士告诉自己，说丈夫、姐夫活不了多久；患者睡觉时戴上塑料袋，说是因为家里有鬼。住院前1周，因剖宫产在某医院住院期间，患者说听见有人在耳边悄悄地说：“这里仅住了你一个病人。”随即就前往隔壁病房、楼道，四处查看。为进一步诊治收住本院。发病以来食欲尚可，服药后睡眠较好，体重增加，近10个月增加4kg，大、小便正常。

既往史 既往体健。

个人史 患者系胞3行2。有1个姐姐、1个弟弟。大专学历，病前性格内向，人际关系一般。适龄结婚，夫妻感情一般，育有1子。丈夫、儿子均体健。无吸烟、饮酒史，无精神活性物质及非成瘾性物质接触史。既往月经正常。患者住院前1周行剖宫产，手术顺利。

家族史 父母及姐姐、弟弟健在。否认家族性精神疾病及神经疾病遗传病史。

躯体及神经系统查体 下腹部剖宫产术后改变，余未见异常。

精神检查 ①一般状况：意识清楚，接触一般，语声正常，语速缓慢，年貌相称，表情平淡，讲述病情时无坐立不安、烦躁，对答欠切题，注意力欠集中，定向力良好。②认知活动：理解、领悟力粗测正常。可获言语性幻听(凭空听见耳边有人跟自己说话)、假性幻听(听到脑子里有人跟自己说话)、被害妄想(觉周围有人陷害自己，水里被人下毒)、内向性思维(发呆，自言自语)。③情感活动：情感反应不协调，情绪不稳，易激惹。④情志行为：病理性意志行为增强，频繁给丈夫打电话，要求丈夫陪她逛街。她也经常自己外出逛街，花钱增多，喜购物，买几十双鞋子、多瓶指甲油、衣服、包等；喜欢化妆打扮，主动言语增多，对人主动热情，跟陌生人也主动搭讪；变得勤快，主动扫地、拖地、打扫卫生；睡眠需求减少，精力充沛、平素懒散，出门少，不关心家人，生活能够自理。入院后未见冲动消极行为。⑤自知力：不存在。

辅助检查 入院后完善血生化检查、甲状腺功能、胸片、心电图、腹部B超、脑电图等，结果均正常。血常规：血红蛋白105g/L，平均血红蛋白浓度332g/L。血脂：甘油三酯5.03mmol/L。头颅CT：右侧上颌窦部分黏膜稍增厚，余颅脑CT平扫未见明确病变。

初步诊断 精神分裂症。

诊断依据 ①症状标准：言语性幻听，假性幻听，被害妄想，内向性思维，言行紊乱。②病程标准：持续病程近1年。③严重程度标准：严重影响日常生活质量和社会功能。④排除标准：排除精神活性物质及非成瘾性物质所致精神障碍。

鉴别诊断 ①双相情感障碍。支持点：患者剖宫产前10余天出现活动增多，爱花钱，买几十双鞋子，多瓶指甲油、衣服、包等，爱化妆，话多，对客人热情等。不支持点：患者情感体验不深刻，以精神病性症状为主要表现。故暂不考虑该诊断。②产后精神障碍。支持点：患者目前为产后1周，以言语性幻听、假性幻听、被害妄想、内向性思维、言行紊乱为主要表现。不支持点：患者起病于怀孕前。故暂不考虑该诊断。

【会诊记录】

病例特点 ①青年女性患者。②发作性病程近1年，病程波动。③既往史、家族史无特殊。丈夫补充病史，情绪不稳，易激惹，有时特别高兴，有时很悲伤，判若两人；悲伤时不愿见人，话少，呆坐，不愿活动，哭泣流泪，失落，抱怨，不想活了；去年曾经有过，高兴时兴奋，话多，坐不住，脾气大，睡眠少，精力充沛，持续约4天。④主要表现：间断情感高涨，情绪低落，有时情绪不稳，近1个月购物随意，爱化妆，与陌生人搭讪，喜外出，变勤快，伴有敏感多疑。目前主观评价低，不想说话，对丈夫不满意，活动减少，缺乏愉快体验。⑤精神检查：意识清楚，接触一般，语速慢，可获言语性幻听（凭空听见耳边有人跟自己说话）。思维内容障碍，可疑被害妄想（称之前说的有人陷害自己，现在看来那些是胡说的）、内向性思维（发呆，自言自语）。情感反应欠协调，有时情绪不稳。入院前病理性意志行为增加，频繁给丈夫打电话，让丈夫陪自己逛街；自己常外出，爱花钱，爱化妆，话多，对客人热情。目前缺乏愉快体验，话少，不愿做事，主观感觉评价低，称自己高兴不起来，对丈夫不满，生活能够自理。自知力不完整。分析：患者病程波动，发作性病程，孕期基本正常，对孩子情感体验尚可。有情绪的大起大落，近1个月有情感高涨、情绪低落。既往有情绪低落伴有精神病性症状。既往达到轻躁狂诊断标准，此次住院是因为亢奋、兴奋、情绪易激惹、管理困难入院。怀孕、生育加重病情。综上诊断：双相情感障碍（Ⅰ型），伴有精神病性症状。

鉴别诊断 精神分裂症。支持点：患者存在幻觉妄想等精神病性阳性症状。不支持点：为间断病程，主要以情感障碍为主要表现，情绪大起大落，不稳定，有明确的抑郁发作及躁狂发作，且伴有精神病性症状。经过短期治疗，目前精神病性症状明显改善，仍有主观感觉评价低，大脑反应迟钝，缺乏愉快体验，兴趣下降，情绪低落等抑郁体验。故暂不考虑该诊断。

治疗计划 停止哺乳，在抗精神病药物奥氮平基础上加用情感稳定剂丙戊酸钠缓释片（每晚500mg）稳定情绪。

治疗效果 在足剂量药物治疗半个月后，患者病情好转，症状改善，未见药物不良反应。交代出院注意事项，建议出院后转至心身科门诊继续急性期、巩固期、维持期治疗，不适随诊，防意外。

【诊断】

双相情感障碍（Ⅰ型），伴有精神病性症状。

心得体会

该病例患者虽精神病性阳性症状突出，但排除精神分裂症诊断，确诊为双相情感障碍，其鉴别要点在于：间断性病程，主要以情感障碍为主要表现，情绪大起大落，不稳定，有明确的抑郁发作及躁狂发作，伴有精神病性症状。

通过对该病例的学习，可掌握症状学及情感障碍（抑郁发作、躁狂发作）。

病例 54

【病例摘要】

患者，女，22岁。因凭空闻语、言行异常2个月入院。

2个月前患者无明显诱因称自己能听见很多男、女同学在说话，女同学夸奖自己，男同学嘲笑自己；认为自己身上带的东西有磁场，他人可以通过磁场，知道自己想法；曾被警察送回家2次（一次是觉得某异性欺骗自己，没有来找自己，在餐馆扔自己的饰品，损毁物品；另一次是“找不到家”），存在单位领导让家属领患者回家现象。后家属发现患者言语紊乱，讲话内容东拉西扯，难以理解，还发现她自言自语，无故自笑，发呆，情绪不稳，易怒，烦躁，爱购物，爱花钱，扬言：“我要跟同学合伙做生意，要挣大钱。”拒绝做目前工作，嫌挣钱太少。行为怪异，不愿洗脸刷牙。为进一步诊治收住院治疗。

既往史　既往体健。

个人史　独生女。本科学历，病前外向。未婚未孕。无吸烟、饮酒史，无精神活性物质及非成瘾性物质接触史。

家族史　父母健在。否认家族性精神疾病及神经疾病遗传病史。

躯体及神经系统查体　未见异常。

精神检查　①一般状况：意识清楚，接触差，语声高，语速快，表情平淡，讲述病情时烦躁，对答不切题。②认知活动：查出幻听，思潮语量增多，思维散漫，存在内向性思维，思维被洞悉感。③情感活动：情感反应不协调，情绪平淡。烦躁。④意志行为：不能正常工作，行为异常(被警察送回家 2 次)，个人卫生差(不愿刷牙洗脸)。⑤自知力：不存在。拒绝接受住院治疗，吵闹要求出院。

辅助检查　入院后完善血生化检查、胸片、心电图、脑电图、头颅 CT 等，结果均正常。

初步诊断　精神分裂症样障碍。

诊断依据　①症状标准：可查及幻听，思维散漫，内向性思维，言语紊乱，行为异常。②病程标准：病程 2 个月。③严重程度标准：自知力缺损，社会功能严重受损，无法进行有效交谈。④排除标准：排除精神活性物质及非成瘾性物质所致精神障碍。

鉴别诊断　①双相情感障碍。支持点：患者病程中存在易怒，爱花钱，说大话。不支持点：情感反应不协调，情感体验不深刻。故暂不考虑该诊断。②脑器质性精神障碍。患者发病前无发热、头痛等感染性疾病，神经系统查体未见异常，入院后完善相关检查均未见明显异常。故暂不考虑该诊断。

【会诊记录】

病例特点　①青年女性。②发作性病程 2 个月。③主要表现：言行异常，亢奋，情绪不稳。④精神检查：意识清楚，接触主动，着装暴露，思维联想奔逸，幻听(听见很多男、女同学在说话，女同学夸奖自己，男同学嘲笑自己)。可见内向性思维(自言自语，自笑，发呆)、思维被洞悉感(认为自己身上带的东西有磁场，他人可以通过磁场知道自己想法)。情感反应不协调，情感高涨，但无感染力。情绪不稳定，易激惹。意志行为增加，主动言语增多，行为活动增加，自知力不存在。综上，根据 ICD－10 诊断标准，符合：双相情感障碍，目前为伴有(不协调)精神病性症状的躁狂发作。

治疗计划　碳酸锂 1500～2000mg/d，维持血药浓度 0.8～1.2mmol/L；氟哌啶醇片每日 2 次，每次 4mg，可酌情调整至每日 2 次，每次 6～8mg。观察病情变化及药物不良反应。

【诊断】

双相情感障碍，目前为伴有(不协调)精神病性症状的躁狂发作。

心得体会

双相情感障碍患者中有10%～20%仅出现躁狂发作。躁狂发作一般呈急性起病，可能会伴有感知觉障碍，思维不连贯，行为紊乱，易激惹，甚至有不协调的情感表达等。不能存在幻觉、妄想就诊断为精神分裂症，仍需要结合患者病史，病程及发作时的表现进行鉴别诊断。

病例 55

【病例摘要】

患者，女，23岁。因间断情绪不稳9年，加重4个月第2次住院。

患者于9年前无明显诱因出现断续进食后反流，渐发展至进食后呕吐，体重逐渐下降。患者因如此能减轻体重受到提醒，对体重关注，随后就开始主动有意识节食、催吐，还将呕吐物藏入衣柜以免被父母发现，至8年前体重下降至38kg(原为54kg)，出现闭经。家人带其就诊于某综合医院心理科，诊断"神经性厌食症"，给予对症支持治疗，体重恢复至42kg出院。院外，患者在父母严格监督下进食，月经恢复，但患者对当前的体重增加感到很不满意，内心无法接受，经常为进食出现情绪不稳，发脾气现象。7年前中考后患者对分班情况不满，反复纠结此事，提起便伤心落泪，怎么劝说都无法释怀。患者仍不能接受当前的体重(53kg)，认为自己难看，外出会影响市容，拒绝照镜子及外出，易怒，再次出现主动节食及频繁呕吐、闭经。6年前至心身科住院，诊断"神经性进食障碍"，给予盐酸氟西汀分散片(20mg/d)、奥氮平片(2.5mg/d)治疗，病情好转后出院。院外服药1个月即停药，进食情况时有波动，至2年后才基本恢复正常。3年前的8月患者出现耳鸣，失眠，渐感心烦，情绪低落，常伤心哭泣，做事缺乏兴趣，悲观绝望，反应迟钝，记忆力下降，无法坚持工作，回到家也情绪不稳，对父母发脾气、抱怨，甚至摔东西。1年前患者提出独居，在此期间，仍感情绪不佳，间断工作(最短1个月，最长3个月)，与父母来往少、交流少，过年过节亲戚来访时拒绝接待，很少与人来往。1年前的9月患者谈恋爱，其间与男友相处关系欠融洽。当年8月与男友闹分手，感到委屈、愤恨，常整日哭泣，甚至哭嚎。11月男友与其分手后，患者情绪不稳加剧，纠缠、不愿放弃男友，数次将刀架在脖子上要挟。父母将其接回家中居住，回家后患者埋怨父母，对父母发脾气、摔东西。12月22日家人将其送至某精神专科医院住院，诊断"偏执性精神病"，给予阿立哌唑(20mg/d)及3次MECT，患者对MECT反感，强烈要求家人给其办理出院，出院后自行停药，病情持续。此次入院前1个月，患者精神、休息差，饮食欠规律，仍有呕吐。为进一步诊治收住院治疗。

既往史 2年前患哮喘，给予沙美特罗替卡松气雾剂治疗，现病情稳定。

个人史 独生女。母孕期体健，足月剖宫产，幼年生长发育同同龄儿童。适龄入学，高中文化，毕业后间断工作。既往性格任性、固执，追求完美。未婚未孕。月经史无异常。

家族史 大舅有情绪低落表现，曾治疗，恢复不理想；二舅曾有精神异常表现，经治疗，病情稳定。

躯体及神经系统查体 未见异常。

精神检查 ①一般状况：意识清楚，接触一般，衣冠整洁，年貌相称，表情烦躁，病情讲述基本清楚，对答切题，注意力不集中，定向力良好。②认知活动：思潮语量略减少，语音、语速基本正常，理解、领悟力粗测正常，未查出幻觉、妄想等精神病性症状，存在悲观消极的认知。③情感活动：情感反应协调，心境低落，情绪不稳，易发脾气，常哭泣，甚至哭嚎。④情志行为：无法坚持工作，兴趣缺乏，行为冲动(数次将刀架在脖子上)，起居欠规律，日常生活及社会功能严重受损。入院后未见冲动消极行为。⑤自知力：存在。

辅助检查 入院后完善血生化检查、胸片、心电图、腹部B超、脑电图、头颅CT等，结果均正常。

初步诊断 抑郁症；人格障碍。

诊断依据 ①症状标准：存在情绪低落，悲观消极，兴趣缺乏，注意力不集中，纳差，失眠等症状。②病程标准：病史9年，加重4个月。③严重程度标准：自知力存在，社会功能严重受损。④排除标准：排除精神活性物质及非成瘾性物质所致精神障碍。

鉴别诊断 ①器质性精神障碍。患者慢性病程，临床表现以情绪不稳为主，近期无感冒，发热、腹泻等感染症状，外院头颅CT、腹部B超、脑电图等检查结果均未见异常。故暂不考虑该诊断。②恶劣心境。患者长期感到情绪不佳，烦躁易怒，但社会功能受损明显，无法坚持工作，近4个月病情加剧，出现消极观念，严重程度超出恶劣心境。故暂不考虑该诊断。

【会诊记录】

病例特点 ①青年女性患者。②青少年时期起病，病程9年。③临床表现以情绪不稳、人际关系及社会适应不良为主。④精神检查：意识清楚，接触一般，未见幻觉、妄想等精神病性阳性症状。可查及一贯不稳定的人际关系模式、反复发生的自杀姿态、情感不稳定、难以控制发怒，以及对形体的关注和进食问题。进食障碍为既往诊断，不作为此次的主要诊断。近4个月生活事件后出现抑郁心境伴连续数日的活动过度、自我感觉良好和言语急促，抑郁与躁狂症状可以快速转换。综上诊断：双相情感障碍，目前为混合状态；人格障碍。

鉴别诊断 应激反应。病程过长(此次与男友分手后症状持续近4个月)，患者的反应超出应激反应的强度，考虑与患者的偏执、报复、嫉妒等个性特点有关。故暂不考虑该诊断。

治疗计划 情感稳定剂(碳酸锂)联合小剂量抗抑郁药物(舍曲林或氟伏沙明)、小剂量非典型抗精神病药物(喹硫平或奥氮平)治疗，观察患者病情变化及药物不良反应。

治疗效果 药物调整至治疗剂量后观察7天，患者症状改善，情绪较前平稳，未见药物不良反应。交代出院注意事项，建议出院后转至心身科门诊继续治疗。

【诊断】

双相情感障碍，目前为混合状态；人格障碍。

心得体会

该病例病程特点：一是起病于青少年时期、持续存在的个性特点及人际关系及社会适应不良。二是间断出现的情绪不稳，抑郁与躁狂混合出现。所以做出双相情感障碍，目前为混合状态的诊断及轴Ⅱ诊断人格障碍。此外，医生需要抓住患者此次就诊的主要症状，对既往病史作为既往史记录即可，不作为此次的主要诊断。

病例56

【病例摘要】

患者，女，37岁。因间断情绪低落、心烦、担心3年半，再发1个月第2次住院。

患者于3年前的12月底怀孕期间感腹部不适、有下坠感，胸闷，且患者血型为Rh阴性，倍感担心，想做流产，均因当地医院备血量不足未实施，为此认为自己身体不好是这个胎儿造成的。之后，她在一次与他人交流后出现不想活的念头，感到“自己活着没用，世上没有空间留给自己，担心自己会伤害胎儿”，无食欲，就诊于心身科门诊。建议必要时服用“劳拉西泮片”治疗，患者偶尔少量服用(小于1/4片)，症状改善不明显，在家人劝说下坚持保胎。2年前患者生产，产后仍存在上述症状，情绪低落、头脑反应慢、记忆力下降，仍害怕自己伤害其他小孩及自己的孩子，感觉自己患有重病，病好不了，不想活了，认为家人欺骗她(家人称生产后就会好的)并感到排尿困难，为此情绪波动、想服药自杀。产后1周就诊于某私立专科医院，具体诊治不详，效果不明显，之后就诊于某综合教学医院精神心理科，给予“奥氮平片(10～20mg/d)、马来酸氟伏沙明片(50mg/d)”治疗，患者服药后症状改善不明显。3个月后病情加重，她认为自己眼神不正常，害怕看自己的眼睛，不敢照镜子，害怕自己会变成疯子，卧位感到床在转动，心急、烦躁、发脾气，胸闷，乏力，失眠，随后在心身科住院治疗，诊断“抑郁症”，给予文拉法辛(150mg/d)、氯硝西泮(每晚1mg)治疗，住院19天，病情好转后出院。出院后坚持服药1年，患者因担心药物副作用自行停药，其间大体正常。此次住院前1个月，患者与丈夫争吵，被当街殴打，感到愤怒，情绪不稳，气急之下出现反应迟缓，不知怎样讲话。近期她情绪波动大，易激惹，烦躁，想与人争吵，情绪低落，委屈，伤心流泪，感到活着没意思，想要跳楼自杀，失眠。现为进一步诊治再次收住院治疗。

既往史 既往体健。

个人史 患者系胞5行4。高中文化，个体经营商。病前性格表现外向，内心封闭，好强，追求完美。小学三年级后多寄宿就读，与父母感情一般。在考中专及考大学择校时认为母亲均不支持自己，从此对母亲表示不满，与母亲相处时病情加重。适龄结婚，育有1子1女。

家族史 否认家族性精神疾病及神经疾病遗传病史。

躯体及神经系统查体 未见异常。

精神检查 ①一般状况：意识清楚，接触良好，表情抑郁，讲述病情时坐立不安，烦躁，对答切题，注意力集中，定向力良好。②认知活动：思潮语量适中，理解、领悟力粗测正常，未查出幻觉、妄想等精神病性症状。③情感活动：情感反应协调，情绪低落。心烦，坐立不安。④意志行为：意志减退，对周围事物不感兴趣，对未来生活缺乏信心，不愿与人交往，生活能够自理。入院后未见冲动消极行为。⑤自知力：存在。

辅助检查 入院后完善血生化检查、甲状腺功能、胸片、心电图、腹部B超、脑电图等，结果均正常。头颅CT：右侧上颌窦外侧壁骨瘤，余颅脑CT平扫未见异常。

初步诊断 抑郁症。

诊断依据 ①症状标准：主要表现情绪低落，兴趣减退，思维反应迟缓，失眠，有自弃观念。②病程标准：起病有一定生活事件诱因，间断性病程，病史3年半。③严重程度标准：自知力缺损，社会功能部分受损。④排除标准：排除精神活性物质及非成瘾性物质所致精神障碍。

鉴别诊断 ①双相情感障碍。患者存在情绪不稳，易激惹，烦躁，但病史中无明确情感高涨、活动增多等症状。故暂不考虑该诊断。②焦虑症。患者存在心急心烦、坐立不安，紧张、担心，但存在明确情绪低落、兴趣减退等抑郁核心症状。故暂不考虑该诊断。

【会诊记录】

病例特点 ①患者青年女性。②起病有一定的生活事件作为诱因。③间断性病程，病史3年半。④主要症状：第1次发病时以情绪低落、兴趣减退等抑郁症状为主；此次发病患者虽自觉情绪低落，但表现出情感高涨、兴奋、激惹性增高，称自己爱艺术、想上学、想办培训班，经常去跳舞，不管孩子，与丈夫、姐姐及外人争吵，语声高、语速快，睡眠需要量减少，精力充沛，想法多，自我评价增高，称自己能力强、爱赚钱、活着要创造价值。要铤而走险、要杀丈夫、要先下手为强。⑤结合患者的成长经历，以及对母亲、姐姐的偏执观念，患者存在人格方面的问题。综上诊断：双相情感障碍，目前为混合状态；偏执型人格障碍。

治疗计划 给予情感稳定剂丙戊酸钠缓释片及非典型抗精神病药奥氮平片治疗。慎用抗抑郁药，观察病情变化。

【诊断】

双相情感障碍，目前为混合状态；偏执型人格障碍。

心得体会

该病例间断病程，抑郁核心症状突出，符合抑郁症诊断标准，初步诊断为抑郁症无可非议。值得学习之处是，上级教授查房时能够通过详细的病史采集及精神检查，补充获得了“此次发病患者虽自觉情绪低落，但表现出情感高涨、兴奋、激惹性增高，称自己爱艺术、想上学、想办培训班，经常去跳舞，不管孩子，激惹性增高，与丈夫、姐姐及外人争吵，语声高、语速快，睡眠需要量减少，精力充沛，想法多，自我评价增高，称自己能力强、爱赚钱、活着要创造价值。要铤而走险、要杀丈夫、要先下手为强”等症状，明显具备躁狂发作的证据，为做出双相情感障碍-混合发作的诊断提供强有力的依据。

病例 57

【病例摘要】

患者，女，17 岁。因间断交替性情绪低落、兴奋、话多 4 年余，情绪不稳、行为反常 1 个月被父母带来住院诊治。

4 年前正在上课的患者看到学不完的功课、做不完的作业，突然感到胸口憋闷，气促，需要大口喘气，继而晕倒在书桌上，被送至本院急诊科。诊断“过度换气综合征”，予对症处理，很快症状消失，完善相关检查均未见异常，观察 1 天后办理出院。此后，她逐渐出现持续性压抑、情绪低落，高兴不起来，头部、上腹部、腰部游走性疼痛，烦躁不安，甚至发脾气，情绪失控，痛哭流泪，注意力不集中，不能坚持完成作业，感到学习吃力，效率下降，难以完成学业，严重时有过不想活的念头一闪而过。遂办理休学 1 年。家属带其到心身科门诊就诊，诊断“抑郁症”，具体服药不详。效果不稳定，其间，曾在超市打工 3 个月，能够按时上下班，但是很少与周围人交流，时时感到心烦，食欲增加，家属未予重视。2 年前患者再次出现学习困难，发愁，话少，不愿与人交流，记忆力差，反应迟钝，无心上学，主动性差，被动、懒散，疲乏无力，持续数月，时轻时重，未经诊治。1 年前她突然出现兴奋话多，主动与人攀谈，自觉脑子反应快，自我感觉良好，精力旺盛，做事勤快，睡眠需求减少，持续 1 周。次月，她又出现学习成绩下降，脑子反应迟缓，记忆力差，发呆，发笑，自言自语。1 个月后家人发现她疑神疑鬼，说家里有监控器监控她，紧张、害怕，重复数次“喝水、喝水、喝水”，发出怪异的声音如鸟叫，解释“因为好听”。家属带其到某院心理科住院，诊断“双相情感障碍，伴精神病性症状抑郁发作”，予“丙戊酸钠缓释片(500mg，2 次/日)、奥氮平(每晚 10mg)、阿普唑仑(每晚 0.2mg)”治疗，住院半个月症状缓解出院。出院后坚持药物治疗，时有情绪不稳，发脾气，埋怨父亲强行带其住院，担心父母骗她，伤心流泪，偶有摔东西、辱骂父母的冲动行为。住院前 1 天前患者在家里突然烦躁不安，抓扯母亲的头发。

既往史 12岁时曾患“甲流”，目前病愈。

个人史 患者有1个弟弟。久居某地，无疫区、疫水接触史。母孕期体健，足月顺产，自幼在父母身边长大，学习成绩优良，目前就读高中二年级。病前性格内向、胆小、谨慎。月经规律。

家族史 父母及弟弟健在。否认家族性精神疾病及神经疾病遗传病史。

躯体及神经系统查体 未见异常。

精神检查 ①一般状况：意识清楚，接触被动，语声低，语速缓慢，衣冠整洁，年貌相称，表情抑郁，讲述病情时伤心流泪，对答切题，注意力不集中，定向力良好。②认知活动：思潮语量减少，思维联想迟缓，记忆力减退，反应迟钝。思维逻辑及思维内容障碍，可查及内向性思维(发呆，自言自语，自笑)、片段的被监控感(认为家里有监控器监控她)、重复言语(重复数次“喝水、喝水、喝水”)。③情感活动：情感反应协调，焦虑抑郁体验深刻，情绪低落，兴趣减退，情绪不稳，紧张，恐惧，心烦，坐卧不宁，易激惹。④意志行为：意志减退，发呆，主动言语减少，说话低声缓慢，反应慢，不愿与人交往，活动减少，学习效率、成绩下降。行为反常(发出怪异的声音如鸟叫，辱骂父母，摔东西，撕扯母亲头发)，生活质量严重受到影响，社会功能受损，学习吃力，成绩下降，无法完成正常学业。生活能够自理。入院后未见冲动消极行为。⑤自知力：对自己的疾病缺乏正确认识，拒绝治疗，抱怨父母带其住院。

辅助检查 入院后完善血生化检查、心电图、腹部B超、脑电图、头颅CT等，结果均正常。胸片：双肺纹理稍增多，心、膈均未见异常。

初步诊断 双相情感障碍，目前为伴有精神病性症状的抑郁发作。

诊断依据 ①至少1次符合了轻躁狂发作和至少1次重性抑郁发作的诊断标准。②从未有过躁狂发作。③不能用分裂情感性障碍、精神分裂症、精神分裂症样障碍、妄想性障碍或其他特定的或未特定的精神病性障碍来更好地解释。④这种交替发作引起临床意义的痛苦，导致学习、社交、人际交往等重要方面功能的损害。

鉴别诊断 ①抑郁症。支持点：存在明确的抑郁发作核心症状，情绪低落、高兴不起来、精力减退、悲观消极等表现。不支持点：1年前有典型的轻躁狂发作，兴奋话多、主动与人攀谈、自觉脑子反应快、自我感觉良好、精力旺盛、做事勤快等轻躁狂发作。故暂不考虑该诊断。②精神分裂症。支持点：存在内向性思维、片段的被监控感、重复言语、行为反常表现等。不支持点：呈间断病程，交替发作，并始终有明显的抑郁发作和轻躁狂发作史，以情感症状为主，精神病性症状为伴发症状。故不考虑该诊断。

【会诊记录】

病例特点 ①青年女性患者。②间断病程，交替发作。③母亲补充病史：患者平时情绪低落，干事没兴趣。第1次发作，要求剪头发，抓头大声哭泣，持续十几分钟，予奥氮平等治疗，服药后出现目光呆滞，少语。第2周突然出现兴奋、话多，见陌生人主动打招呼，爱唱爱跳，善于表演。住院前1天，患者再次出现发呆、乏力等。④此次住院主要临床表现：发呆、自言自语、情绪不稳、行为反常等。⑤精神检查：

意识清楚，接触一般，表情抑郁，注意力不集中，思维联想适中，语调低，语速缓慢，存在内向性思维、片段的被监控感、重复言语。情感反应协调，焦虑、抑郁体验深刻，情绪低落，紧张，心烦。意志行为减退，伴有行为反常，无法坚持上学，社会功能受损，自知力不存在。根据 ICD－10 标准，符合：双相情感障碍，目前为混合状态。

鉴别诊断 双相情感障碍(快速循环型)。患者过去 1 年中最多发作 3 次，不符合 1 年发作 4 次的诊断标准。故暂不考虑该诊断。

治疗计划 给予心境稳定剂联合非典型抗精神病药物治疗，建议丙戊酸钠缓释片、阿立哌唑片治疗，观察患者病情变化。

治疗效果 住院经过足剂量药物治疗 22 天后，患者症状改善，情绪较前平稳，未见药物不良反应。交代出院注意事项，建议出院后转至心身科门诊继续急性期、巩固期、维持期治疗。

【诊断】

双相情感障碍，目前为混合状态。

心得体会

双相情感障碍诊断时需明确分型，依据分型调整治疗方案。抑郁或躁狂频繁发作的患者要考虑是否为快速循环发作，如果患者 1 次情绪发作中情绪快速转换，应考虑混合发作的可能性。

该病例存在精神病性症状、情感症状，做出双相情感障碍的诊断并不难，难点在于如何掌握病程的特点，掌握双相的分型，学习混合发作的诊断标准。这是难点！

病例 58

【病例摘要】

患者，男，18 岁。因间断敏感多疑、情绪不稳 4 月余入院。

患者从 4 个月前起无明显诱因总感到同学们的言语内容都是针对他，而且发现他们在背后窃窃私语地议论他，大多是说他的各种不好，为此影响心情，整日郁郁寡欢，开心不起来，对什么事情都不感兴趣，茶不思饭不想，上课注意力不集中，学习效率下降，成绩也一落千丈，甚至出现厌学念头。患者回避与人交往，经常独处，变得很少讲话。家人带其就诊于某医院，诊断不详，给予帕罗西汀(20mg/d)、利培酮(1mg/d)治疗半个月病情有所好转，低落情绪有所缓解，能勉强坚持上学。3 个月前开始患者不再连续服药，4 日后出现病情反复，情绪不稳，烦躁不安，易激惹，自行将利培酮加量至 1.5～2mg/d 治疗，情绪逐渐趋于稳定。2 个月前症状再次波动，烦躁易怒，行为冲动，突然强行外出，扬言要去报复某同学及老师，被家人及时阻止。此过程中，患者情感爆发，大喊大叫，力大无比，一边自己捶打自己，一边又砸墙、砸门、毁物。即刻被家人强行送至上述提及医院，收住院治疗，入院诊断“精神分裂症”，给予奥氮平

(20mg/d)、丙戊酸钠(0.4g/d)等药物治疗1月余，上述症状明显缓解，未再出现冲动、攻击行为，情绪也较前平稳。出院后院外坚持药物治疗，病情尚平稳。此次入院前1周，患者因服药后体重增加10kg而烦恼，出现间断情绪不稳，烦躁时会大声喊叫，行为冲动，自言自语等。

既往史 既往体健。

个人史 独生子。大学二年级学生。母孕期体健，足月顺产，幼年生长发育同其他正常儿童，适龄上学，学习成绩尚可。既往性格偏内向，无吸烟、饮酒史，无精神活性物质及非成瘾性物质接触史。

家族史 父母健在。否认家族性精神疾病及神经疾病遗传病史。

躯体及神经系统查体 未见异常。

精神检查 ①一般状况：意识清楚，定向力完整，年貌相当，衣冠整洁，面无表情，接触略显抵触，未引出感觉、知觉异常以及感知综合障碍。注意力不集中，粗测智力正常。②认知活动：可查及内向性思维，否认精神病性阳性症状。病程中可获牵连观念——总感到同学们的言语内容都是针对他，而且发现他们在背后窃窃私语地议论他，大多是说他的各种不好。③情感活动：情感反应平淡，精神检查时否认抑郁体验，病史中可获及抑郁体验——整日郁郁寡欢，开心不起来，对什么事情都不感兴趣，茶不思饭不想。也可获及情绪不稳，易激惹，烦躁不安，大喊大叫。④意志行为：意志减退，无法坚持上学，回避与人交往，以及病理性意志行为增强，发作性情感爆发，大喊大叫，行为冲动，攻击。严重影响日常生活及学习。入院后未见冲动消极行为。此次住院患者因服药后体重增加而烦恼，情绪失控。⑤自知力：不完整。

辅助检查 入院后完善血生化检查、胸片、心电图、脑电图、头颅CT等，结果均正常。

初步诊断 精神分裂症样障碍。

诊断依据 支持点：病史中有敏感多疑，人际关系紧张，回避交往，情绪不稳，发作性行为冲动，有攻击毁物行为。持续病史4月余；社会功能明显受损，无法坚持正常学业，生活质量受到影响；体格检查及神经系统查体均未见异常，既往无特殊不良嗜好，基本可以排除器质性精神障碍及精神活性物质所致精神障碍。不支持点：病史中也曾有情绪低落，整日郁郁寡欢，开心不起来，对什么事情都不感兴趣，茶不思饭不想，上课注意力不集中，学习效率下降，甚至出现厌学现象。也有情绪不稳、情感爆发，行为失控等症状。入院后需要进一步观察病情，明确诊断。

鉴别诊断 ①双相情感障碍。患者起病年龄小，起病初期有情绪低落，高兴不起来，兴趣减退等抑郁症状，服用抗抑郁药物有效，但目前以精神行为异常为主，情绪不稳定，自知力不完整。需进一步完善病史，以明确该诊断。②焦虑症：患者有心急、情绪烦躁，静坐不能等现象，但呈发作性，病史中精神病性症状突出。故暂不考虑该诊断。

【会诊记录】

入院后进一步补充病史：患者回忆他从1年前起就无明显诱因出现间断情绪低落，

主动性下降，不愿讲话，提不起精神，精力差，每次持续数天可自行缓解，未引起重视。今年上述症状加重，经常感到脑子反应迟钝，注意力不集中，记忆力减退，学习效率下降，烦躁易怒，睡眠、饮食不佳，疲乏无力。

病例特点 ①青年男性。②隐性起病，间断病程1年余，此次病史4月余。③临床表现：情绪不稳，其间情绪低落、敌对交替出现，当情绪低落时表现出少语，少动，疲乏无力，精力下降；情绪敌对时表现出精力旺盛，力量强大，行为冲动，攻击、毁物。④精神检查：意识清楚，接触略显敌对，交流时坐卧不宁，否认幻觉、妄想等精神病性症状。情感反应尚协调，目前以情绪不稳、烦躁不安为主，否认有抑郁焦虑体验。意志减退，无法坚持上学。自知力不完整。综上，根据ICD-10诊断标准，符合：双相情感障碍，目前为混合状态。

治疗计划 给予情感稳定剂丙戊酸钠缓释片联合非典型抗精神病药物阿立哌唑治疗。逐渐停用奥氮平，观察病情变化，检测药物不良反应及耐受性。

治疗效果 药物调整至足剂量后服药11天，患者情绪明显较前稳定，未出现冲动行为，在此期间监测体重未出现增长倾向。交代出院注意事项，建议出院后转至心身科门诊继续急性期、巩固期、维持期治疗。

【诊断】

双相情感障碍，目前为混合状态。

心得体会

该病例患者突出表现为情绪极为不稳定，伴有片段的精神病性阳性症状，相应之下出现或被动，或冲动的表现，冲动时大打出手，伤人毁物，很容易被误诊为精神分裂症。难点在于如何认识背后的情绪是否稳定，以及与周围环境是否协调，掌握抑郁发作、躁狂发作的症状及病程特点，做出双相情感障碍，目前为混合状态的诊断。

病例59

【病例摘要】

患者，女，18岁。因间断情绪低落，伴凭空闻语、不安全感4年，自杀未遂1周住院。

患者于4年前(高中一年级时)因精神诱因开始出现情绪低落，表现为高兴不起来，心里难受，容易伤心、哭泣；记忆力下降、成绩退步明显；不愿与人交流，一方面因为不想与人说话，另一方面觉得大脑反应变慢；注意力无法集中；觉得活得没有意思，多次有消极轻生的念头；上课时总觉得老师、同学的声音在脑中嗡嗡作响，吵得自己听不了课；独处时总是听到杂音，有时是人哭泣呐喊，有时听到清晰的人说话声及摔东西的声音，有时会听到命令自己“割下去、割下去”的声音，为此烦躁、想摔东西，受声音影响多次划伤手臂；独处的时候声音比较明显，与家人一起时较轻。外出回家时觉得有人跟踪自己，回头感到有黑影一闪而过；想自杀的时候听到脑中有两个声音在争吵，一个鼓励自己，另一个劝阻自己；常感到有人在议论自己。脾气变大，一点小事就觉得无法自控、很难受，想与父母吵架；害怕人多的地方，觉得烦躁、难受。曾至某医院就诊，考虑“抑郁症”，给予丁螺环酮、氟哌噻吨美利曲辛片及解郁丸等治疗，自觉情绪、睡眠改善，声音变少；后服药不规律，病情波动，入院前1周患者受声音支配，服药企图自杀，被家属发现送至当地急诊洗胃。为进一步诊治收住院治疗。发病以来食欲尚可，精神、休息差，体重无明显变化。

既往史 既往体健。

个人史 独生女。适龄入学，现为大专一年级学生。既往性格活泼外向。月经规律。无吸烟、饮酒史，无精神活性物质及非成瘾性物质接触史。

家族史 否认家族性精神疾病及神经疾病遗传病史。

躯体及神经系统查体 未见异常。

精神检查 ①一般状况：意识清楚，接触尚可，语音低，语速缓慢，衣冠整洁，年貌相称，表情愁虑，讲述病情时稳定，对答切题，注意力不集中，定向力良好。②认知活动：理解、领悟力粗测正常。存在命令性幻听、牵连观念、被跟踪感；否认感知觉障碍、强迫观念。大脑反应迟钝，思维联想迟缓。③情感活动：情感反应协调，抑郁、焦虑体验深刻，情绪低落、悲观消极。心烦易怒。④情志行为：对周围事物不感兴趣，对未来生活缺乏信心，不愿与人交往。精神病性症状支配下有烦躁易怒表现，有消极轻生观念及行为。⑤自知力：不完整。

辅助检查 入院后完善血生化检查、甲状腺功能、心电图、胸部CT、脑电图等，结果均正常。腹部B超：脂肪肝(轻度)。胸片：双下肺纹理稍增粗、模糊，请结合临床。主动脉稍迂曲，右下肺硬结灶。

初步诊断 抑郁症伴精神病性症状；自杀未遂。

诊断依据 ①症状标准：患者病史中存在情绪低落、记忆力下降以及注意力不集中的表现，心境低落时伴有生活兴趣下降、意志兴趣不足，在此基础上也有幻听、牵连观念等精神病性症状。②病程标准：间断性病程，病史4年。③严重程度标准：患者社会功能受损。④排除标准：排除精神活性物质及非成瘾性物质所致精神障碍。

鉴别诊断 ①脑器质性精神障碍。患者病史4年，既往体健，未有脑器质性疾病病史，在入院前已经完善脑电图等检查。故入院后再完善头颅CT等检查，进一步予以排除该诊断。②精神分裂症。患者病史中有丰富的幻听症状，如命令性幻听、言语性幻听，并且在症状支配下有情绪烦躁、易怒的表现，此外有牵连观念、被跟踪感等精神病性症状，已经影响患者社会生活、学习，但是患者上述表现在其抑郁心境下出现，与其心境反应虽然不协调，经过抗抑郁治疗后能够得到缓解。故目前暂不诊断。

【会诊记录】

病例特点 ①患者入院主要原因为过量服药，情绪不稳、易激惹，此外有精力旺盛、睡眠需求减少(自我形容“亢奋”)，并且有情绪不佳、悲观消极的表现。②既往存在情绪低落、大脑反应迟钝，不爱与人交往等抑郁表现，并且存在凭空闻语、牵连观念、被跟踪感等精神病性症状。③病史 4 年。④查房补充病史：在情绪烦躁时曾有自伤行为，入院前曾服药自杀未遂。根据病情特点，患者目前已经转为躁狂症状前来住院。故诊断为双相情感障碍（Ⅰ型），目前为混合状态。

鉴别诊断 抑郁症伴精神病性症状。支持点：存在明确的抑郁发作且伴有精神病性症状。不支持点：有明确的躁狂发作。不符合诊断标准。

治疗计划 停用舍曲林，联合情感稳定剂丙戊酸钠缓释片（1000mg/d）及小剂量抗精神病药物利培酮口服液（3mL/d）治疗。

治疗效果 药物调整至治疗剂量治疗 8 天后，患者症状改善，情绪较前平稳，精神病性症状减轻，未见药物不良反应。上级医生查房后交代出院注意事项，建议出院后转至心身科门诊继续急性期、巩固期、维持期治疗。

【诊断】

双相情感障碍（Ⅰ型），目前为混合状态。

心得体会

该病例患者情感症状及幻觉妄想症状均突出，关键点是病程特点及情感反应是否协调，情感障碍与精神分裂症鉴别并不困难，难点在于如何明确双相情感障碍的分型及目前发作的状态。该患者躁狂症状同时伴有抑郁症状，所以做出混合发作的诊断。

病例 60

【病例摘要】

患者，女，20 岁。此次因沉迷于手机游戏、情绪不稳 2 年余入院。

患者 2 年前开始沉迷于手机游戏，上不喜欢的课程时会打游戏，课余时间基本都在打游戏，最严重时每天打游戏时间超过 10 小时，寒假期间整日躺在沙发上或待在卧室里打游戏。父亲劝阻时，患者情绪激惹，大声喊叫，甚至对父亲大声说“滚开”，然后摔门，锁上房门，继续打游戏。期末考试挂科，总学分未达 20 分（未满 20 分需试读），未在意。今年 2 月，患者感到跟不上学习进度，学习吃力，后悔自己沉迷于游戏，下定决心不打游戏，把游戏软件从手机中卸载，决定开始好好学习，坚持 1 月余。后再次安装游戏软件，沉迷于打游戏，开始逃课，在宿舍打游戏，1 周约 3 天逃课，偶尔打游戏至凌晨 1：00～2：00。6 月期末考试前患者开始担心挂科、被退学，因此出现心情差，感觉压抑，感觉没有人与自己交流，敏感，认为自己挂科、学习差，他人会看不起自己，笑话自己，感觉压力大，想结束自己的生命而逃避现在的生活，持续 1 月余。父母知道后建议休学，未参加期末考试，患者低落情绪好转，感到轻松；暑假期间，患者在家时整日打游戏，每天持续时间超过 10 小时，当她感觉家人干扰到自己打游戏时，就会控制不住自己的情绪，大发雷霆、大声喊叫“滚开!”“你是不是有病?”等，摔手里的物品，曾摔枕头、摔碗、摔手机等，不与父亲交流，称讨厌父亲。6月底至心身科门诊就诊，行抑郁自评量表测试为50分，提示有轻度抑郁，建议心理治疗，未执行。其间父亲反映患者在家仍持续打游戏，10月再次至心身科门诊就诊，建议药物及心理治疗，患者拒绝服药。为求进一步诊治收住入院。

既往史 10年前右侧上肢远端骨折，行石膏固定。5年前行阑尾切除术。

个人史 排行老大。4岁前寄养在表姨家，5岁时在舅舅家生活半年，6岁后与父母同住，因中考成绩优异，考入市某重点中学就读高中，父亲陪读。高中学习成绩优异，高中二年级时开始玩游戏，后考入某大学，大一学习成绩中上等水平，大二时沉迷于游戏，学习成绩下降，大二考试挂科。目前是大三休学在家。患者既往性格外向、有主见、倔强。

家族史 父母及弟弟体健。否认家族性精神疾病遗传史。

躯体及神经系统查体 右下腹阑尾切除术后改变，余未见异常。

精神检查 ①一般状况：意识清楚，接触一般，表情不自然，对答切题，注意力欠集中，定向力良好。②认知活动：思潮语量适中。考试前有不自信，感觉他人因为自己学习成绩差，看不起自己，理解、领悟力粗测正常。未查出幻觉、妄想等精神病性症状。③情感活动：情感反应协调，学习跟不上进度时心烦、脾气差，心情差，与人交流少，打游戏被父母劝阻后脾气暴躁，易怒，摔东西，骂父母。父亲提供病情时患者情绪激动，当场与其争辩。④情志行为：对手机游戏沉迷，对周围事物不关心，与人交往少。生活能够自理。入院后未见冲动消极行为。⑤自知力：部分存在。

辅助检查 入院后查甲状腺功能：促甲状腺激素5.34μIU/mL。甲状腺超声：甲状腺大小正常，左叶结节，TI-RADS2类(良性，建议1年复查)。双侧颈部未见明显肿大淋巴结。血常规、尿常规、粪常规、肝肾功能、血糖、血脂、电解质、术前感染4项均未见明显异常，胸部平片、头颅CT、腹部B超、子宫及双侧附件超声均未见明显异常。复查血常规、尿常规、肝肾功能、血糖、血脂、心电图也均未见明显异常。

初步诊断 网络成瘾；人格障碍。

诊断依据 ①主要症状：沉迷于网络游戏，一天大部分时间都在打游戏，时间超过1小时，自己也想控制但不能控制自己的行为，学习兴趣下降。患者自幼与父母关系差，与父亲交流少。②病程特点：病史2年余。③严重程度：严重影响患者的学习及生活。④排除标准：否认精神活性物质接触史。故可排除精神活性物质所致精神障碍。

鉴别诊断 ①抑郁症。支持点：患者有情绪低落，兴趣减退，自卑、不自信。不支持点：患者心情差，情绪低落，并不是每天大部分时间存在以上症状。故暂不考虑该诊断。②双相情感障碍。支持点：患者情绪易激惹。不支持点：无兴奋、话多、精力充沛等躁狂或轻躁狂等症状，抑郁情绪未达到抑郁症诊断标准。故暂不考虑。

【会诊记录】

病例特点 青年女性。病史2年。既往2年患者有兴趣减退，例如对之前自己喜欢的轮滑、绘画现在都不感兴趣，情绪低落，易哭泣，少动，与人交流少，多在宿舍打游戏消磨时间。6月考试前症状明显，出现心急、心烦、看书不能集中注意力，打游戏时感觉也没有兴趣。周围人发现患者情绪低落，持续1月余。分析指出：该患者突出的是情绪问题被打游戏问题所掩盖。上大学前患者表现出易激惹、自信心膨胀，认为自己优秀，考虑为轻躁狂发作。综上诊断：双相情感障碍（Ⅱ型）；人格障碍。

鉴别诊断 网络成瘾。好发于青少年男性，自控能力差，核心症状是花大量时间打游戏，从游戏中体验到愉悦感及成就感，并且戒断后会不择手段再次追求快感。该患者自幼喜欢游戏，大二时开始花大量时间打游戏，打游戏的目的是为了消磨时间、逃避学习，且打游戏并没有带来成就及愉悦感。患者虽花大量时间打游戏，但在游戏方面成绩并不突出。不打游戏时，患者无明显的戒断症状。故可排除该诊断。

治疗计划 考虑到患者甲状腺功能存在异常，碳酸锂不建议使用，可给予丙戊酸钠缓释片（1500mg/d）或丙戊酸镁缓释片（1000mg/d），联合非典型抗精神病药物富马酸喹硫平片（200mg/d）或阿立哌唑片（10mg/d），酌情抗抑郁药盐酸氟西汀（40mg/d）或马来酸氟伏沙明片（100mg/d）治疗，动态观察病情变化。

【诊断】

双相情感障碍；人格障碍；甲状腺结节。

心得体会

临床所见很多青少年均因沉迷网络游戏，出现学业荒废、社会功能退缩、人际关系疏远、情绪不稳等被误诊为网络成瘾。

网络成瘾好发于青少年男性（自控能力差），核心症状是花大量时间打游戏，从游戏中体验到愉悦感及成就感，并且戒断后会不择手段再次追求快感。

就该病例患者，自幼喜欢游戏，大二时开始花大量时间打游戏，打游戏的目的是为了消磨时间、逃避学习，且打游戏并没有带来成就感及愉悦感。患者虽花大量时间打游戏，但在游戏方面成绩并不突出。不打游戏时，患者无明显的戒断症状。故可排除该诊断。

病例 61

【病例摘要】

患者，女，61岁。因交替性精力下降、兴奋6月余被女儿带来入院。

患者的女儿提供：母亲于6个月前因精神诱因，出现记忆力下降，严重时不认识家门，言语量减少，不愿见人，食欲下降，反应迟钝，曾在当地医院服中药治疗1月余后症状消失，言行恢复正常，待人接物未见异常。1个月前再次因精神诱因，出现失眠，睡眠需求减少，白天却精力充沛，活动量增加，整日忙忙碌碌、不知疲倦，在家中不停翻箱倒柜寻找东西，固执己见，我行我素；主动言语量也明显增多，滔滔不绝，他人难以打断。情绪不稳，心急心烦，脾气大，紧张，感到不安全，称“媒体要报道她的事情”“外孙女看病的医院藏有监视器监视孙女的一言一行”等。为进一步诊治收住院治疗。

既往史 1995 年发现血小板减少，经对症支持治疗后恢复，近些年血小板检查结果均未见异常。

个人史 患者系胞 9 行 9。久居某地。大专文化，病前从事行政工作。病前性格外向，人际关系尚可。1978 年结婚，夫妻感情一般，育有 1 女。女儿体健。1996 年离婚，未再婚。无吸烟、饮酒史，无精神活性物质及非成瘾性物质接触史。月经规则，52 岁绝经。

家族史 患者的父母及大哥去世多年，具体不详，其余哥哥、姐姐健在；她的母亲生前有精神异常史，具体不详；表妹有“精神分裂症”病史，具体不详。否认家族性神经疾病遗传病史。

躯体及神经系统查体 未见异常。

精神检查 ①一般状况：患者在家人的劝说下步入病房，意识清楚，接触差，衣冠整洁，年貌相称，表情焦虑，讲述病情时坐立不安，烦躁，对答不切题，注意力不集中，定向力检查不配合。②认知活动：未见错觉、幻觉及感知综合障碍。思维散漫，言语没有主题中心，有不安全感，认为有媒体报道她的事情，有监视器监视她的外孙女。即刻记忆力、计算力及领悟能力检查不配合，无法深入。③情感活动：情绪不稳，焦虑，紧张，恐惧。④情志行为：白天精力增加，忙忙碌碌，言语量增多。入院后不能配合治疗，总想往外跑，不服从医院管理。⑤自知力：不存在。

辅助检查 入院后完善血生化检查、胸片、心电图、腹部 B 超、脑电图等，结果均正常。头颅 MRI：左侧半卵圆中心及双顶叶皮层下少许脑白质脱髓鞘改变。头颅磁共振血管成像(magnetic resonance angiography，MRA)：右侧大脑前动脉水平段纤细，其远端分支血供来自前交通动脉(正常解剖变异)。

初步诊断 双相情感障碍。

诊断依据 ①症状标准：交替性精力下降，兴奋。②病程标准：病史 6 月余。③严重程度标准：自知力缺损，社会功能部分受损。④排除标准：排除精神活性物质及非成瘾性物质所致精神障碍。

鉴别诊断 ①老年痴呆。患者病史中有记忆力下降，不认识家门的表现，但入院后患者认知检查不配合。入院后需进一步排查。②精神分裂症。患者有思维散漫、不安全感等，但患者起病年龄晚，除不安全感外，没有其他方面的精神病性症状，且精神症状存在时间仅为半个月。入院后需进一步排查。③分离障碍。患者两次发病均有精神诱因，有遗忘、吵闹、作态等表现，缺乏性格基础。需排除其他精神障碍后才能考虑分离障碍诊断。

【会诊记录】

病例特点 ①老年女性患者。②病史 6 月余。③既往有血小板减少病史，此次住院血常规正常。④主要症状：交替性精力下降、兴奋。⑤精神检查：患者在女儿陪同下步入病房，意识清楚，接触尚可，衣冠整洁，年貌相称，表情焦虑，讲述病情时语速适中，对答欠切题，注意力欠集中，定向力完整。未见错觉、幻觉及感知综合障碍。思维迟缓，言语逻辑性稍差。记忆力、计算力检查较前配合，均未见明显异常。白天精力增加，忙忙碌碌，言语量增多。生活基本能够自理。入院后未见冲动伤人行为，不安心住院。自知力不完整。⑥辅助检查：头颅 MRI 结果示左侧半卵圆中心及双顶叶皮层下少许脑白质脱髓期改变；头颅 MRA 示右侧大脑前动脉水平段纤细，其远端分支血供来自前交通动脉(正常解剖变异)。教授查房后分析指出：①患者着装整齐，年貌相称，情绪基本稳定，接触尚可，认知检查配合。考虑患者前期认知障碍可能是假性痴呆，可能与情感障碍、小外孙女患病的应激事件有关，当日认知检查未见明显异常。②患者入院前出现白天精力增加，言语量增多，整日忙碌为小外孙女看病，行为亢奋，精力充沛，行为活动增多，固执己见，有轻躁狂表现，住院后又出现心烦，心急，情绪不佳，委屈落泪，精力差等抑郁体验。综上，根据 ICD－10 诊断标准，符合：双相情感障碍。

治疗计划　建议给予利培酮口服液 1mL/d，根据血药浓度调整丙戊酸钠治疗剂量，继续观察患者病情变化。

治疗效果　足剂量药物治疗 7 天后，患者症状改善，情绪较前平稳，未见药物不良反应。交代出院注意事项，建议出院后转至心身科门诊继续急性期、巩固期、维持期治疗。

【诊断】

双相情感障碍。

心得体会

该病例提示，老年患者出现认知损害，需要与器质性疾病相鉴别，查明痴呆的类型及原因。另外，患者情感症状突显，有明确的抑郁及轻躁狂发作，做出双相情感障碍诊断并不困难。一般老年患者诊断精神分裂症的可能性不大。

述评

双相及相关障碍是发作性心境障碍，以躁狂、混合或轻躁狂发作症状来定义。这些发作通常在病程中与抑郁发作交替出现，或与抑郁症状期交替出现。ICD－11 双相及相关障碍和 DSM－5 的分类趋于并轨。双相及相关障碍具体如下。

(1)6A60 双相Ⅰ型障碍：

6A60.0 双相Ⅰ型障碍，目前为不伴精神病性症状的躁狂发作。

6A60.1 双相Ⅰ型障碍，目前为伴精神病性症状的躁狂发作。

6A60.2 双相Ⅰ型障碍，目前为轻躁狂发作。

6A60.3 双相Ⅰ型障碍，目前为轻度抑郁发作。

6A60.4 双相Ⅰ型障碍，目前为不伴精神病性症状的中度抑郁发作。

6A60.5 双相Ⅰ型障碍，目前为伴精神病性症状的中度抑郁发作。
6A60.6 双相Ⅰ型障碍，目前为不伴精神病性症状的重度抑郁发作。
6A60.7 双相Ⅰ型障碍，目前为伴精神病性症状的重度抑郁发作。
6A60.8 双相Ⅰ型障碍，目前为未特指严重程度的抑郁发作。
6A60.9 双相Ⅰ型障碍，目前为不伴精神病性症状的混合性发作。
6A60.A 双相Ⅰ型障碍，目前为伴精神病性症状的混合性发作。
6A60.B 双相Ⅰ型障碍，目前为部分缓解，最近为躁狂或轻躁狂发作。
6A60.C 双相Ⅰ型障碍，目前为部分缓解，最近为抑郁发作。
6A60.D 双相Ⅰ型障碍，目前为部分缓解，最近为混合性发作。
6A60.E 双相Ⅰ型障碍，目前为部分缓解，最近为未特指的发作。
6A60.F 双相Ⅰ型障碍，目前为完全缓解。
6A60.Y 其他特指的双相Ⅰ型障碍。
6A60.Z 未特指的双相Ⅰ型障碍。
(2)6A61 双相Ⅱ型障碍：
6A61.0 双相Ⅱ型障碍，目前为轻躁狂发作。
6A61.1 双相Ⅱ型障碍，目前为轻度抑郁发作。
6A61.2 双相Ⅱ型障碍，目前为不伴精神病性症状的中度抑郁发作。
6A61.3 双相Ⅱ型障碍，目前为伴精神病性症状的中度抑郁发作。
6A61.4 双相Ⅱ型障碍，目前为不伴精神病性症状的重度抑郁发作。
6A61.5 双相Ⅱ型障碍，目前为伴精神病性症状的重度抑郁发作。
6A61.6 双相Ⅱ型障碍，目前为未特指严重程度的抑郁发作。
6A61.7 双相Ⅱ型障碍，目前为部分缓解，最近为轻躁狂发作。
6A61.8 双相Ⅱ型障碍，目前为部分缓解，最近为抑郁发作。
6A61.9 双相Ⅱ型障碍，目前为部分缓解，最近为未特指发作。
6A61.A 双相Ⅱ型障碍，目前为完全缓解。
6A61.Y 其他特指的双相Ⅱ型障碍。
6A61.Z 未特指的双相Ⅱ型障碍。
(3)6A62 环性心境障碍。
(4)6A6Y 其他特指的双相及相关障碍。
(5)6A6Z 未特指的双相及相关障碍。

2.3 修正诊断

“诊断应该‘用铅笔写’，做好修改的准备，尤其是年轻及年老患者。”(杜克大学精神病学系荣誉教授 Allen Frances 博士送给年轻精神科医生的五十句话之一)

病例 62

【病例摘要】

患者，男，24 岁。因间断言行异常 9 年，兴奋 1 周第 3 次住院。

9 年前患者升入高中二年级，被分至普通班，出现情绪不佳，学习成绩下降，注意力不集中，但能够坚持上学。在家中，把房门、窗帘紧闭，几乎不与家人交流，经常反复洗手，吐唾液至手指上，偶有自言自语、发笑、发呆等表现。家属建议患者进行心理治疗，遭到拒绝。7 年前，患者高考失利在家中出现话少，脾气暴躁，冲动时有打母亲的行为。整日房门紧锁，几乎不与家人交流，生活疏懒，有摇头、挤眼等怪异动作，拒绝就诊。后患者被一所专科学校录取，前往外地上学。6 年前暑假，患者回到家中，刚开始四五天，他还能够给家里人讲述在校的一些情况，但也较正常时显得语量减少，之后几乎不主动交流。5 年前患者经常旷课，被学校通知家属。母亲到学校了解，患者逃课一般都是在宿舍睡觉或者外出闲逛。4 年前寒假在家中，患者病情加重，脾气更加暴躁，不与家人同桌就餐，不讲究个人卫生。经常在厕所发呆，持续 5～6 小时，有自言自语。3 年前患者整日把自己反锁在房间，有时开灯，有时关灯，拒食，家人呼唤，不予应答。父亲正乘车准备外出，患者突然冲出房门跪地。父亲不知何故，准备了解情况，他摇手示意父亲离开，自己返回家中，紧闭房门。母亲请邻居劝说，但此时他紧闭房门，不予应答。母亲强行打开房门，患者大叫一声，问其原因，不予回答。患者突然感到有人要刺杀领导，蜷缩在床，神色惊恐并悄声对母亲说“把窗户关好，我奶奶呢？快回卧室！”随即赤脚打电话，向小姨要“少将叔叔”电话，通话二三次，语无伦次、紧张、恐惧。他说家中有监控器，让家人待在客厅，不许外出，并且自己说什么，家人必须回答“是或否”，并说“叔叔是少将或中将吗？叔叔说以前要保护我。”“我打篮球时碰见初中时女同学，还说了几句话。”“奶奶、爷爷是怎么去世的呢？是工伤吗？工伤有些不是真实的，这些虚假的工伤对于真实工伤不公平。”“我太爷爷不是老红军，能活到 100 岁。国家现在对老红军待遇好。”“(电视正在播放新闻联播)怎么是奥运会呢？怎么是政治又是新闻？”“iPad，苹果，美国有什么了不起的？”“农民免征农业税，要提高农民素质。”“高考体制有问题。”等等。1 个月后收住心身科，诊断“精神分裂症”，给予奥氮平、丙戊酸钠缓释片治疗近 1 个月，好转后出院。出院后一直坚持服用奥氮平(每晚 5mg)、丙戊酸镁缓释片(每晚 250mg)，能坚持工作。2 年前患者表现出兴奋、话多，精力旺盛，喜欢唱歌，自我感觉良好，思维反应活跃，对自己未来有一系列计划，准备考 EMBA，并让家人帮忙准备相关资料，晚上想看书，但是并未坚持，打算 27 岁当厂长，喜欢购物、花钱，认为自己买吉他、买茶具是为了修身养性，认为自己文思泉涌，并给老师写诗。情绪不稳定，家人阻止时发脾气。再次于心身科住院，诊断同前，继续给予丙戊酸钠(1000mg/d)、奥氮平(20mg/d)治疗，病情好转后出院。出院后坚持服药，正常工作。因体重增加明显，半年前逐渐调整为丙戊酸镁缓释片(1000mg/d)、盐酸齐拉西酮(120mg/d)治疗，病情稳定。此次住院前 1 周，患者出现睡眠需求减少，早醒，白天精力旺盛，买大量图书，称要学习《道德经》，感到目前的工作没有意思，计划考公务员，脾气大，家人劝说时发脾气。为进一步诊治收住院治疗。

既往史 既往体健。

个人史 独生子。久居某地。足月顺产，幼年生长发育同同龄儿童。适龄入学，大专文化，目前于电厂工作。既往性格内向、敏感。未婚未育。无吸烟、饮酒史，无精神活性物质及非成瘾性物质接触史。

家族史 父母健在。否认家族性精神疾病及神经疾病遗传病史。

躯体及神经系统查体 未见异常。

精神检查 ①一般状况：意识清楚，接触主动，衣冠整洁，年貌相称，表情喜悦，讲述病情时情绪不稳定，对答切题，注意力不集中，定向力良好。②认知活动：思维联想偏快，话多，反应敏捷，有很多计划。未查出幻觉及妄想内容。③情感活动：情感反应协调，情感高涨，兴奋。④意志行为：意志增强，行为活跃，买书、计划考公务员，家人劝说时对家人发脾气，入院后未见冲动消极行为。⑤自知力：不完整。

辅助检查 入院后完善血生化检查、甲状腺功能、胸片、心电图、腹部B超、脑电图、头颅CT等，结果均正常。

初步诊断 双相情感障碍。

诊断依据 ①症状标准：主要表现为间断情感高涨、情绪低落。②病程标准：病程9年，加重1周。③严重程度标准：自知力缺损，社会功能部分受损。④排除标准：排除精神活性物质及非成瘾性物质所致精神障碍。

鉴别诊断 ①精神分裂症。患者病史中存在言行紊乱，但考虑为间断性病程，存在情感高涨、兴奋、话多、精力旺盛等躁狂体验，言语紊乱与思维奔逸等躁狂体验有关，情感反应协调。故暂不考虑该诊断。②焦虑症。患者存在心烦、失眠，但无紧张担心等焦虑体验。故暂不考虑该诊断。

【会诊记录】

病例特点 ①患者起病年龄早，青少年(15岁)起病。②间断性病程，社会功能基本保持良好，可完成学业，正常工作，意志要求基本正常。③此次发病表现为兴奋，话多，言语略显夸大，既往表现类似，有主动求医愿望。根据ICD-10诊断标准，符合：双相情感障碍，目前为躁狂发作。

治疗计划 建议丙戊酸镁缓释片(1000mg/d)、盐酸齐拉西酮(120mg/d)治疗。

治疗效果 服药6天并联合5次MECT后，患者症状改善，情绪较前平稳，未见药物不良反应。交代出院注意事项，建议出院后转至心身科门诊继续急性期、巩固期、维持期治疗，防意外。

【诊断】

双相情感障碍，目前为躁狂发作。

心得体会

虽然曾2次被诊断为精神分裂症，治疗有效，但关键在于起病年龄早，间断病程，社会功能保持相对完好；虽然精神病性症状突出，但情感症状更为明显，情感反应协调，有明确的抑郁、躁狂发作，有一定的感染力及内心体验，符合双相情感障碍诊断标准。

病例 63

【病例摘要】

患者，女，26 岁。因间断情绪低落 4 年就诊。

4 年前患者因生活事件出现情绪低落，高兴不起来，见人感到心烦，当时未予重视，持续半年后自行好转。3 年前她又因生活事件再次出现情绪低落，觉得不甘心，想要报复他人；害怕接到前男友的电话，觉得他是在故意干扰自己，见到电话就心烦；自觉可以看透他人的心理，好的、不好的均能看出来。工作时手抖，与领导吃饭时手抖加重，甚至不敢夹菜。记忆力下降，食欲稍差，4 个月后自觉症状加重，不想说话，见人觉得也不会说话了，不愿见人，乏力，懒动，就诊于心身科门诊，诊断"抑郁症"，给予舍曲林(50mg/d)治疗，服药 1 周，自觉改善不佳，就诊于当地精神卫生中心，诊断同前，给予盐酸帕罗西汀治疗，服药 4 周后自觉改善仍不佳，自行停药。2 年前就诊于某市精神卫生中心，诊断同前，给予盐酸文拉法辛缓释片(75mg/d)、富马酸喹硫平片(200mg/d)治疗，患者感到日间嗜睡明显，后逐渐停用富马酸喹硫平片，余治疗同前，自觉症状改善也不明显，但可勉强坚持工作。1 年前再次就诊于某市精神卫生中心，仍诊断"抑郁症"，增加盐酸文拉法辛缓释片至 150mg/d，加用奥氮平片(每晚 5mg)，服药后仍感嗜睡，自行停用奥氮平，于 3 个月后自行停用盐酸文拉法辛缓释片。3 个月前患者感到工作压力大，情绪低落加重，心烦，听到嘈杂的声音病情加重，甚至觉得"要烦死了"；失眠，入睡困难；感到自己在刻意迎合他人；出现发作性胸闷、气短，经自我放松训练后较前稍减轻。就诊于心身科门诊，诊断"抑郁症"，建议盐酸氟西汀分散片(20mg/d)、氟哌噻吨美利曲辛片(2 片/日)治疗。患者未执行。同日就诊于市某综合医院精神科，诊断"复发性抑郁障碍"，收住院给予舍曲林(50mg/d)、劳拉西泮片(0.5mg/d)、阿立哌唑口腔崩解片(5mg/d)治疗。患者于住院第 2 日办理自动出院手续。为进一步诊治收住心身科治疗。

既往史 既往体健。

个人史 患者系胞 5 行 5。医务工作者。某医学院毕业后一直从事医师工作。未婚。

家族史 父亲及哥哥、姐姐体健；母亲是双相情感障碍患者，现服用丙戊酸钠缓释片(1000mg/d)、富马酸喹硫平片(100mg/d)治疗，病情稳定。

躯体及神经系统查体 未见异常。

精神检查 ①一般状况：意识清楚，接触一般，语声低，语速正常，表情抑郁，对答切题，注意力集中，定向力良好。②认知活动：思潮语量减少，理解、领悟力粗测正常。未查出幻觉、妄想等精神病性症状。③情感活动：情感反应协调，情绪低落，心烦。④意志行为：意志减退，对周围事物缺乏兴趣，对未来生活缺乏信心，不愿与人交往。生活能够自理。⑤自知力：存在。

辅助检查 入院后完善血生化检查、胸片、心电图、脑电图、头颅CT等，结果均正常。

初步诊断 抑郁症。

诊断依据 ①症状标准：情绪低落、乏力，心烦心急，病史中存在失眠等表现。②病程标准：病史4年。③严重程度标准：日常生活及社会功能受到影响。④排除标准：排除精神活性物质及非成瘾性物质所致精神障碍。

鉴别诊断 ①恶劣心境。支持点：患者有情绪低落等表现，间期可以正常工作，社会功能维持尚可。不支持点：患者有情绪低落、乏力，发作时有心急、心烦、失眠、食欲稍差等表现，达到抑郁症诊断标准。故暂不考虑该诊断。②焦虑症。支持点：患者有心急、心烦等焦虑表现。不支持点：患者存在情绪低落等表现。按照逐级诊断标准，暂不考虑该诊断。

【会诊记录】

再次详细询问病史，补充病史：在初中和高中的2年时间中均有心情比较好，比较有精神，曾有持续2～3个月自觉心情佳，整日忙忙碌碌，他人跟不上自己的思维，脑子转得快，主动帮同事干活，加班加点等表现。

病例特点 ①青年女性患者。②发作性病史4年。③家族史阳性〔母亲有双相情感障碍病史，现服用丙戊酸钠缓释片(1000mg/d)、富马酸喹硫平片(100mg/d)治疗，病情稳定〕。④此次主要表现：反应减慢，感觉做事情很难，像是有堵墙的阻隔感，做事效率低下，主动言语少，不愿与人交流，食欲、食量不佳，体重下降3.5kg，整日睡觉，与人交流时紧张，觉得不会沟通，觉得迎合他人，心烦、胸闷，口周紧缩感，觉得他人一言一行都与自己有关，似乎在说自己是不是不礼貌等。⑤精神检查：意识清楚，表情抑郁，接触一般，语声低，语速正常，思潮语量减少，理解、领悟力粗测正常。未查出幻觉、妄想等精神病性症状。情感反应协调，焦虑、抑郁体验深刻。意志行为减退。教授分析指出：抑郁发作时整日卧床，伴有社交焦虑，既往服用抗抑郁药物疗效不佳。既往有轻躁狂发作。综上，根据ICD-10诊断标准，符合：双相情感障碍，目前为抑郁发作。

治疗计划 可给予小剂量情感稳定剂(碳酸锂500mg/d或丙戊酸盐500mg/d)联用阿立哌唑2.5～5mg/d，可酌情应用抗抑郁药物治疗，观察患者病情变化。

【诊断】

双相情感障碍，目前为抑郁发作。

心得体会

病史长达4年，就诊于多家医院均被诊断为抑郁症，抗抑郁药物治疗疗效不佳。回顾症状特点：患者虽存在抑郁发作的核心症状，但同时伴有明显的焦虑症状、片段的精神病性症状，有明确的阳性家族史。在此基础上详细追问病史后获悉既往有轻躁狂发作史，综上做出双相情感障碍的诊断，为规范化的治疗提供依据。

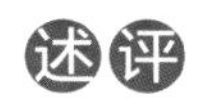

精神疾病的发生、发展过程是连续变化、不断发展的，因此修正诊断对于精神科医生是必备的技能。在一项人群大样本的随访队列研究中[1]，作者揭示了精神疾病的广泛关联。其中，心境障碍可以作为先前诊断出现，也可以作为修正后的诊断，并且分别对应了与其他精神障碍的风险(图 2.2)。另一项随访研究揭示了精神疾病的长期进展[2]。从非特异性的、轻微的、未符合诊断的症状(Stage 1a)，到符合诊断标准的精神疾病(Stage 1b)，再到持续性、复发性阶段(Stage 2)，首诊时处于 1a 期的患者在末次就诊时有 3%进展为 2 期，也提示临床医生，早期干预十分重要(表 2.2)。

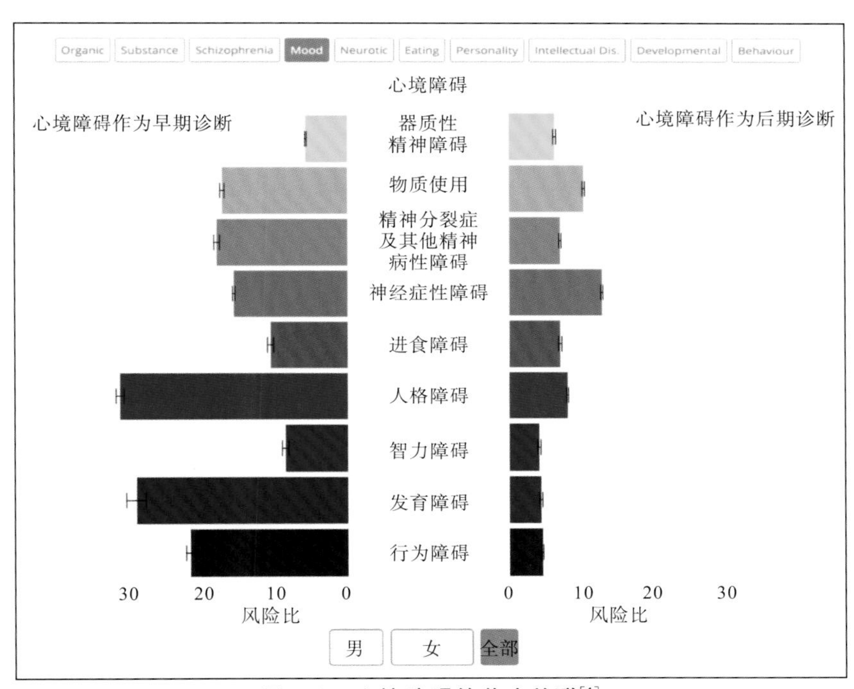

图 2.2 心境障碍的共病关联[1]

表 2.2 精神疾病末次就诊时与首诊时临床分期的比较[2]

首诊(基线时)	末次就诊时，人数(%)			总人数
	Stage 1a	Stage 1b	Stage 2	
Stage 1a(1a 期)	432(61)	235(34)	18(3)	685(100)
Stage 1b(1b 期)	0	1194(87)	176(13)	1370(100)
Stage 2(2 期)	0	0	199(100)	199(100)
总人数	432(19)	1429(63)	393(17)	2254(100)

【参考文献】

[1] PLANA - RIPOLL O, PEDERSEN C B, HOLTZ Y, et al. Exploring Comorbidity Within Mental Disorders Among a Danish National Population[J]. JAMA Psychiatry, 2019, 76(3): 259 - 270.

[2] IORFINO F, SCOTT E M, CARPENTER J S, et al. Clinical Stage Transitions in Persons Aged 12 to 25 Years Presenting to Early Intervention Mental Health Services With Anxiety, Mood, and Psychotic Disorders[J]. JAMA Psychiatry, 2019, 76(11): 1167 - 1175.

2.4 治疗与共病

“积极治疗与双相障碍共病的物质依赖、强迫障碍、焦虑障碍、躯体疾病等。”(于欣，方贻儒．中国双相障碍防治指南[M]．2版．北京：中华医学电子音像出版社，2015.)

病例 64

【病例摘要】

患者，女，20岁。因敏感多疑、言行异常4年余，行走不自主斜肩1年余入院。

4年前患者因精神诱因，逐渐出现紧张，无故对着镜子哭笑；认为学校被人安装监视器，目的是为了监视全校同学，尤其是她的一言一行，外出时也感觉有人跟踪她、监视她，认为他人在议论她；认为饭菜中被人下毒，为此不敢进食；感觉有人在控制她，让她去跳楼，未服从。一次患者看见接亲的场面，突然感觉到一种死亡的气息，恍惚间感觉是给她找了一个残疾人，自觉周围环境不真实。她无故自笑，自语，发呆。曾在家人的陪同下就诊于当地精神卫生中心，诊断“青少年精神分裂症”，坚持服用舒必利(800mg/d)、奥氮平(每晚10mg)、碳酸锂(500mg/d)、盐酸苯海索(6mg/d)治疗。1年前患者逐渐出现行走不自主斜肩，双手颤抖，有时感觉步态不稳，泌乳，月经不规律等，仍存在间断自笑、自语表现，今年在此用药基础上又加用利培酮片(3mg/d)治疗，效果不明显。为进一步诊治收住院治疗。

既往史 既往体健。

个人史 患者有1个弟弟。母孕期及生产史不详，幼年生长发育同其他正常儿童。适龄入学，高中文化，目前待业在家。之前性格内向，人际关系一般。无吸烟、饮酒史，无精神活性物质及非成瘾性物质接触史。

家族史 否认家族性精神疾病及神经疾病遗传病史。

躯体及神经系统查体 未见异常。

精神检查 ①一般状况：意识清楚，接触尚可，表情略显呆滞，讲述病情时略显烦躁，对答基本切题，注意力欠集中，定向力完整。②认知活动：病史中可见非真实感、牵连观念、被害妄想、被控制感、内向性思维。即刻记忆力下降，计算反应略慢，领悟能力粗测正常。③情感活动：情感反应略显迟钝，与家人情感交流减少。④意志行为：意志减退，对周围事物不感兴趣，不愿与人交往。行走时不自主耸肩。不能完成简单的劳作。生活能够自理。入院后未见冲动消极行为。⑤自知力：部分存在。

辅助检查 入院后完善血生化检查、胸片、心电图、脑电图、头颅CT等，结果均正常。腹部B超：胆囊息肉。垂体泌乳素：1355.00mIU/L。

初步诊断 精神分裂症；迟发性运动障碍；高泌乳素血症。

诊断依据 ①症状标准：非真实感、牵连观念、被害妄想、被控制感、内向性思维、行走时不自主斜肩。②病程标准：病史4年余，行走时不自主斜肩1年余。③严重程度标准：严重影响患者日常生活，社会功能严重受损。④排除标准：排除精神活性物质及非成瘾性物质所致精神障碍。

鉴别诊断 ①脑器质性精神障碍。患者慢性病程，发病前没有中枢神经系统疾病及感染史，入院神经系统查体未见阳性体征。故暂不支持该诊断。②双相情感障碍。患者病史中虽有情绪不稳，但没有明确的情感高涨及情感低落等表现。故暂不考虑该诊断。

【会诊记录】

病例特点 ①患者近日言语恢复，问答配合，补充病史如下：上初中三年级时发病，开始表现为敏感多疑，不安全感，感觉周围环境不真实，曾在当地精神卫生中心被诊断"青少年精神分裂症"，长期服用抗精神病药物治疗，高中时期一直服药，病情基本稳定。高中三年级下半学期患者开始出现兴奋，言语量增多，自称整日"疯玩，乱跑，没有怎么看书"，但最终考上某地大专。上大学后患者出现交替性兴奋，言语量增多，穿"奇装异服"，主动搭讪，好管闲事；有时又出现情绪不佳，心烦，乏力，言语量减少，整日在宿舍不愿出门，后退学。患者称上大学期间也有敏感多疑，多在兴奋状态下出现，脑子想法多的时候较为明显。②精神检查：意识清楚，接触尚可，定向力完整。思维联想速度略快，言语量较多。较为兴奋，主动讲话。讲话时肢体动作较多。根据患者病程特点及精神检查，根据诊断标准，认为符合：双相情感障碍，目前为伴有精神病性症状的快速循环。

治疗计划 将奥氮平减至15mg/d，加用碳酸锂500mg/d治疗，观察病情变化及药物不良反应。

【诊断】

双相情感障碍，目前为伴有精神病性症状的快速循环。

心得体会

该病例给我们的启发：①关注精神病性症状固然重要，但是了解详尽、全面的病史及完善的精神检查是做出诊断必不可少的前提。②发病年龄及病程特点也对诊断、鉴别诊断起着至关重要的作用。③选择抗精神病药物不但要关注疗效，也要根据患者个体化特征，关注不良反应及耐受性，患者存在高泌乳素血症，需要进一步评估患者有无泌乳、绝经、骨质疏松等药物副作用，必要时减药停药。④疾病的早期诊断预测及疗效监测对于临床尤为需要。

病例 65

【病例摘要】

患者，女，31 岁。因言行异常 5 年，复发 1 个月就诊。

5 年前患者与网友见面，在宾馆与其发生口角，钱包、手机等物品被网友抢走。后患者出现情绪不稳，被家人接回家后发现其言行紊乱，看见什么说什么，称“脑子像放电影一样”“脑子转得太快，嘴巴跟不上”，情绪不稳，哭泣，想法很多，想哭又想笑，话多，食欲增加，爱发脾气，晚间睡眠差。1 个月后在心身科住院诊断“应激障碍”，给予富马酸喹硫平片(400mg/d)、丙戊酸钠(1000mg/d)治疗，病情好转后出院。出院后坚持服药，门诊定期复诊，因嗜睡、食量大换用碳酸锂治疗，后患者出现 2～3 次兴奋、话多，语言内容夸大、幼稚，如“XXX 专利是自己引进的”，自己要“自主创业，赚第一桶金”等。患者情绪不稳，哭笑无常，有时突然号啕大哭，有时发出幼稚的笑声。常莫名其妙地发脾气。2 个月后再次入住心身科，修正诊断“双相情感障碍”，给予碳酸锂(1250mg/d)、富马酸喹硫平片(800mg/d)治疗，病情好转后出院。出院后逐渐停用富马酸喹硫平片，换用盐酸齐拉西酮(160mg/d)治疗，并加用拉莫三嗪(100mg/d)，配合心理治疗，患者病情基本平稳，能够工作，偶有情绪不稳、烦躁。4 年前患者与丈夫发生矛盾后出现情绪差，不愿上班，有时有不想活的想法。3 年前的元月出现懒散，不愿活动，不愿工作，烦躁加重，有时自言自语，感到有人看她，工作时感到心里有声音说“走”，因此想提前下班。经常于健美中心减肥、服用减肥药，并间断停用精神科药物。3 个月后患者出现行为异常，趴在窗户上，不语、不动，之后出现不进食、不停点头、做鬼脸，如龇牙等，烦躁，行为冲动，于当地某医院急诊科就诊，给予盐酸氯丙嗪(50mg)肌内注射，情绪尚能稳定。被家人送往本院途中再次出现烦躁、打人，有时握拳，踢车中的玻璃，有时突然哭泣，拒绝进食，遂收住心身科，诊断“双相情感障碍”，给予碳酸锂(1250mg/d)、拉莫三嗪(100mg/d)、盐酸齐拉西酮(160mg/d)、盐酸舍曲林片(100mg/d)、盐酸苯海索片(6mg/d)治疗，住院治疗 10 天，情绪稳定出院。出院后坚持服药，一直表现话少，不愿与人交流，生活疏懒，不愿外出，门诊复诊，曾加过二甲双胍和托吡酯帮助减轻体重、改善情绪，用后因效果均不明显而停药。2 年前患者病情加重，问话不答，拒食，不愿服药，有时因为家人劝其服药拳打或踢打家人，行为冲动，曾将母亲按在沙发上殴打，用刀砍自己腹部，不出门，无故对家人讲有一群孩子在骂她。之后第 4 次入住心身科，修正诊断“精神分裂症”，给予利培酮口服液(5mL/d)、拉莫三嗪(100mg/d)，联合 MECT 治疗，好转后出院。院外一直坚持服药，家属提供她仍表现出想死，觉得活着没意思，问其原因，解释“自觉大脑左右不对称了，自己的全身都不对劲了，自己的胸腔有东西”，经常吵闹扬言要开颅、开胸、跳楼等，伴有纳差、失眠、烦躁、坐立不安等。1 个月后第 5 次入住心身科，诊断“精神分裂症”，给予利培酮口服液(4mL/d)、舍曲林(150mg/d)、丙戊酸钠(500mg/d)，住院治疗 21 天后病情好转。出院后患者坚持服药，病情稳定，但逐渐出现体重增加、闭经等表现。入院前半年逐渐将利培酮换为齐拉西酮治疗，患者又逐渐出现情绪不佳，不愿与人说话，发呆，自称耳边有嘈杂的声音。此次入院前服用丙戊酸钠(1000mg/d)、舍曲林(150mg/d)、齐拉西酮(160mg/d)治疗，但效果不佳。为进一步诊治收住院治疗。

既往史 既往体健。

个人史 独生女。本科学历，在当地某单位从事行政工作。病前性格内向，人际关系一般。结婚7年，夫妻感情不佳。未生育。目前已离异。无吸烟、饮酒史，无精神活性物质及非成瘾性物质接触史。14岁月经来潮，既往规律，现闭经。

家族史 父母健在。否认家族性精神疾病及神经疾病遗传病史。

躯体及神经系统查体 未见异常。

精神检查 ①一般状况：患者在母亲的陪同下步入医生办公室，意识清楚，接触困难，衣冠欠整洁，表情平淡，多问少答或不答，对答不切题，注意力不集中，定向力完整。②认知活动：存在幻听，称耳边能听见嘈杂的声音。思维联想速度迟缓。即刻记忆力下降，计算反应慢，领悟能力粗测正常。③情感活动：情感淡漠，与家人情感交流减少。④意志行为：意志减退，对周围事物不感兴趣，对未来生活缺乏信心，不愿与人交往。生活懒散，个人卫生打理需家人督促。入院后未见冲动消极行为。⑤自知力：不存在。

辅助检查 入院后完善血生化检查、甲状腺功能、胸片、心电图、腹部B超、脑电图、头颅CT等，结果均正常。

初步诊断 精神分裂症。

诊断依据 ①症状标准：幻听，情感淡漠，意志减退。②病程标准：病程5年。③严重程度标准：严重影响患者日常生活，社会功能严重受损。④排除标准：排除精神活性物质及非成瘾性物质所致精神障碍。

鉴别诊断 ①脑器质性精神障碍。患者慢性病程，发病前没有中枢神经系统疾病及感染史，入院神经系统查体未见阳性体征。故暂不考虑该诊断。②双相情感障碍。患者有自杀观念或易激惹表现，抑郁及高涨体验表现患者表达不清楚，入院后进一步排查。

【会诊记录】

病例特点 ①青年女性患者。②病史近5年，复发近1个月。③患者自诉既往有一段时间表现出情绪低落，愉悦感下降，有时会伴有一些悲观消极观念；有时候又会觉得非常开心，兴奋，自觉能力较强，什么都能做，情绪不好的时间会持续有几个月，而兴奋的表现会持续约数天。④精神检查：意识清楚，接触尚可，问答基本切题，语声低，语速略显缓慢，注意力不集中，可见言语性幻听(凭空听见有说话的声音)。思维略显迟缓。未见明确的妄想内容。情感反应协调，情绪不佳，不开心。意志行为减退，白天精力不佳，发呆。教授分析：患者既往有明确的交替性抑郁及躁狂发作史，病程中虽有部分精神病性症状，但也是继发于情感症状基础之上，没有脱离情感症状而出现的精神病性症状。按照ICD-10诊断标准，符合：双相情感障碍，目前为伴有精神病性症状的抑郁发作。

治疗计划 考虑患者体重超标问题，换用丙戊酸镁缓释片作为主要的情感稳定剂。停用舍曲林，因为SSRI类药物会激活患者的精神病性症状。停用帕利哌酮缓释片，换用奋乃静治疗，剂量控制在10mg/d之内，改善患者精神病性症状并减少对月经的影响。

【诊断】

双相情感障碍，目前为伴有精神病性症状的抑郁发作。

心得体会

该病例特点：病程较长，达5年。患者主要症状有情感症状及精神病性症状两大组，其间在本院多次住院，起初诊断为双相情感障碍，后2次修正诊断为精神分裂症。服用多种抗精神病药物及抗抑郁药物、情感稳定剂等，对利培酮、拉莫三嗪、丙戊酸盐疗效显著，症状缓解，但副作用较为明显，出现嗜睡、体重增加、闭经，停药症状反复。

该病例可以帮助我们更好地对精神分裂症及双相情感障碍做出诊断及鉴别诊断。另外，对疗效及耐受性、不良反应的预测也有期待。

病例66

【病例摘要】

患者，男，43岁。此次因间断情绪低落7年余，复发40天入院。

患者7年前精神诱因后出现情绪低落，兴趣减退，失眠，表现为入睡困难、早醒。心急、出汗、烦躁、坐立不安，食欲减退，体重减轻12kg左右，就诊于心身科门诊，诊断“抑郁症”，给予盐酸帕罗西汀片(20mg/d)等药物治疗，症状好转，服药半年自行停药。其后患者基本恢复至正常时期。3年前患者再次精神诱因后出现情绪低落，兴趣减退，失眠，话少，食欲减退，不愿与人交流，不愿去工作，自觉不如人，自觉对不起家人，有不想活的念头。1个月后就诊于心身科门诊，诊断“抑郁症”，自行服用阿普唑仑、舒肝解郁胶囊等药物治疗2周，症状无改善。调整治疗方案，给予盐酸帕罗西汀(20mg/d)治疗。患者服药2天，自觉心慌、着急，故自行停药。其后自行就诊于某医院并住院，给予盐酸文拉法辛缓释胶囊(75mg，3次/日)等药物治疗，治疗1月余，自觉症状改善不明显。出院后患者自行将药物调整为帕罗西汀片(最大剂量30mg/d)等药物治疗，一直服用，自觉症状改善不明显。其间有明显自杀观念、自杀计划，计划“跳河”，去了河边，但考虑后放弃。于心身科住院，诊断“抑郁症”，给予文拉法辛(225mg/d)、氟哌噻吨美利曲辛片(2片/日)、氯硝西泮片(1.5mg/d)，联合MECT治疗，症状好转后出院。出院后坚持服药1年余，病情基本痊愈，于1年前停药；半年前出现心情好，买车位、买房，号召店内员工入股，参加读书会，买书等，持续2个月。1个月前无明显诱因出现早醒，逐渐加重，自行服用氯硝西泮片(每晚2mg)，睡眠改善，此后逐渐情绪低落，开心不起来，身体疲乏，感觉自己没有一技之长，工作能力下降，大脑思绪多，莫名心烦，不能坚持8小时上班时间，无饥饿感，食欲差，体重减轻5kg，自行服用文拉法辛(75mg/d)，症状改善不明显，逐渐出现不自信，害怕见客户，担心介绍产品时出错或遗漏，心急，烦躁，不愿意去店里看生意，于心身科就诊，给予文拉法辛(150mg/d)、氯硝西泮片(2mg/d)、米氮平(每晚15mg)治疗，坚持2周余，睡眠改善，余症状改善不明显。现为求进一步诊治入院。

既往史 既往体健。

个人史 母孕期及生产史不详，幼年生长发育同其他正常儿童。适龄入学。性格内向，追求完美，存在洁癖，特别要求物品整齐，人际关系一般。

家族史 一表哥患焦虑症，现服药治疗；一表姐曾患焦虑症，现恢复可。

躯体及神经系统查体 未见异常。

精神检查 ①一般状况：意识清楚，接触尚可，衣冠整洁，表情抑郁，对答切题，注意力集中，定向力良好。②认知活动：思潮语量减少，语调、语速可，精力下降，大脑反应变慢，思虑多，担心疾病复发、难治，反复在网上查阅“抑郁症”相关知识，理解、领悟力粗测正常，未查出幻觉、妄想等精神病性症状。无悲观消极观念。③情感活动：情感反应协调，情绪低落。心烦，焦虑，坐立不安。④意志行为：对周围事物不感兴趣，对未来生活缺乏信心，不愿与人交往。生活能够自理。入院后未见冲动消极行为。⑤自知力：存在。

辅助检查 入院查血常规、尿常规、肝肾功能、血糖、血脂、电解质、甲状腺功能、头颅CT平扫等，均未见异常。胸部CT提示双下肺少许渗出，右侧胸膜增厚。腹部B超提示肝大小正常，肝囊肿；脂肪肝(轻度)。胆、胰、脾、双肾大小正常，图像均未见异常。

初步诊断 抑郁症。

诊断依据 ①症状标准：情绪低落，高兴不起来，兴趣减退，失眠等症状。②病程标准：病史7年余，呈慢性发作性病程。③严重程度标准：已严重损害患者的社会功能。④排除标准：排除器质性疾病和精神活性物质所致精神障碍。

鉴别诊断 ①双相情感障碍。患者有情绪低落，高兴不来，兴趣减退，失眠等抑郁发作症状；半年前有心情好，计划和社交较前多，目前不能排除该诊断。请上级医师查房，尽快明确诊断。②强迫症。患者有做事要求完美的性格，摆放物品时必须整齐，对物品的卫生要求严格，有脏物时患者必须清洁，否则心里感到不适，但上述行为未影响患者的日常生活。故暂不考虑改善诊断。

【会诊记录】

病例特点 ①中年男性患者，慢性发作性病程。②患者每次抑郁发作前有持续2～3个月的轻躁狂发作，计划多、想法多，想干事情，连续多天上班，管理事情时事无巨细，使员工有时难以忍受；有时控制不住自己的脾气，易发脾气，对妻子发火，此后逐渐出现情绪低落，高兴不起来，精力不足。综上诊断：双相情感障碍(Ⅱ型)，目前为抑郁发作。

治疗计划 患者有睡眠呼吸暂停综合征，故建议减重，侧卧位休息或床头抬高15°～30°，耳鼻喉科就诊，评估其严重程度及是否需要辅助通气等治疗。心境稳定剂碳酸锂可加量至750mg/d，抗抑郁药舍曲林减量至50mg/d；患者焦虑可在此基础上加用5mg/d的盐酸帕罗西汀；睡眠欠佳，喹硫平可加量至每晚300mg，苯二氮䓬类药物禁用；对于睡眠呼吸暂停综合征，患者夜间睡眠差，可考虑佐匹克隆片或酒石酸唑吡坦改善睡眠。

【诊断】

双相情感障碍，目前为抑郁发作；阻塞性睡眠呼吸暂停综合征；脂肪肝；肝囊肿。

心得体会

双相情感障碍患者共病阻塞性睡眠呼吸暂停综合征时，需要详细评估患者睡眠呼吸阻塞严重程度，如未得到有效治疗，应禁止使用苯二氮䓬类药物，而镇静作用较强的抗精神病药物也应慎用。

病例67

【病例摘要】

患者，男，20岁。文学青年。因间断情绪压抑、高涨2年余住院。

2年前春节期间感自己压力大，压抑，照镜子时觉得眼球向外突出，脑内有一股气体，过去的记忆都消失了，忘记了最初的灵魂和本我。孤独，没有人在乎自己，自己像是被上了发条一样，等不到休息，整日疲惫，记忆力下降，反应力减退。食欲食量下降，进食后干呕，偶有呕吐，曾经在某院被诊断为抑郁症，给予解郁丸等药物治疗，效果不好。初九返回家中后感膝盖疼痛，不能走路。心悸、心慌、害怕到人多的地方，失眠，入睡困难，甚至整夜不睡，觉得自己的意志不停地被摧毁，拖累了家人，总觉得自己"欠他们的"，为了缓解父母和自己的痛苦，所以跑出去"跳河"，被家人及时救回。同年3月在当地精神卫生中心被诊断为抑郁症，给予丁螺环酮片(60mg/d)、草酸艾司西酞普兰片(10mg/d)、盐酸文拉法辛胶囊(150mg/d)治疗，住院3个月。住院期间自觉是人生最好的阶段，整日比较开心，买东西送病友(苹果、球拍等)，做恶作剧，胆子大，感觉没有什么可怕的事情，持续2月余。返回家中后不停回忆过去，觉得自己脆弱、没有价值，一阳刚的人突然垮塌了，失去了精气神，不知道将自己放在哪里，认为所有的地方都不属于自己，疲惫，但可坚持工作。同年10月辞职后自觉很轻松，不知疲惫，在外租房子，买电脑开始写作，持续1～2个月，此后情绪压抑与轻松间断发作，大部分时间情绪压抑，但每月有3～4天情绪轻松，想做事。1年前冬天，情绪低落，高兴不起来，话少，独处，觉得不想活了，曾在某地有跳桥行为，被人及时救回之后，患者情绪较前稍改善。今年2月再次出现服药自杀，服药后被家人及时发现，未予洗胃等治疗，第2日如常。近2个月仍觉情绪压抑，话少，胸闷气短，感觉"气往下掉"，心、肺疼痛，像是心、肺郁结了什么东西一样。为进一步诊治收住院治疗。近期精神状态不佳，大、小便正常。

既往史 既往体健。

个人史 患者有1个姐姐。久居某地，无疫区、疫水接触史。母孕期不详，幼年生长发育同正常同龄儿童。适龄入学，大专肄业，爱好文学写作。之前性格内向。未婚未育。无吸烟、饮酒史，精神活性物质及非成瘾性物质接触史。

家族史 否认家族性精神疾病及神经疾病遗传病史。

躯体及神经系统查体 未见异常。

精神检查 ①一般状况：意识清楚，接触尚可，语声低，语速缓慢，衣冠整洁，年貌相称，表情抑郁，讲述病情时稳定，对答切题，注意力集中，定向力良好。②认知活动：思潮语量适中，理解、领悟力粗测正常，感知综合障碍(照镜子时觉得眼球向外突出)，未查出幻觉、错觉及妄想等精神病性症状。③情感活动：情感反应协调，抑郁、焦虑体验深刻，情绪低落，心烦，胸闷，心急等。④意志行为：对周围事物不感兴趣，对未来生活缺乏信心，不愿与人交往。入院后未见冲动消极行为。⑤自知力：存在。

辅助检查 入院后完善血生化检查、甲状腺功能、胸片、心电图、脑电图、头颅CT等，结果均正常。腹部B超：胆囊大小正常，胆囊息肉(多发)，肝、胆、胰、脾大小正常，图像均未见明显异常。

初步诊断 双相情感障碍，目前为抑郁发作。

诊断依据 ①症状标准：患者主要表现为情绪低落、高涨间断发作。情绪低落时压抑，疲惫，悲观消极，不愿去人多的地方，心悸，心烦等；情绪高涨时感欣快，轻松，想法多，活动增多，乐于助人。②病程标准：间断病史1年余。③严重程度标准：社会功能受损。④排除标准：排除精神活性物质及非成瘾性物质所致精神障碍。

鉴别诊断 ①抑郁症。支持点：患者有情绪低落、悲观消极等表现。不支持点：患者有情绪高涨、想法多、活动增多、乐于助人等轻躁狂表现。故暂不考虑该诊断。②精神分裂症。支持点：患者存在感知综合障碍表现。不支持点：患者存在情绪低落、高涨表现，精神病性症状继发于情感体验基础上，且未泛化。故暂不考虑该诊断。

治疗计划 精神病护理；防自杀、防外逃、防伤人、防毁物；普食；向患者及家属详细交代病情及治疗计划，并签署知情同意书；暂给予丙戊酸钠缓释片、富马酸喹硫平片联合电针、经颅磁刺激等物理治疗。

【会诊记录】

病例特点 ①患者青年男性。②18岁前起病，性格以自我为中心，言行中表演、癔症色彩强烈，如见到医生则语音低，与家人交流则语音正常，言语做作等。③此次病史2年，间断存在情感低落、情感高涨，情绪低落时表现为大脑一片空白，孤独，能力下降，觉得没有什么留恋的东西，并存在3次自杀未遂行为。情感高涨时活动增加，愿意外出活动，写东西等。在某地住院期间出现典型轻躁狂表现——自觉心情佳，活动增加，送人物品，觉得没什么可怕的，搞恶作剧等。上述情绪每10余天波动1次。综上，根据ICD-10诊断标准，符合：双相情感障碍，目前为抑郁发作(快速循环型）；人格障碍。

鉴别诊断 ①精神分裂症。患者存在人格障碍与情感体验相互作用，思维稍显散漫，缺乏其他幻觉、妄想等症状。故暂不考虑精神分裂症诊断。②环性心境障碍。患者存在情绪低落高涨交替发作表现，且每10余天波动1次，但患者今年有2个月的缓解期。故暂不考虑该诊断。

治疗计划 有快速循环的特点，慎用抗抑郁药物。给予情感稳定剂丙戊酸钠缓释片联合富马酸喹硫平片治疗。

治疗效果 调整治疗剂量服药6天后，患者症状改善，情绪较前平稳，未见药物不良反应。交代出院注意事项，建议出院后转至心身科门诊继续急性期、巩固期、维持期治疗。

【诊断】

双相情感障碍，目前为抑郁发作；人格障碍。

心得体会

双相情感障碍患者在轻躁狂时期表现情绪愉悦，自我感觉良好，有时甚至有工作效率短暂提升表现，很容易被自己和周围人忽视。该病例患者在其他医院住院时未能及时发现轻躁狂发作并进行药物调整，令人遗憾。

双相情感障碍患者抑郁期和轻躁狂期交替发作，甚至快速转换，如果患者1年内转换4次以上，需考虑为快速循环型，治疗中应以情绪稳定剂为主。

双相情感障碍患者与人格障碍共病率高，尤其是边缘型人格障碍、表演型人格障碍、自恋型人格障碍。起病于18岁前，发作无规律，其行为模式和情感特点影响广泛，渗透到生活的各个方面。共病患者的治疗难度大大增加，甚至部分患者很难完全恢复至正常状态。

病例 68

【病例摘要】

患者，男，23岁。因间断情绪低落与高涨5年，再发3个月入院。

患者于5年前无明显诱因出现情绪低落，高兴不起来，感到身体乏力，脑子似被掏空感，视物模糊，记忆力减退，双上肢肿胀，食欲差，易发脾气，时而胸闷、气短，有时控制不住地全身抽动，伴眨眼，持续数秒后恢复正常。4年前首次就诊于当地某医院，具体诊疗不详，症状改善不明显。此后转诊至心身科门诊，诊断“抑郁症”，给予盐酸文拉法辛缓释胶囊等药物治疗，坚持服药，间断门诊复诊，时而感到症状基本缓解，时而又感到有所复燃。同年8月入院，诊断“抑郁症”，给予帕罗西汀等药物治疗，症状好转后出院。服药4个月后自行停药，1年前病情反复，大部分时间感到情绪低落，身体不适，双眼酸胀，胸闷、气短，偶尔也会感到状态特别好，想炒股、买彩票，持续 2～3 天即会再次变得高兴不起来，间断自购帕罗西汀、氟哌噻吨美利曲辛片治疗，症状时好时坏。同年 12 月底病情加重，今年 2 月转至外地某医院住院，给予碳酸锂、富马酸喹硫平片、丙戊酸钠缓释片、马来酸氟伏沙明片等药物联合 8 次 MECT 治疗，症状缓解。出院后坚持服药，不久症状再次反复，躯体不适突出，阵发性胸闷、气短、右侧肋部隐隐疼痛，感到头脑反应迟钝、脑子被掏空了，偶有周身麻木，有时情绪不稳定，发脾气，有不想活的念头，自服氟哌噻吨美利曲辛片（2 片/日）至此次入院前，症状缓解不明显。为进一步诊治再次收住院治疗。

既往史 既往因听力下降就诊于当地医院，诊断“神经性耳聋”，目前右耳失聪。否认肝炎、结核病及其他传染病病史，否认高血压、糖尿病病史，否认外伤、手术史，否认输血史，否认食物、药物过敏史，预防接种史随社会。

个人史 患者系胞 4 行 3。久居某地，无疫区、疫水接触史。母孕期不详，幼年生长发育同同龄儿童。适龄入学，高中文化，学习成绩一般，毕业工作于当地银行，3 年前辞职。病前性格外向、开朗。未婚未育。无吸烟、饮酒史，无精神活性物质及非成瘾性物质接触史。

家族史 父母健在。否认家族性精神疾病及神经疾病遗传病史。

躯体及神经系统查体 未见异常。

精神检查 ①一般状态：意识清楚，接触尚可，年貌相称，表情抑郁，讲述病情时合作，对答切题，注意力集中，定向力良好。②认知活动：自觉头脑反应迟钝，感到脑子被掏空了，有时自己也会觉得自己讲话没有逻辑，未获幻觉、错觉及感知综合障碍，未引出妄想内容，存消极观念。③情感活动：情感反应协调，情绪低落，心烦，高兴不起来，有时情绪不稳，发脾气。④意志行为：活动减少，兴趣减退，近 2 年大部分时间未工作，社会功能受损，配合治疗。⑤自知力：存在。

辅助检查 入院后完善血生化检查、甲状腺功能、胸片、心电图、脑电图、头颅 CT 等，结果均正常。血常规：血小板计数 78×10^9/L。

初步诊断 双相情感障碍。

诊断依据 ①症状标准：情绪低落，高兴不起来，悲观消极，头脑反应迟钝，躯体不适；有时也有 2～3 天感到精力充沛，状态良好，想炒股、买彩票等。②病程标准：病程 5 年，再发 3 个月。③严重程度标准：社会功能部分受损。④排除标准：排除精神活性物质及非成瘾性物质所致精神障碍。

鉴别诊断 ①躯体形式障碍。患者本次发病以躯体症状为主，但结合患者整个病史，患者亦存情感低落，消极念头，有时也出现轻躁狂现象。故暂不考虑该诊断。②器质性精神障碍。患者起病前曾多次全面检查，不支持躯体疾病诊断。

【会诊记录】

病例特点 ①青年男性患者。②母亲补充病史：患者 6～13 岁由他的二叔抚养，与父亲关系疏远。6 岁即开始出现控制不住地摇头、噘嘴、眨眼、发声，一直间断治疗，症状时好时坏，情绪好时症状减轻，但不会完全消失。5 年前开始间断出现情绪低落，觉得头脑变笨，反应迟钝，高兴不起来，激惹性高，易与家人发脾气。有超过

2个月的缓解期。另外家人及患者都反映患者有时会出现勤快，喜欢做事，有一些不切实际、与自己能力不符合的想法等轻躁狂症状，持续半天至3天不等。③精神检查：意识清，接触一般，表情抑郁，主动言语减少，多围绕躯体不适，未见幻觉、妄想内容，可见消极观念，焦虑、抑郁体验深刻，意志行为减退，自知力存在。根据ICD-10诊断标准，符合：双相情感障碍。患者自小即存在控制不住地噘嘴、发声，虽自述与情绪相关，但情绪好时也未完全缓解，故考虑应独立诊断：抽动障碍。

治疗计划 给予丙戊酸钠缓释片、帕罗西汀治疗双相情感障碍；同时给予阿立哌唑治疗抽动障碍。

治疗效果 药物调整至治疗剂量观察后，患者症状改善，未见药物不良反应，考虑慢性疾病需长期治疗。交代出院注意事项，建议出院后转至心身科门诊继续治疗，动态观察病情变化，不适随诊。

【诊断】

(其他特定的)双相情感障碍；抽动障碍。

心得体会

抽动障碍患者常会共病双相情感障碍、品行障碍、注意缺陷/多动障碍(attention-deficit/hyperactivity disorder，ADHD)、抑郁障碍等精神疾病。该病例患者幼年期被诊断为抽动障碍，虽坚持治疗，但未完全缓解，于青春期再次出现双相情感障碍的表现，在治疗中可以兼顾2种疾病，联合使用抗精神病药物治疗。该病例可以学习掌握抑郁症与双相情感障碍的鉴别诊断，掌握抽动障碍的诊断。

述评

双相情感障碍的终生患病率在0.1%～4.4%。双相情感障碍可能与不良的症状、身体和心理社会因素相关，通常被视为终身疾病。因此，通常会给患者使用多种治疗的联合治疗，旨在改善患者的社会功能和结局。临床常用的联合治疗类型[1]包括针对生物学通路的新药治疗、激素治疗、重复经颅磁刺激、心理治疗等，对于治疗方式的选择应依据循证医学证据。但是，现有疗法也存在局限性，主要包括锂剂对于育龄妇女产后复发、胎儿致畸的风险以及肾损害[2]。通过遗传学研究，找到药物作用的不同基因位点，从而实现个体化治疗的效果。

双相情感障碍常与焦虑共病，临床结局较差，比如自杀。一项发表在*Translational Psychiatry*的研究通过双相情感障碍和焦虑的多基因风险评分，探究其与共病和自杀意图的相关性[3]。结果表明，焦虑的多基因风险与双相情感障碍共病焦虑障碍和自杀意图相关，而双相情感障碍的多基因风险与这些变量均无关(图2.3)。

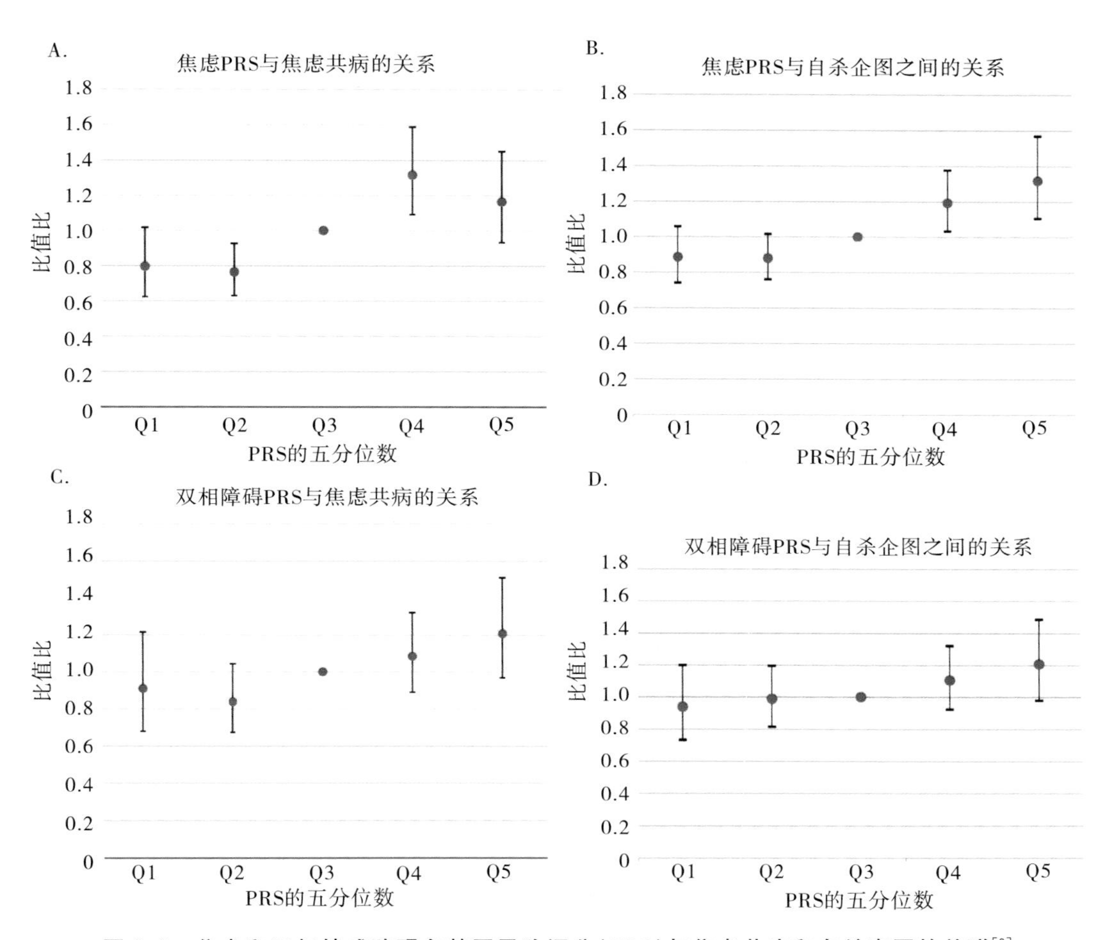

图 2.3 焦虑和双相情感障碍多基因风险评分(PRS)与焦虑共病和自杀意图的关联[3]

【参考文献】

［1］DEAN O M, GLIDDON E, VAN RHEENEN T E, et al. An update on adjunctive treatment options for bipolar disorder[J]. Bipolar Disorders, 2018, 20(2): 87-96.

［2］HARRISON P J, CIPRIANI A, HARMER C J, et al. Innovative approaches to bipolar disorder and its treatment[J]. Annals of the New York Academy of Sciences, 2016, 1366(1): 76-89.

［3］LOPES F L, ZHU K, PURVES K L, et al. Polygenic risk for anxiety influences anxiety comorbidity and suicidal behavior in bipolar disorder[J]. Translational Psychiatry, 2020, 10(1): 298.

第3章

抑郁发作、复发性抑郁障碍

3.1 诊断与治疗

“抑郁症多数为急性或亚急性起病，好发于秋冬季，平均起病年龄为20～30岁，几乎每个年龄段都有罹患抑郁症的可能，从起病到接受系统治疗的时间平均为3年。”(陆林．沈渔邨精神病学[M]．6版．北京：人民卫生出版社，2018.)

病例69

【病例摘要】

患者，女，29岁。因间断言行反常3年，再发3周住院。

患者于3年前无明显原因感到头痛，同时感到周围人讲话的内容都与她有关；外出时也感到他人都在看她；觉得后面有人跟踪，为此紧张、害怕，不敢出门，哭泣，反复给丈夫打电话，称不想治了，无故外跑。家人带其就诊于某医院，给予富马酸喹硫平片(600mg/d)治疗，症状改善，常感到嗜睡，周身不适，日常家务尚能料理。后自行停药，2年前病情复发，症状基本同前，再次服用富马酸喹硫平片后症状改善。今年患者自行减量富马酸喹硫平片至400mg/d，此次入院前3周，症状反复。患者感到脑子乱，有时又一片空白，感到他人议论，有人一直跟踪，就往外跑，并给丈夫发信息称“我对不起你，从此以后不再回来了”等内容。今年家属带来本院，就诊于心身科门诊，给予利培酮治疗，症状有所缓解，但是看电视时，患者仍说“电视节目里的人议论我”。为进一步诊治收住院治疗。

既往史 幼年时曾有左侧前臂骨折史，经外固定治疗后好转。

个人史 患者系胞3行2。从小发育正常，适龄入学，小学文化，既往性格内向。月经规律。23岁结婚，婚后育有1男1女。夫妻感情可。无吸烟、饮酒史，无精神活性物质及非成瘾性物质接触史。

家族史 否认家族性精神疾病及神经疾病遗传病史。

躯体及神经系统查体 左侧前臂骨折术后瘢痕，余未见异常。

精神检查 ①一般状况：意识清楚，定向力完整，年貌相当，衣冠整洁，表情尚自然，接触尚可，由家属带至诊室，检查合作。②认知活动：否认幻觉及感知综合障碍，思维内容存关系妄想、被跟踪监视感(感到周围人都在谈论她，看她，看电视也感到里面的人谈论有关她的事，有人一直在跟踪她)。③情感活动：情绪尚稳定，无明显抑郁、焦虑体验。④意志行为：发病期间行为紊乱，无故外跑，哭闹，社会功能受损，入院前存消极念头，入院后未见冲动消极行为，治疗配合。⑤自知力：不完整。

辅助检查 入院后完善血生化检查、甲状腺功能、心电图、腹部B超、脑电图、头颅CT等，结果均正常。胸片：双下肺轻度间质感染，心影稍向左侧增大，心胸比约0.52，主动脉稍迂曲。

初步诊断 精神分裂症。

诊断依据 ①症状标准：每次发病表现为关系妄想，被跟踪监视感，行为反常。②病程标准：病史3年，复发3周。③严重程度标准：患者社会功能受损。④排除标准：排除精神活性物质及非成瘾性物质所致精神障碍。

鉴别诊断 ①脑器质性精神障碍。患者病史时间长，本次发病3周，前后无发热、腹泻等感染史，未见神经系统阳性体征，辅助检查均未见异常。故暂不考虑该诊断。②抑郁症伴精神病性症状。患者每次发病时均流露出消极念头，但经核实，患者消极念头继发于妄想。故暂不考虑该诊断。

【会诊记录】

病例特点 ①青年女性患者。②间断发作病史，发作间期社会功能基本完好。③既往体健，小学文化。患者自述每次发病前失眠，脑子里乱想，感到对不起父母，对不起丈夫，之后就感到有人跟踪、监视，感到周围人都在看着她，经短暂治疗后基本恢复正常。④精神检查：意识清楚，精神尚可，表情自然，注意力集中，检查合作，描述病情清楚。发病期可获思维内容障碍——存在牵连观念及被跟踪感；也可获消极观念(自责、情绪低落，无价值感，第1次发病时曾有自杀未遂行为)。患者每次起病均以自责、无价值感为表现，认为对不起丈夫，不久即会出现感到他人跟踪，感到他人看着自己，经短期治疗均能好转。综上，根据ICD-10诊断标准，符合：抑郁症伴不协调的精神病性症状。

治疗计划 建议给予抗抑郁药加小剂量抗精神病药物治疗。选用舍曲林联合利培酮口服液治疗。

治疗效果 药物调整至治疗剂量，治疗8天后，患者症状改善，不安全感减轻，低落情绪改善，未见药物不良反应。交代出院注意事项，建议出院后转至心身科门诊继续急性期、巩固期、维持期治疗，不适随诊，防意外。

【诊断】

抑郁症伴不协调的精神病性症状。

心得体会

诊断不符的关键点在于，间断病程，虽有精神病性症状，但以情感症状为主，每次发作均在抑郁发作之后再出现精神病性症状，抑郁体验深刻。

病例 70

【病例摘要】

患者，男，28 岁。因躯体不适感、心烦 3 年，加重伴情绪低落 1 个月入院。

患者于住院前 3 年，无明显诱因感到右侧颞部头发枯萎，逐渐感到同侧的肉也快掉下来了。那时他的睡眠也很表浅，但未予以重视。春节后某日他玩了一通宵，次日就感到头上的肉全部在往下掉落，掉到了咽喉部，导致咽喉部发堵；此后感到头部的肉继续向下落，掉到胸腔，压迫心脏、胸部等，常感到胸部、心脏憋闷，有时左侧胸部有烧灼感。腰部疼痛，小便不适，尿液颜色发白。为此他出现紧张、担心，失眠加重，入睡困难，半夜易醒。其间曾就诊于当地医院，服用中药治疗，效果不佳。后就诊于本院心脏内科及心身科，曾服用氟哌噻吨美利曲辛片等药物，服药期间患者感到头上的肉部分又长回去了，停药后症状反复，再次服药后病情无明显改善。遂到心身科第 1 次住院，诊断“躯体化障碍，心律失常(室性期前收缩)”，服用盐酸文拉法辛缓释胶囊(150mg/d)、奥氮平(每晚 5mg)治疗，服药 1 个月，症状缓解，自行停药。其间，患者一直能够坚持工作。入院前半年，患者又感觉头部右侧肉如千层饼揭起来，脑子反复回忆过去不愉快的经历，情绪低落，高兴不起来，无法与周围人相处，时常感受被疏远、冷落，内心委屈、无奈，伤心落泪，烦躁、易怒，未予重视。入院前 1 个月，家属发现患者变得话少，记忆力减退，反应迟钝，在工作上时常坚持己见，我行我素，喋喋不休，埋怨周围人对他不好，食欲差，体重减轻 5kg，失眠严重。为进一步诊治再次收住院治疗。

既往史 去年体检提示右肾结石，未予处理。

个人史 患者系胞 3 行 2，适龄入学，中专文化，毕业后外出打工。既往性格内向、固执、人际关系差。未婚未育。无吸烟、饮酒史，无精神活性物质及非成瘾性物质接触史。

家族史 父母、哥哥、妹妹健在；姑母曾生气服农药企图自杀，后经抢救生命体征恢复，但出现精神异常，具体不详。

躯体及神经系统查体 未见异常。

精神检查 ①意识清楚，接触被动，语声低，语速缓慢，衣冠整洁，年貌相称，表情抑郁，讲述病情时吞吞吐吐，对答切题，注意力集中，定向力良好。②认知活动：思潮语量适中，记忆力减退，反应迟钝，过分关注躯体不适。未查出幻觉、妄想等精神病性症状。③情感活动：情感反应协调，情绪低落，情绪不稳，心烦，坐立不安。④情志行为：我行我素，喋喋不休，埋怨周围人对他不好，无法与周围人相处，伤心落泪，入院后未见冲动消极行为。⑤自知力：不完整，对躯体症状关注，主动要求救治。

辅助检查 入院后完善血生化检查、甲状腺功能、胸片、心电图、脑电图、头颅 CT 等，结果均正常。腹部 B 超：脾静脉内径增宽，右肾结石。

初步诊断 躯体化障碍。

诊断依据 ①症状标准：可查及躯体不适感，担心，反复就医等。②病程标准：

病程3年。③严重程度标准：自知力部分存在，社会功能部分受损。④排除标准：排除精神活性物质及非成瘾性物质所致精神障碍。

鉴别诊断 ①抑郁症。患者虽有情绪低沉、心烦、失眠、食欲下降、体重减轻等抑郁、焦虑症状，但不是原发症状，系继发于患者的躯体不适症状之后，为伴随症状。故暂不考虑该诊断。②双相情感障碍。支持点：患者存在情绪低沉、心烦、失眠、食欲下降、体重减轻等抑郁、焦虑症状。不支持点：否认兴奋话多、情感高涨、主动活动增多、精力旺盛、投资不计后果等躁狂表现。故暂不考虑该诊断。

【会诊记录】

病例特点 ①青年男性患者。②间断病程，病史3年，3年前劳累后出现心律失常。感觉脑子里似有块肉向下降落，经治疗好转，因工作不顺心，近1～2个月反复出现上述症状。补充病史：患者父亲提供本次发病前患者有过兴奋话多，愿意做事，购买4本心理学图书，告诉父亲要善待身边人，学会处理与周围人关系，持续2天。本次入院后有1次父亲外出，患者认为有人伤害他，要求立即寻找，父亲返回后反复检查，紧张、恐惧。③主要临床表现：感到工作、家庭都不顺心，情绪低落，躯体不适感(脑子右侧似有千层饼揭起来样的感觉)，失眠，每晚仅睡4～5小时，早醒。食欲差，体重下降。主动性差，疲乏被动，在家赋闲，不能工作。兴趣减少。思虑多，敏感多疑。悲观消极，感觉整个世界都非常假。④精神检查：意识清楚，接触被动，表情抑郁，低声缓慢，有气无力，记忆力减退，反应迟钝，过分关注躯体不适，存在躯体不适感(脑子右侧似有千层饼揭起来样的感觉)。存在关系妄想，时常感觉被冷落。情绪低落，情绪不稳，心烦，坐立不安。我行我素，喋喋不休，埋怨周围人对他不好，无法与周围人相处，伤心落泪，自知力部分存在。综上，根据ICD-10诊断标准，符合：抑郁症伴精神病性症状。

鉴别诊断 双相情感障碍。既往存在兴奋话多、愿意做事、购买心理图书等躁狂样症状，但持续时间不足4天，未达到轻躁狂发作标准。故暂不考虑该诊断。

治疗计划 建议心境稳定剂、SSRI、非典型抗精神病药物治疗。

治疗效果 丙戊酸钠缓释片(1000mg/d)、奥氮平片(每晚10mg)、盐酸舍曲林片(100mg/d)治疗14天后，患者症状改善，躯体不适减轻，睡眠改善，情绪较前稳定，未见药物不良反应。交代出院注意事项，建议出院后转至心身科门诊继续急性期、巩固期、维持期治疗，不适随诊，防意外。

【诊断】

抑郁症伴精神病性症状。

心得体会

该病例诊断不符要点在于，间断病程而非持续病程；有躯体不适表现，但以情绪障碍为主要背景，存在抑郁核心症状，抑郁体验深刻，抑郁发作严重时伴有精神病性症状。故诊断为抑郁症伴精神病性症状而非躯体化障碍。

病例 71

【病例摘要】

患者，男，31。因间断精神恍惚、反应迟钝、情绪不稳 1 年，再发 2 个月被妻子带来住院。

妻子反映在 1 年前发现患者无明显诱因精神恍惚，多问少答，反应迟钝；行为反常，有时呆站，若有所思，有时情绪不稳，烦躁易怒，坐立不安，无故撕掉墙上的画等。家人自行给予奥氮平片后患者昏睡了 2 天，醒后各方面恢复如常。住院前 2 个月，患者再次出现精神恍惚，独自发呆，注意力不集中，反应迟钝，家人吩咐他拿东西，可他转了 1 圈又空手返回。患者常失眠，1 夜仅能休息 2～3 小时，入睡困难，半夜易醒，早醒；感觉头脑乱，有时说些莫名其妙的话；情绪不稳，心急、心烦，坐卧不宁，想往外跑，想摔东西，无法坚持工作。为进一步诊治收住院治疗。

既往史　既往体健。

个人史　患者胞 2 行 2。适龄入学，成绩尚可，大专学历，从事数控工作。适龄结婚，育有 1 女。妻子及孩子均体健。无吸烟、饮酒史，无精神活性物质及非成瘾性物质接触史。

家族史　否认家族性精神疾病及神经疾病遗传病史。

躯体及神经系统查体　未见异常。

精神检查　①一般状况：意识清楚，接触一般，语声低，语速缓慢，衣冠整洁，年貌相称，表情抑郁，对答切题，注意力集中，定向力良好。②认知活动：计算力、理解力、领悟力粗测正常。未查出幻觉、妄想等精神病性症状。③情感活动：情感反应协调，可获抑郁体验，情绪低落，开心不起来，心烦，坐立不安。④情志行为：对周围事物缺乏兴趣，对未来生活缺乏信心，不愿与人交往。生活需家人照顾。入院后未见冲动消极行为。⑤自知力：存在。

辅助检查　入院后完善血生化检查、胸片、心电图、脑电图、头颅 CT 等，结果均正常。

初步诊断　抑郁症。

诊断依据　①症状标准：表现间断精神恍惚、话少、反应迟钝、行为异常、情绪不稳，烦躁。②病程标准：间断病程，病史 1 年，再发 2 个月。③严重程度标准：日常生活及社会功能受到影响。④排除标准：排除精神活性物质及非成瘾性物质所致精神障碍。

鉴别诊断　①精神分裂症。患者有行为反常，家人提供病史，发病期间有异常言语，但持续时间短，未发现更多精神病性症状。故暂不做该诊断。②焦虑症。患者有烦躁、坐不住、想跑等焦虑表现，但缺乏心烦、容易担心、紧张不安等焦虑典型症状，病史中有行为和言语的反常。故暂不考虑该诊断。

【会诊记录】

病例特点　①青年男性患者。②间断性病程，病史 1 年。③临床症状：去年有过

3～5 天的情绪低落，做事提不起精神，话少，反应迟钝，此次自诉有 1 个月感觉情绪低落，做事提不起精神，心烦，坐不住，反应慢，话少。④精神检查：意识清楚，接触尚可，语声低，语速缓慢，表情抑郁，对答切题，注意力不集中，定向力良好，否认幻觉、妄想等精神病性症状。情感反应协调，可获抑郁、焦虑体验，情绪低落，开心不起来，心烦，坐立不安。对周围事物缺乏兴趣，对未来生活缺乏信心，不愿与人交往。自知力存在。教授分析指出：患者接触可，未查出思维形式障碍，未见幻觉、妄想及思维内容障碍。今天精神检查可获明确的抑郁体验，觉得开心不起来，做事没兴趣，活动减少，话少，注意力不集中，心烦。综上，根据 ICD-10 诊断标准，符合：抑郁症。

治疗计划 给予氟西汀分散片等抗抑郁药物治疗。

治疗效果 药物加量至治疗剂量，治疗 6 天后，患者症状略改善，未见药物不良反应。交代出院注意事项，建议出院后转至心身科门诊继续急性期、巩固期、维持期治疗。

【诊断】

抑郁症(重度发作)。

心得体会

该病例病史表现精神恍惚，反应迟钝，情绪不稳，行为紊乱，但精神检查可获及明确的抑郁体验，具备抑郁核心症状。间断病程，其间曾自行缓解，诊断抑郁症。

病例 72

【病例摘要】

患者，女，20 岁。此次因间断情绪低落 2 年，加重 2 个月入院。

患者于 2 年前在高考失利后逐渐出现不出门，整日待在房间，易哭泣，认为自己无用，觉得唯一的事情就是学习但都学不好，觉得活着没有意思，有不想活的想法，未实施，持续 2 周。父母反映在那期间，患者面部表情少，整日闷闷不乐，不与人交流，交流时常闭眼、低头。临近高中三年级复读开学时，患者便开始担心成绩不好、复读后考不上本科，担心融不到新环境、没有朋友，她常常感到孤独。入学后心情好转，同学关系可，成绩在班里排前四名，但仍担心成绩不好、考不到一本学校。敏感，感觉自己不如他人，称“感觉不到快乐”，伴心烦、心急、气短。4 个月后上述症状加重，感压抑，常常唉声叹气，觉得世界不温暖，伴头晕，休息后好转。父母反映在高中三年级复读时频繁换同桌，认为那些同桌与自己不是一路人，人品不好，对声音敏感，易激惹，烦躁，注意力不集中，不能专心上课。上述症状间断出现。父母带其至某医院精神科门诊就诊，诊断“抑郁症”，给予盐酸度洛西汀(40～60mg/d)、乌灵胶囊(3～4 粒/次，3 次/日)、舒肝解郁丸(60 丸/次，3 次/日)治疗，坚持服药 1 年余，心情及情绪有改善。1 年前患者得知自己考上本科后，出现心情好，精神状态好，主动出门活动，想法、计划多，考驾照，计划大学生活，计划考研，与父母出去旅游时主动和陌生人交流，对未来生活充满希望，持续 1 个月，在此期间仍坚持服上述药物。同年 9 月大学开学时停止服药 2 周，后继续坚持服药。上学期间与舍友关系差，感觉被舍友边缘化，常常独自一人，独处时心慌，感大学生活时间太漫长，一人独处时默默流泪，称有 2 个强势的室友对自己说话时冷嘲热讽、话中带刺，其余的人都冷眼旁观，感觉宿舍空间狭小、压抑，不想回宿舍，感觉睡觉时舍友发出各种声音影响自己睡眠，如聊天、打电话。心情不好时给父母打电话视频聊天，诉说各种委屈的事情，常常哭泣流泪。2 个月前病情加重，觉得对任何事情都不感兴趣，懒动，衣服脏了也不想洗，不想洗漱、洗头，记忆力下降，常丢三落四、误事，此后焦虑不安，觉得压力大，觉得学习困难，但仍勉强坚持学习，在大一期末考试期间，一人呆坐在教室窗户旁的座椅上，辅导员得知道后通知其父母，办理 3 门功课缓考手续，将其带回家。遂至心身科门诊就诊，考虑“双相情感障碍”，给予盐酸文拉法辛(每日早上 150mg)、喹硫平(每晚 100mg)、丙戊酸钠(每晚 250mg)等药物治疗。父母认为丙戊酸钠缓释片副作用大自行停用，余药物坚持服用 20 天，自感症状缓解不明显。现为求进一步诊治入院。

既往史 既往体健。

个人史 独生女。自幼生长同同龄人无差异，高中前学习成绩优异，后学习成绩下降，复读高中三年级，现是某学院大一在读学生。期末考试已考 4 门功课中的 2 门挂科，3 门功课延缓考试。在上高中二年级时间断出现心情不好，高兴不起来，感觉学习费力，成绩下降。父母也观察到她表情闷闷不乐，交流时易发脾气，但持续时间短，自行缓解。性格内向。

家族史 父母体健。否认家族性精神疾病遗传病史。

躯体及神经系统查体 未见异常。

精神检查 ①一般状况：意识清楚，接触被动，语声低，语速缓慢，表情抑郁，讲述病情时低头伏案，关注父母表情，略显坐立不安，烦躁，对答切题，注意力不集中，定向力良好。②认知活动：思潮语量减少，语调低，语速缓慢，理解、领悟力粗测正常。未查出幻觉、妄想等精神病性症状。③情感活动：情感反应协调，情绪低落，略心烦，坐立不安。④意志行为：对周围事物不感兴趣，对未来生活缺乏信心，不愿与人交往。生活能够自理。入院后未见冲动消极行为。⑤自知力：部分存在。

辅助检查 入院展开检查。①甲状腺功能：总甲状腺素 65.34nmol/L；总三碘甲状腺原氨酸 1.13nmol/L；游离甲状腺素 11.93pmol/L；游离三碘甲状腺原氨酸 3.52pmol/L；促甲状腺激素 1.54μIU/mL；甲状腺球蛋白抗体＜10.00U/mL；甲状腺过氧化物酶抗体 6.21U/mL；甲状腺球蛋白 13.57ng/mL。②性激素：睾酮 T 0.52nmol/L；黄体酮 P 39.70nmol/L；垂体泌乳素 732.60mIU/L；促黄体生成素 5.16IU/L；卵泡生成素 3.22IU/L；雌二醇 541.40pmol/L。③完善甲状腺 B 超：甲状腺大小正常，双侧叶囊肿，TI-RADS2 类(良性，建议 1 年复查)；双侧颈部未见明显肿大淋巴结。④心电图：QTC 间期 400ms，复查心电图 QTC 间期 445ms，完善心损 4 项，均未见明显异常。心脏超声示，EF 62%，各心腔大小及大血管内径均未见异常；左心室舒张、收缩功能正常。彩色血流示，各瓣膜未见病理性反流。完善动态心电图，结果示，动态心电图记录分析23小时01分，长时间显示窦性心律，最快152次/分(07：49)，最慢53次/分(02：30)，平均81次/分。昼夜显示，窦性心动过速心室总心搏数112257次/23小时01分。查血常规、尿常规、粪常规、肝肾功能、血糖、血脂、离子、术前感染4项，均未见明显异常，胸部平片、头颅CT、子宫及双侧附件超声及心脏超声均未见明显异常。

初步诊断 抑郁症。

诊断依据 ①症状标准：情绪低落，动力缺乏，负性认知。②病程标准：病程2年，间断发作。③严重标准：生活及学业严重受损。④排除标准：否认精神活性物质接触史。故可排除精神活性物质所致精神障碍。

鉴别诊断 ①双相情感障碍。支持点：患者有情绪低落、兴趣减退，懒动。不支持点：1年前患者想法多，愿意出门与他人交流，心情好，精神状态好，但无兴奋、情感高涨、思维奔逸、睡眠需求减少等症状。故暂不考虑该诊断。②焦虑症。支持点：有焦虑、心慌、头晕不适。不支持点：继发于情绪低落的基础上，且目前症状已达抑郁症诊断标准。按逐级诊断标准，暂不考虑该诊断。

【会诊记录】

病例特点 青年女性患者，18岁开始发病，发病年龄早，病史2年；近2年患者情绪低落，不开心，严重时无心上课，身体疲乏无力，其间有减轻，但较正常仍差，1年前曾有3个月出现心情好，状态好，对事情有信心，但和正常相比无差异，整个病程中无明显缓解期，呈持续性病程，该患者表现不典型。故诊断：抑郁症；人格障碍。

治疗计划 完善MMPI，治疗用文拉法辛150mg/d、阿立哌唑7.5mg/d，可针对人格障碍给予丙戊酸盐，剂量不超过500mg/d，或卡马西平，剂量不超过200mg/d。患者QTC间期445ms，不超过480ms，可动态观察心电图。

【诊断】

抑郁症(重度发作)；人格障碍；甲状腺双侧叶囊肿；高泌乳素血症。

心得体会

躁狂和轻躁狂的诊断需要严格把握适应证，防止过度诊断。此外，该病例患者躯体疾病较多，用药时需要严格把握适应证，关注药物相互作用，充分告知用药风险，密切监测药物副作用。

病例73

【病例摘要】

患者，女，15岁。因情绪低落、敏感多疑2年住院。

患者2年无明显诱因出现情绪低落，不想与人交流，兴趣减退，觉得活着没意思，反复想自杀，痛苦时会用刀割伤自己，家属未予重视。1年前上述症状加重，不愿学习，懒动，对家人态度冷漠，敏感多疑，觉得同学在背后说自己，凭空听到有人在自己耳边说话，无法分辨男、女声，觉得不安全，有人在后边跟踪自己，随身携带刀具，反锁房门，紧拉窗帘，学习成绩较前明显下降，仍不断想自杀，认为自己死了可以成全他人。2周前无故想到自杀，用注射器向自己血管内注射空气，尝试10余次，未果。近2周少语、少食，自觉食欲不振，曾有莫名哭泣表现，但否认情绪低落。为进一步诊治收住院治疗。发病以来精力稍差，食欲稍差，大、小便正常。

既往史 既往体健。

个人史 3岁时父母离异。7岁时母亲再婚并于婚后育有1子。患者目前系高中一年级学生，既往学习优异，近1年学习成绩明显下降，由班级前几名下降至20余名。既往性格外向，月经周期规则，月经量中等，颜色正常。无血块、无痛经。无吸烟、饮酒史。

家族史 否认家族性精神疾病及神经疾病遗传病史。

躯体及神经系统查体 未见异常。

精神检查 ①一般状况：意识清楚，接触稍差，稍显敌对，语声、语速正常，主动言语减少，衣冠整洁，年貌相称，面部表情少，讲述病情时无坐立不安，烦躁，对答切题，注意力欠集中，记忆力下降，定向力良好。②认知活动：理解、领悟力粗测正常。可见言语性幻听(凭空听到耳边有人对自己讲话)，牵连观念(认为同学在背后议论自己)，被跟踪感(认为有人在后边跟踪自己)。③情感活动：情感反应协调，抑郁体验深刻，可见情绪低落，悲观消极。④情志行为：对周围事物不感兴趣，对未来生活缺乏信心，主动性差，主动言语减少，不愿与人沟通、交往，兴趣减退，思维迟缓，精力下降，学习成绩下降，食欲下降。生活能够自理。入院后未见冲动、消极行为。⑤自知力：不全。

辅助检查 入院后完善血生化检查、甲状腺功能、胸片、心电图、腹部B超、脑电图、头颅CT等，结果均正常。

初步诊断 抑郁症伴精神病性症状；精神分裂症待排。

诊断依据 ①症状标准：心境低落(情绪低落，消极悲观，2周前用注射器向自己血管内注射空气，尝试10余次，未果)，意志活动减退(不想做事，不愿与人交往，近2周出现少语，少食)，思维迟缓(反应慢，主动言语减少)，认知功能损害(注意力不集中，记忆力下降，学习困难)，躯体症状(食欲下降)，言语性幻听(凭空听见有人议论自己)，牵连观念(认为同学在背后议论自己)，被跟踪感(认为有人在后边跟踪自己)。②病程标准：病史2年，加重2周。③严重程度标准：严重影响日常生活质量及社会功能。④排除标准：排除精神活性物质及非成瘾性物质所致精神障碍。

鉴别诊断 ①精神分裂症。支持点：患者存在精神病性阳性症状，言语性幻听，牵连观念，被跟踪感。社会功能损害明显。不支持点：患者存在情绪核心症状，心境低落，意志活动减退，思维迟缓，认知功能损害，食欲下降等。入院后进一步观察病情变化，请上级医生查房明确诊断。②双相情感障碍。支持点：患者起病年龄早，存在明确的抑郁发作，曾自杀未遂，伴有明显的精神病性阳性症状。不支持点：患者及家属均否认轻躁狂/躁狂发作病史。故暂不考虑该诊断。

治疗计划 精神病护理；防自杀、防外逃、防伤人、防毁物；普食；向患者及家属详细交代病情及治疗计划，并签署知情同意书；暂给予抗抑郁药物盐酸舍曲林片及小剂量抗精神病药物奥氮平片联合电针、经颅磁刺激等物理治疗。

【会诊记录】

病例特点 ①青年女性患者。②持续病史2年，加重半个月。母亲反映患者近半年话少，交流少，去年7月有割伤自己行为，夜间哭泣。老师反映患者注意力不集中，话少，不活动，不交作业。同学反映患者近半个月食量明显减少。③主要表现：情绪低落，反复想自杀，敏感多疑，成绩下降。④精神检查：意识清楚，接触稍差，语声低、语速略缓慢，主动言语减少，表情抑郁，注意力欠集中，记忆力下降，定向力良好。理解、领悟力粗测正常。可见言语性幻听(凭空听到有人在耳边对自己讲话，但内容及男女无法分清)。思维迟缓，不能专心学习，学习成绩下降。思维内容障碍，存在消极观念(悲观消极，有自杀未遂行为)、牵连观念(敏感多疑，认为同学在议论自己，在学校的时候莫名的紧张，有不安全感)、被跟踪感(认为有人在后边跟踪自己)。情感反应协调，抑郁体验深刻，可见情绪低落，高兴不起来，易哭泣，自我评价降低，认为自己没有用。意志行为下降，对周围事物不感兴趣，对未来生活缺乏信心，整日疲乏、懒动，主动性差，主动言语减少，不愿与人沟通、交往，精力下降、能力下降、食欲下降，近2周不能坚持上学，不想出门见人，不愿进食，有自杀未遂的行为。自知力存在，希望医生可以帮助自己解决情绪低落问题。追问病史，患者及家属否认躁狂/轻躁狂发作史。虽患者客观存在成长经历的曲折，但自我否认成长经历对情绪的影响。综上，根据ICD－10诊断标准，符合：抑郁症伴精神病性症状。

鉴别诊断 ①双相情感障碍。支持点：患者起病年龄早，存在明确的抑郁发作，有自杀未遂行为，伴有明显的精神病性阳性症状。不支持点：患者及家属均否认轻躁狂/躁狂发作病史。目前不符合该诊断，但不能除外以后此病发作的可能性。②精神分裂症。支持点：患者存在精神病性阳性症状，如言语性幻听(凭空听见有人议论自己)、牵连观念(认为同学在背后议论自己)、被跟踪感(认为有人在后边跟踪自己)。社会功能损害明显(近1年学习成绩明显下降，由班级前几名下降至20余名)。不支持点：患者存在抑郁症状，如心境低落、兴趣减退、精力缺乏、意志活动减退、思维迟缓、认知功能损害、食欲下降等。情感反应协调，自知力存在。不符合该诊断。

治疗计划 可继续给予抗抑郁药物盐酸舍曲林片(100mg/d)联合小剂量抗精神病药物奥氮平片(1.25mg/d)治疗。加强心理支持治疗。

治疗效果 患者入院后药物调整至足剂量，观察1周，未见明显药物不良反应。经上级医生查房，认为诊断明确，治疗方案确定，病情略缓解，消极观念基本消失，交代出院注意事项，建议出院后转至心身科门诊继续急性期、巩固期、维持期治疗，动态观察病情变化，严防意外，不适随诊。

【诊断】

抑郁症伴精神病性症状。

心得体会

儿童青少年抑郁障碍的危险因素多，包括不良的生活事件如家庭不和睦、被欺辱、父母离异等。近些年，儿童与青少年抑郁障碍的发病率有升高趋势，儿童发病率约为2%，青少年发病率为4%～8%。部分患者可以伴随与心境协调的负性认知和精神病性症状，如不安全、无价值、嘲弄性幻听等，进行诊断时应充分考虑精神病性症状的协调性和情绪障碍的关系，不可盲目诊断为精神分裂症。一些儿童、青少年不具备充分描述情绪和感受的能力，常通过行为表达情绪，如厌烦、孤僻甚至自残等，有时行为冲动，鲁莽不计后果，也会伴有自弃念头和冲动自杀行为，积极的治疗干预是非常必要的。

病例 74

【病例摘要】

患者，男，44岁。因失眠、心急、心烦、情绪低落、悲观9个月入院。

患者于9个月前精神因素后起病，表现失眠，以入睡困难、睡眠浅、早醒为主，白天乏困，精神不振，心急、心烦、心慌，胸闷、气短，情绪低落，高兴不起来，对周围的事物不感兴趣，缺乏愉快体验，略显悲观，存自弃观念，反应迟钝，记忆力欠佳，食欲差，体重下降约4kg。曾就诊于心脏内科、呼吸内科，行常规检查均未见异常，经转介后就诊于心身科，考虑诊断“抑郁症”，给予文拉法辛(150mg/d)等药系统治疗9个月，症状改善不理想。为进一步诊治收住院治疗。

既往史 既往体健。

个人史 患者系胞6行6。久居某地，幼年生长发育同其他正常儿童，从小在父母身边长大，适龄入学，成绩良好，毕业于师范学院教育专业，本科学历，此后就职于当地高中，从事教育工作20年余，现为副校长。适龄结婚，育有1女。妻子及女儿体健。夫妻感情好，家庭和睦。无吸烟、嗜酒及精神活性物质、非成瘾性物质接触史。

家族史 否认家族性精神疾病及神经疾病遗传病史。

躯体及神经系统查体 未见异常。

精神检查 ①一般状况：意识清楚，接触良好，语声、语速正常，衣冠整洁，年貌相称，表情自然，讲述病情清楚，对答切题，注意力集中，定向力良好。②认知活动：未引出错觉、幻觉及感知综合障碍。③情感活动：情感反应协调，情绪低落，心急、心烦，悲观消极。④意志行为：意志减退，对周围事物不感兴趣，对未来生活缺乏信心，不愿与人交往，工作能力下降，影响日常生活及社会功能。入院后未见冲动消极行为。⑤自知力：存在。

辅助检查 入院后完善血生化检查、胸片、心电图、脑电图、头颅CT等，结果均正常。

初步诊断 抑郁症。

诊断依据 ①症状标准：临床表现为情绪低落，兴趣减退，悲观消极，心急心烦，失眠。②病程标准：慢性病程，病史9个月。③严重程度标准：日常生活及社会功能受到影响。④排除标准：排除精神活性物质及非成瘾性物质所致精神障碍。

鉴别诊断 ①焦虑症。患者存心急、心烦，考虑继发于心境低落基础上。故暂不考虑该诊断。②双相情感障碍。患者存抑郁发作，无明确躁狂发作或轻躁狂发作。故暂不考虑该诊断。

治疗计划 精神病护理；防自杀、防外逃、防伤人、防毁物；普食；向患者及家属详细交代病情及治疗计划，并签署知情同意书；暂给予盐酸文拉法辛缓释胶囊联合电针、经颅磁刺激等物理治疗。

【会诊记录】

病例特点 ①中年男性患者。②慢性病程，病史近1年。③临床表现：情绪低落，兴趣减退，缺乏愉快体验，心急、心烦，悲观消极，纳差，失眠等。④精神检查：意识清楚，接触尚可，表情抑郁，存抑郁、焦虑体验，意志要求减退，自知力存在。⑤排除器质性精神障碍、精神活性物质及非成瘾性物质所致精神障碍。患者诊断抑郁症明确，结合临床症状及治疗情况，目前仍有情绪低落，兴趣少，缺乏愉快体验，悲观消极，心烦，失眠等。

治疗计划 ①逐渐停用文拉法辛，将阿米替林加至150mg/d。②联用小剂量喹硫平治疗。③物理治疗。④加强心理疏导。⑤交代监护人加强看护，防意外。

治疗效果 服药13天后，患者症状改善，低落情绪进一步改善，未见药物不良反应。交代出院注意事项，建议出院后转至心身科门诊继续急性期、巩固期、维持期治疗。

【诊断】

抑郁症(重度发作)。

心得体会

对于部分中老年患者，5-羟色胺去甲肾上腺素再摄取抑制剂(serotonin-norepinephrine reuptake inhibitor，SNRI)药物疗效不佳，而三环类药物虽然在临床中已使用受限，但其突出的治疗效果使医生在治疗部分患者中仍有使用。

病例75

【病例摘要】

患者，女，35岁。因间断言行异常4年，自杀未遂，10天后入院。

4年前患者在工地和家里辛苦劳作，丈夫在外打工，她感到得不到丈夫的支持，很无助，逐渐开始怀疑丈夫有外遇。丈夫回家后她经常检查丈夫的通话记录，给丈夫工友打电话询问，监视丈夫行踪，并去丈夫工作的地方闹事。连续1年几乎每天与丈夫吵架。之后因生活事件多次出现言语紊乱，称“我没人支持”“我能看见眼前有神仙的画面，我是神仙、是佛”等。每次持续1天左右，采取“迷信活动”后好转。住院前3年，她也曾有情绪低落，乏困，精力下降，话少，不想做事，持续数周缓解。住院前10天，患者再次出现言语紊乱，说“有人要害我的家人，只有我死了才可以保全家人”，遂喝下100mL左右的农药企图自杀，1小时后被家人发现送至当地医院洗胃及对症处理，次日意识恢复，生命体征平稳。称“手机里有人发短信威胁我，有人要害我，他人都在议论、监视我”。自言自语，说自己能听见有人跟她在讲话。感到她的身体不受控制，支配她做出与自己想法相反的事情。自觉大脑凌乱，想法很多，又感到自卑、自责，觉得自己拖累了家人。反应慢，精力差，懒动。为进一步诊治收住院治疗。

既往史 既往体健。

个人史 患者系胞3行1。小学肄业，务农。病前性格要强、急躁。适龄结婚，夫妻感情一般。育有3子，均体健。无吸烟、饮酒史，无精神活性物质及非成瘾性物质接触史。

家族史 父母及弟弟、妹妹健在。否认家族性精神疾病及神经疾病遗传病史。

躯体及神经系统查体 未见异常。

精神检查 ①一般状况：意识清楚，接触尚可，讲述4年前自己辛苦工作时语速、语调正常，讲述自己目前症状时语声低，语速缓慢，反应延迟，表情抑郁，讲述病情时显烦躁，对答切题，注意力不集中，定向力良好。②认知活动：理解、领悟力粗测正常。存在言语性幻听、关系妄想、被害妄想、被控制体验。③情感活动：情感反应协调，情绪低落，无助，自卑，自责。心烦，坐立不安。④意志行为：意志减退，对周围事物不感兴趣，对未来生活缺乏信心，不愿与人交往，乏力懒动，有自弃行为。⑤自知力：部分存在。

辅助检查 入院后完善血生化检查、胸片、心电图、脑电图、头颅CT等，结果均正常。

初步诊断 抑郁症伴精神病性症状。

诊断依据 ①症状标准：间断言行异常，情绪低落，精力下降，思维反应迟缓，自责，伴有自杀行为及幻觉、妄想等精神病性症状。②病程标准：起病前有一定生活事件，间断性病程，病史4年。③严重程度标准：严重影响日常生活及工作。④排除标准：排除精神活性物质及非成瘾性物质所致精神障碍。

鉴别诊断 ①精神分裂症。患者存在幻觉、妄想等精神病性症状，但病程呈间断性，存在明确情绪低落，精力下降等抑郁症状。故暂不考虑该诊断。②癔症。患者多次于生活事件后出现言语紊乱，称自己是神仙，讲一些关于鬼神之类的话，但存在明确情绪低落、精力下降等抑郁症状。故暂不考虑该诊断。

【会诊记录】

病例特点 ①青年女性患者。②起病前有一定生活事件，间断性病程，病史4年。③4年前怀疑丈夫有外遇，持续1年时间，反应过度，考虑为嫉妒妄想。本次发病10

天，呈不语、缄默状态。缄默状态首先考虑与情感症状有关，患者为农村女性，来自偏远地区，个性内向，不善言辞，长期生活压力大，感到委屈、压抑，存在情绪低落、整日高兴不起来、精力下降、话少等抑郁表现，无明确情感高涨、兴奋话多等躁狂表现。④主要临床表现：间断言行异常，情绪低落，精力下降，思维反应迟缓，自责，伴有自杀行为及幻觉、妄想等精神病性症状。⑤排除标准：排除器质性精神障碍、精神活性物质所致精神障碍及非成瘾性物质所致精神障碍。⑥严重程度标准：严重影响日常生活及工作。⑦自知力不完整。综上诊断：抑郁症伴精神病性症状。

鉴别诊断 ①精神分裂症。患者存在不协调性精神病性症状，但病史中存在明确情绪低落、兴趣减退、精力下降等抑郁症状。故暂不考虑该诊断。②分离转换障碍。患者既往多次于生活事件后出现短暂的胡言乱语，但病史中存在较长时间情绪低落、精力下降等抑郁症状。故暂不考虑该诊断。

治疗计划 继续给予抗抑郁药文拉法辛及抗精神病药奥氮平治疗，剂量暂不调整，联合 MECT，观察病情变化及药物不良反应。

【诊断】

抑郁症伴精神病性症状。

心得体会

该病例患者存在情感症状及精神病性症状，需要在情感障碍及精神分裂症之间进行鉴别诊断。患者起病具有一定的社会心理因素，长期的压抑郁闷，抑郁体验深刻，抑郁核心症状明确，伴有精神病性症状，故做出抑郁症伴精神病性症状的诊断。当然，在此基本上还要与双相情感障碍及分离转换障碍相鉴别。通过该病例可以学习到以上几种疾病的诊断与鉴别诊断。

病例 76

【病例摘要】

患者，女，54 岁。因间断情绪低落、心烦、悲观、失眠 7 年余第 5 次住院。

患者于 7 年前无明显诱因出现胃部不适，气短，食欲下降，失眠等，就诊于某医院消化科，行电子胃镜提示萎缩性胃炎，具体治疗不详，疗效欠佳。6 年前因感冒后病情加重，出现咽喉部不适，胸闷，气短，失眠，且腹部肌肉紧张(偶有抽动)，伴情绪低落，兴趣减退，不愿出门，言语减少，有时心急、心慌、烦躁不安，食欲减退。6 年前就诊于当地医院内科，诊治不详，疗效差。同月转诊某医院消化内科，考虑“更年期综合征”，转诊市某医院精神科，考虑诊断“抑郁症”，给予氢溴酸西酞普兰片(20mg/d)等药治疗 5 天，因副作用明显自行停药，改服米氮平片治疗 3 天，不良反应更突出，再次停药。此后在当地一直服用中药调理，具体不详，症状无明显改善。1 个月后就诊于心身科，诊断“抑郁症”，服用盐酸帕罗西汀片(40mg/d)、奥氮平片

(2.5mg/d)治疗26天，病情好转后出院，院外坚持服用。5年前停药，停药1个月后出现食欲差，烦躁，爱发脾气，睡眠差，入睡困难，情绪低落，兴趣爱好减少，懒动。2个月后再次入住心身科，诊断“抑郁症”，继续给予盐酸帕罗西汀片(40mg/d)等药治疗15天，病情好转后出院，坚持服药半年，自行停药，此后病情平稳。3年前患者因精神因素后病情复发，表现易紧张、心慌、情绪低落，悲观消极，整天精神萎靡不振，乏困，家务懒于料理，失眠，入住心身科，诊断“抑郁症”，仍给予盐酸帕罗西汀片(40mg/d)治疗，病情好转后出院。院外患者间断性服药，情绪尚稳定。今年患者将盐酸帕罗西汀片减至10mg/d，又逐渐出现情绪低落，食欲下降，夜间睡眠浅，自觉活得不如人，对不起家人，存消极观念，未付诸行动，心烦，心急，坐卧不宁，紧张，恐惧，自行将盐酸帕罗西汀片加至40mg/d治疗10余天，症状改善不明显，表现心烦、心急、坐卧不宁等。遂第4次入住心身科，诊断同前，给予盐酸文拉法辛缓释胶囊(225mg/d)等药治疗，住院8天，症状减轻，仍有情绪欠佳，兴趣少，心急，心烦，食欲差等。现为进一步诊治再次收住院治疗。

既往史 既往体健。

个人史 小学学历，农民，家庭主妇。既往性格急躁，人际关系一般。1981年结婚，夫妻感情可。育有1子1女，均体健。月经周期规律，50岁绝经。无吸烟、饮酒史，无精神活性物质及非成瘾性物质接触史。

家族史 否认家族性精神疾病及神经疾病遗传病史。

躯体及神经系统查体 未见异常。

精神检查 ①一般状况：意识清楚，接触良好，语声、语速正常，衣冠整洁，年貌相称，表情痛苦，讲述病情时坐立不安，烦躁，对答切题，注意力集中，定向力良好。②认知活动：未引出错觉、幻觉及感知综合障碍，无思维内容及形式障碍，否认强迫观念。③情感活动：情感反应协调，情绪低落，情绪不稳，心急，心烦，悲观消极。④意志行为：意志减退，对周围事物不感兴趣，对未来生活缺乏信心，不愿与人交往，影响日常生活及社会功能。入院后未见冲动消极行为。⑤自知力：存在。

辅助检查 入院后完善血生化检查、甲状腺功能、胸片、心电图、腹部B超、脑电图、头颅CT等，结果均正常。

初步诊断 抑郁症。

诊断依据 ①症状标准：临床表现为情绪低落，兴趣减退，缺乏愉快体验，伴心急，心烦，失眠。②病程标准：间断性病程，病程7年。③严重程度标准：日常生活及社会功能受损。④排除标准：排除精神活性物质及非成瘾性物质所致精神障碍。

鉴别诊断 ①焦虑症。临床表现为心急、心烦，考虑继发于心境低落基础上。故暂不考虑该诊断。②双相情感障碍。无明确躁狂发作或轻躁狂发作。故暂不考虑该诊断。

治疗计划 精神病护理；防自杀、防外逃、防伤人、防毁物；普食；向患者及家属详细交代病情及治疗计划，并签署知情同意书；暂给予盐酸文拉法辛缓释胶囊、氟西汀、奥氮平片联合电针、经颅磁刺激等物理治疗。

【会诊记录】

病例特点 ①54岁女性患者。②反复发作性病程，病史7年余。③临床表现以反复情绪低落、高兴不起来、兴趣减退、心急、心烦、悲观、失眠等症状为主。④精神检查：意识清楚，接触良好，表情痛苦，讲述病情时坐立不安、烦躁。未见幻觉、妄想等精神病性症状。情感反应协调，抑郁、焦虑体验深刻，情绪低落，心急，心烦，悲观消极。意志行为减退，对周围事物不感兴趣，对未来生活缺乏信心，不愿与人交往，影响日常生活及社会功能。自知力存在。⑤排除器质性精神障碍、精神活性物质及非成瘾性物质所致精神障碍。此次发作中存在烦躁、易激惹，精力充沛表现，但未达到躁狂、轻躁狂发作标准。综上，根据ICD-10诊断标准，符合：抑郁症(结合DSM-5，标注混合发作特征)。

治疗计划 建议停用氟西汀，改用盐酸文拉法辛缓释胶囊。加用情感稳定剂丙戊酸钠缓释片，并将奥氮平加量。加强心理疏导。

治疗效果 查房后调整治疗方案，药物加至治疗剂量，观察无不良反应。交代出院注意事项，建议出院后转至心身科门诊继续急性期、巩固期、维持期治疗，不适随诊，防意外。

【诊断】

抑郁症(混合发作特征)。

心得体会

DSM-5引入抑郁症伴混合特征这一概念。部分抑郁症患者会出现兴奋性症状，如精神运动性激越、过度健谈、思维奔逸、易激惹、心境不稳等。此类患者治疗复杂，应用抗抑郁药物使用可能会出现躁狂或轻躁狂症状加重的风险。

病例77

【病例摘要】

患者，女，57岁。因间断胸闷气短10余年，情绪低落3月余入院。

患者于10余年前，工作紧张或生气后出现心慌气短，躯体难受，有时有濒死感，多次就诊于当地医院，诊断治疗不详，病情不稳定，症状时轻时重。45岁时，患者提前办理退休手续，退休后与人交往少，多待在家里。住院前6年，患者因心慌，坐立不安，就诊于当地医院，行心电图检查后被诊断为冠心病，给予酒石酸美托洛尔片等药物治疗。之后，患者逐渐出现失眠，严重时彻夜不眠。住院前4年，患者再次出现上述表现，并伴有“晕厥”，致头皮外伤，当即被送至当地医院抢救，行心电图、头颅CT等检查均未见明显异常。此后，患者便常常担心再次晕倒，尤其是担心独处时会发生。今年4月，患者病情加重，感觉骨头里有虫爬感，头昏，胃胀，心慌气短，持续时间及频率较前增加，情绪低落，兴趣减退，话少，食欲差，悲观消极，尚能勉强坚持做家务、照料小狗，住院前 3 个月患者第 5 次入住当地医院，诊断不详，给予阿普唑仑(每晚 0.4mg)、氟哌噻吨美利曲辛片(2 片/日)等药物治疗，患者病情改善不明显。为进一步诊治收住院治疗。发病以来食欲、休息差，体重减轻 7kg。

既往史 患者对青霉素、链霉素过敏。既往有肠梗阻、阑尾手术史，其间有输血史。40 岁时患高血压，最高 210/105mmHg，目前给予苯磺酸氨氯地平片 1 片/日、马来酸依那普利片(10mg/d)治疗，控制尚可。高脂血病病史 10 余年。9 年前患糖尿病，间断服用二甲双胍片治疗。

个人史 患者系胞 5 行 2。高中文化。1982 年结婚，夫妻感情尚可，育有 1 子。丈夫及儿子均体健。病前性格好强，人际关系尚可。无吸烟、饮酒史，无精神活性物质及非成瘾性物质接触史。

家族史 父亲于 14 年前因肺癌病故；母亲于 40 多岁时患有脑梗死，肢体活动受限，能勉强行走。母亲及 1 个姐姐、2 个妹妹均有高血压病病史。

躯体及神经系统查体 腹部术后改变，余未见异常。

精神检查 ①一般状况：意识清楚，接触一般，语声低，语速正常，表情忧虑，讲述病情时坐立不安，烦躁，对答切题，注意力不集中，定向力良好。②认知活动：理解力、领悟能力粗测正常。未查出幻觉、妄想等精神病性症状。③情感活动：情感反应协调，情绪低落，心烦。④意志行为：意志减退，对周围事物不感兴趣，不愿与人交往。生活能够自理。入院后未见冲动消极行为。⑤自知力：存在。

辅助检查 入院后完善血生化检查、胸片、心电图、脑电图、头颅 CT 等，结果均正常。腹部 B 超：脂肪肝。

初步诊断 抑郁症。

诊断依据 ①症状标准：情绪低落，兴趣减退，食欲差，失眠，体重下降，活动少，伴有心急心烦、胸闷气短、紧张担心等。②病程标准：间断病史 10 余年，加重 3 月余。③严重程度标准：严重影响患者的日常生活质量及社会功能。④排除标准：排除精神活性物质及非成瘾性物质所致精神障碍。

鉴别诊断 ①焦虑症。支持点：患者存在胸闷气短、心急心烦、紧张担心等焦虑表现。不支持点：患者抑郁、焦虑体验深刻，存在情绪低落、兴趣减退、活动减少、悲观消极等抑郁表现。按疾病逐级诊断标准，暂不考虑该诊断。②脑器质性精神障碍。患者入院前无感冒、发热病史，神经系统查体未见明显异常，入院后进一步完善头颅 CT、脑电图等检查均未见明显异常。故暂不考虑该诊断。

【会诊记录】

病例特点 ①中年女性。②间断病史 10 余年，加重 3 月余。③既往对青霉素、链霉素过敏。有输血史。有高血压病、高脂血病、糖尿病病史。长期与丈夫分居，家庭关系不和睦。④主要表现：情绪低落，兴趣丧失，食欲下降，睡眠差，悲观消极，遇到生活应激事件时常伴有胸闷、气短、头晕等表现。⑤精神检查：意识清楚，接触尚可，对答切题，注意力欠集中，定向力良好。理解、领悟力粗测正常。未查出幻觉，妄想等精神病性症状。情感反应协调，情绪显低落。意志行为减退，对周围事物不感兴趣，不愿与人交往。自知力存在。教授结合病史及精神检查，同意诊断：抑郁症。

鉴别诊断 焦虑症。支持点：患者存在胸闷气短、心急心烦、紧张担心等焦虑表现。不支持点：患者抑郁焦虑体验深刻，存在情绪低落、兴趣减退、活动减少、悲观消极等抑郁表现。按疾病逐级诊断标准，暂不考虑该诊断。

治疗计划 继续服用帕罗西汀、氟哌噻吨美利曲辛片等药物联合物理治疗，加用奥氮平片(2.5～5mg/d)治疗。了解患者性格特点、家庭关系等，给予心理治疗。观察病情变化及药物不良反应。

【诊断】

抑郁症(重度发作)。

心得体会

出于治疗上的考虑，根据一元诊断原则，抑郁症诊断优先于焦虑障碍，当患者同时存在焦虑、抑郁体验，且抑郁体验突出时，应优先诊断为抑郁障碍。

述评

抑郁障碍是一种高度致残的疾病，有着较高的发病率和死亡率[1]。目前可用的抗抑郁药物治疗包括三环类抗抑郁药、单胺氧化酶抑制剂、选择性5-羟色胺再摄取抑制剂、5-羟色胺去甲肾上腺素再摄取抑制剂、各种非典型抗抑郁药。尽管这些治疗被证明有效，但仍有大量患者对药物反应不佳或无法实现持续缓解。根据抑郁障碍神经生物学研究进展，提出了许多抗抑郁治疗的新靶点，药理学进展包括促肾上腺皮质激素释放因子受体拮抗剂、糖皮质激素受体拮抗剂、P物质受体拮抗剂、NMDA受体拮抗剂、经皮司来吉兰，以及用非典型抗精神病药物增效抗抑郁药物。

非药物治疗进展主要为局部脑刺激技术，包括迷走神经刺激、经颅磁刺激和深部脑刺激。这些治疗的研究数据比较初步，需要更多的研究来阐明它们的潜在机制和临床收益。最近的研究表明[2]，经颅磁刺激通过治疗和改善抑郁症状的严重程度，减轻了青少年的自杀意念。同时，经颅磁刺激还能有效预防抑郁复发[3]。对于患有神经认知障碍的抑郁障碍患者，心理、行为和躯体治疗是更有希望的选择[4]。

【参考文献】

[1] HOLTZHEIMER P E3RD, NEMEROFF C B. Advances in the treatment of depression[J]. NeuroRx, 2006, 3(1): 42-56.

[2] CROARKIN P E, NAKONEZNY P A, DENG Z D, et al. High-frequency repetitive TMS for suicidal ideation in adolescents with depression[J]. Journal of Affective Disorders, 2018, 239: 282-290.

[3] WANG H N, WANG X X, ZHANG R G, et al. Clustered repetitive transcranial magnetic

stimulation for the prevention of depressive relapse/recurrence: a randomized controlled trial [J]. Translational Psychiatry, 2017, 7(12): 1292.

[4] BINGHAM K S, FLINT A J, MULSANT B H. Management of Late-Life Depression in the Context of Cognitive Impairment: a Review of the Recent Literature[J]. Current Psychiatry Reports, 2019, 21(8): 74.

3.2 转躁倾向

“双相障碍(尤其女性)患者多以重性抑郁发作起病，经反复多次抑郁发作后才出现躁狂或轻躁狂发作，少数患者甚至长达数年之后才展露其双相本质。”(陆林．沈渔邨精神病学[M]．6 版．北京：人民卫生出版社，2018.)

病例 78

【病例摘要】

患者，男，24 岁。因情绪低落、被动 4 年余，加重半年住院。

患者称自己在 4 年前(大一期间)，无明显诱因感到情绪低落，高兴不起来，注意力不集中，内心惶恐不安，有内心的想法没说周围的人都能察觉的感受；患者认为班级里总有一两个同学的言行在针对自己、为难自己；一次跟某同学发生了肢体冲突，此后总能感到有人在跟踪自己；患者在校无心学习，给母亲打电话要求回家、不想上学。家人发现患者情绪不稳、脾气大、烦躁易怒，且有自言自语的现象。家人于 3 年前的 3、4 月带患者就诊于某心理咨询所，行心理咨询数次后，患者的情绪稍改善，可以继续上学。大二时患者病情又有加重，再次出现情绪低落，兴趣减退，白天睡眠多，什么也不愿做，与人交流少，个人卫生差，严重时还流露出悲观厌世的念头，但未予重视。1 年前患者病情自行好转，精神状态也有改善，主动言语较前略增加，有时还跟陌生人主动搭讪，整个人也较前勤快，个人卫生明显改善，像是恢复到当年好的时候的样子，那年患者正常大学毕业，毕业后正常参加工作。入院前半年，患者第 3 次出现情绪低落，高兴不起来，对生活失去信心，自言自语，独自发笑，情绪不稳，有时紧张，烦躁，发脾气，严重时打骂母亲，埋怨母亲“为什么送自己读大学、住宿舍”。住院前 20 余天，患者无法坚持工作，多数时候都待在家里上网，打游戏，懒床，不出门，几乎不做任何家务，个人卫生差，进食量减少，体重下降。为进一步诊治，在家人陪同下就诊，收住院治疗。

既往史 2 岁时有高热惊厥史。小学爬墙不慎摔伤导致右前臂皮肉伤，清创缝合治愈。小学六年级患血吸虫病，具体不详，目前痊愈。

个人史 独生子。母孕期不详，幼年生长发育同正常同龄儿童。适龄入学，成绩尚可，本科学历。既往内向，人际关系一般。未婚未育。无吸烟、饮酒史，无精神活性物质及非成瘾性物质接触史。

家族史 父母健在；姑姑智力低下，具体不详。否认家族其他神经精神疾病遗传病史。

躯体及神经系统查体 右前臂瘢痕，余未见异常。

精神检查 ①一般状况：意识清楚，接触尚可，语声、语速正常，衣冠整洁，年貌相称，面部表情少，讲述病情时情绪稳定，对答基本切题，注意力尚集中，定向力良好。②认知活动：理解、领悟力粗测正常，未查及幻觉、错觉及感知综合障碍。思维稍显迟缓，可获内向性思维(自言自语，独自发笑)。③情感活动：焦虑抑郁体验存在，情绪低落，心烦。④意志行为：意志减退，对周围事物兴趣下降，对未来生活缺乏信心，不愿与人交往，多待在家里上网、懒床、出门少，几乎不干活，个人卫生差，不能坚持工作。入院后未见冲动消极行为，能够接受治疗。⑤自知力：不完整。

辅助检查 入院后完善血生化检查、甲状腺功能、胸片、心电图、腹部B超、脑电图等，结果均正常。头颅MRI：左侧额部蛛网膜囊肿，余颅脑MRI平扫未见明显异常。

3

初步诊断 抑郁症伴精神病性症状。

诊断依据 ①症状标准：情绪低落，兴趣减退，话少，意志减退，个人卫生差，入睡困难，伴有自言自语，独自发笑等。②病程标准：持续病程4年余。③严重程度标准：影响患者的日常生活质量及社会功能，不能继续工作。④排除标准：排除精神活性物质及非成瘾性物质所致精神障碍。

鉴别诊断 ①脑器质性精神障碍。支持点：患者年幼时有高热惊厥及血吸虫病病史。不支持点：患者本次患病前无感冒/发热，神经系统查体未见明显异常，头颅MRI和脑电图等检查均未见明显异常。故暂不考虑该诊断。②精神分裂症。支持点：患者存在思维散漫，思维逻辑障碍，内向性思维，病史中有内心被揭露感，情感反应稍显平淡，个人卫生差等。不支持点：患者主诉情绪低落，高兴不起来，话少，兴趣减退，入睡困难，严重时有悲观消极念头，尚关心家人，精神病性症状不泛化，不丰富。故暂不考虑该诊断。

【会诊记录】

病例特点 ①青年男性患者。②起病年龄早，在20岁之前，间断病史4年余，加重1个月，其间有1年状态良好。③姑姑IQ偏低。④主要表现：情绪低落，疲乏，精力不足，注意力不集中，兴趣下降，睡眠增多，自语自笑。⑤精神检查：意识清楚，接触尚可，讲述病情时无明显坐立不安、烦躁，对答基本切题，注意力尚集中，定向力良好。理解、领悟力粗测正常。可获内向性思维(自言自语，独自发笑)。情感反应协调，抑郁体验深刻。意志行为减退，对周围事物兴趣下降，对未来生活缺乏信心，不愿与人交往，多待在家里上网、懒床、不出门、几乎不做家务，个人卫生差，不能坚持工作。自知力不完整。⑥再次询问，既往虽有“轻躁狂”表现，但严重程度及病程都未达到诊断标准。综上，根据ICD-10诊断标准，符合：复发性抑郁障碍。

鉴别诊断 双相情感障碍。支持点：患者起病年龄早，伴有烦躁、易激惹，睡眠需求减少，存在精神病性症状。不支持点：既往轻躁狂未达到诊断标准。故暂不考虑该诊断。

治疗计划 加用盐酸文拉法辛缓释胶囊(75～150mg/d)治疗，将阿立哌唑片减至2.5～5mg/d。

治疗效果 足剂量药物治疗15天后，患者症状改善，未见药物不良反应。交代出院注意事项，建议出院后转至心身科门诊继续急性期、巩固期、维持期治疗，不适随诊，防意外。

【诊断】

复发性抑郁障碍。

心得体会

该病例患者以情绪症状为主，抑郁核心症状突出，严重时伴有精神病性症状。抑郁障碍诊断标准符合。值得关注的是，间断性病程，其间有好转，甚至达到正常状态，所以考虑复发性抑郁障碍。关键在于曾有一段"轻躁狂"，需要思考是否达到轻躁狂诊断标准。但是对于一些发病年龄早，反复发作、抑郁症状凸显、伴有明显焦虑、精神病性症状的这类所谓软双相特征的患者，需要进一步观察以后的病情变化，不能排除双相情感障碍的可能性。

病例 79

【病例摘要】

患者，男，21岁。因间断情绪低落、自语3年，加重伴脑内有声音、记忆力差近半年就诊。

患者称自己于3年前无明显诱因曾出现兴奋，自我感觉良好，主动活动增多，难以控制，当时在操场疯跑，此症状仅仅持续半天就消失了。此后，患者逐渐感到大脑一片空白，少语，自言自语，无故发笑，发呆。情绪低落，高兴不起来，自卑，自觉能力不如他人，甚至感到内疚、自责，认为自己拖累家人。烦躁，周身乏力，严重时有过自弃观念，想过跳楼自杀，无胆量实施。家属提供：他曾突然紧搂母亲，大声哭泣，诉"曾被同学殴打、周身乏力、无法行走等"。家人带其就诊于某精神专科医院，住院治疗，诊断"精神分裂症"，予阿立哌唑、苯海索、阿普唑仑等治疗，其间患者有乱砸暖气片的行为，在住院1个多月后办理自动出院手续。出院后坚持服药半年，能够回到学校继续读书，但是上课时注意力不集中，感到学习困难。2年前，患者参加高考，考入某学院。同年大一开学时再次发病，表现为少语、情绪低落、高兴不起来、兴趣减退、记忆力减退、反应迟钝、不愿与人交流、精力减退、周身乏力、伤心落泪等症状，持续半个月左右再次就诊于上述医院。住院诊断同前，具体药物不详，治疗1个多月后，病情好转办理出院。出院后坚持服药约2个月，自行停药，其间休学1年。患者整日在家里赋闲，偶尔帮助干农活、做小生意。1年前患者复读，能够按时上课，但平素很少与同学交往，期末成绩能够全部通过。半年前病情再次复发，表现少语、发呆、无故发笑，称“大脑里冒出很多不属于自己的想法”“脑内能听到声音”，做事丢三落四、反应迟钝、动作缓慢、咽部异物感，为此紧张、害怕，担心自己会死去。无故哭泣，到人多处出现心慌、紧张，有想打人的冲动。入院前1个月就诊于心身科门诊，给予氟西汀(20mg/d)、丙戊酸钠缓释片(每晚500mg)、阿普唑仑(0.4mg，2次/日)等治疗，服药1个月后，效果欠佳，自觉头痛、乏力、失眠，予氟哌噻吨美利曲辛片(每天中午1片)、氯硝西泮(每晚1mg)治疗，效果不明显。为进一步诊治收住院治疗。

既往史 既往体健。

个人史 胞2行2，有1个姐姐。目前就读于某学院。适龄入学，自幼在父母身边长大，学习成绩一般。既往性格内向、胆小、做事谨慎。无吸烟、饮酒史，无精神活性物质及非成瘾性物质接触史。

家族史 姑姑有躁狂病史，具体不详。

躯体及神经系统查体 未见异常。

精神检查 ①一般状况：意识清楚，接触一般，语声低，语速缓慢，表情抑郁，讲述病情时注意力不集中，对答切题，定向力良好。②认知活动：思潮语量适中，思维联想迟缓，记忆力减退，反应迟钝，自我评价低，否认消极观念。可查及假性幻听(脑内能听到声音)、内向性思维(发呆、自语、自笑)、强制性思维(大脑里冒出很多不属于自己的想法)。③情感活动：情感反应不协调，情绪低落，紧张、害怕。④意志行为：意志减退，少语，兴趣减退，不愿与人交往，惧怕到人多的地方，行动缓慢，周身乏力，个人生活需要家人督促，生活能够自理。入院后未见冲动消极行为。⑤自知力：部分存在。

辅助检查 入院后完善血生化检查、胸片、心电图、脑电图、头颅CT等，结果均正常。

初步诊断 抑郁症伴精神病性症状。

诊断依据 ①症状标准：情绪低落、高兴不起来、兴趣减退、强制性思维、内向性思维、记忆力减退、反应迟钝、周身乏力等。②病程标准：慢性病程，病史3年，加重近半年。③严重程度标准：社会功能受损，自知力部分存在。④排除标准：排除精神活性物质及非成瘾性物质所致精神障碍。

鉴别诊断 ①精神分裂症。支持点：假性幻听、内向性思维、强制性思维等精神病性症状。不支持点：间断病程，以情绪低落、高兴不起来、记忆力减退、反应迟钝、自我评价低、自责、内疚、悲观消极等为主，以心境抑郁为核心体验，上述精神病性症状为伴发症状，社会功能部分受损。故暂不考虑该诊断。②双相情感障碍。支持点：间断病程，以情绪低落、高兴不起来、记忆力减退、反应迟钝、自我评价低、自责、内疚、悲观消极等为主。不支持点：存在兴奋、自我感觉良好、主动活动增多，但仅持续半天。故暂不考虑该诊断。

【会诊记录】

病例特点 ①青年男性患者。②发作性病程，病史3年。③家族史阳性(姑姑有“躁狂”病史)。④补充病史：患者诉季节交替时发病，每年发病2次，每次发病主要是话少、疲累、不愿到人多的地方、怕被关注；认为对方议论自己的仪表，惧怕在众人之中出洋相，否认自我评价低、悲观消极。在家里脾气时好时坏，本次发病脑子里听到唱歌的声音。母亲反映患者 2 年前有哭泣、浑身疼痛的症状，诉同学打他。入院前 3 周，患者出现记忆力差，反复纠结在学校被老师、同学欺负的事情。⑤主要临床表现：情绪低落，高兴不起来，脑内闻语，自语自笑，记忆力减退，反应迟钝，周身乏力等。⑥精神检查：意识清楚，接触较好，随意应答，表情抑郁，抑郁、焦虑体验显著，存在假性幻听(脑内能听到唱歌的声音)、内向性思维(发呆、自语、自笑)、强制性思维(大脑里冒出很多不属于自己的想法)、可疑关系妄想。社会功能尚可。自知力存在。综上，根据 ICD－10 诊断标准，符合：抑郁症伴精神病性症状。

鉴别诊断 ①社交焦虑障碍。支持点：患者不愿到人多的地方，怕被关注，惧怕在众人之中出洋相等。不支持点：患者存在情绪低落、高兴不起来、记忆力减退、反应迟钝、假性幻听、内向性思维等症状，以抑郁情绪为主。故暂不考虑该诊断。②双相情感障碍。支持点：间断病程，抑郁发作成立。不支持点：存在兴奋、自我感觉良好、主动活动增多，持续半天，病程标准不符。故暂不考虑该诊断。

治疗计划 建议给予 SSRI、非典型抗精神病药物治疗，如文拉法辛缓释胶囊、阿立哌唑治疗，观察病情变化及药物不良反应。

【诊断】

抑郁症伴精神病性症状。

心得体会

该病例间断病程，特点是季节交替发病，近年每年发病 2 次，每次均符合抑郁发作的标准，治疗有效。此次发病除抑郁症状以外，伴有精神病性症状。另外，该病例还具有焦虑发作的特点，虽然病程中诊断轻躁狂发作病程标准不足，有一些所谓软双相的迹象，目前仅符合抑郁症伴精神病性症状，仍需动态观察病情变化，不能除外将来双相情感障碍的可能性。

述评

有转躁倾向的抑郁障碍是双相情感障碍中经常遇到的情况[1]，患者的诊断从重性抑郁障碍过渡到双相情感障碍。例如，大多数双相情感障碍患者表现为抑郁发作，而轻躁狂和躁狂则出现较晚。相同的是，一项研究表明[2]，在大多数双相情感障碍亚型中，除了具有精神病性特征亚型，抑郁的发作时间比躁狂的发作时间明显更长。

早期研究报道了从重性抑郁障碍过渡到双相情感障碍的诊断变化[3]。每年约有 1%的患者发生从抑郁障碍到双相Ⅰ型障碍(BP－Ⅰ)的诊断变化，约 0.5%的患者发生了到双相Ⅱ型障碍(BP－Ⅱ)的诊断变化。从抑郁障碍转变为 BP－Ⅰ的危险因素是男性和疾病早发；从抑郁障碍转变为 BP－Ⅱ的危险因素是女性、疾病发病较晚和躁狂阳性家族史。但另有报道估计[4]，3 年内的变化率高达 20%～30%。因此，对于最初筛查出双相情感障碍为阴性，但后来出现有临床意义的情感症状的任何人，医生应保持一定的警惕。

从重性抑郁障碍到双相情感障碍诊断改变概率的风险因素包括：发病年龄较早(<25 岁)；存在精神病；非典型抑郁障碍(食欲过盛或嗜睡)；抑郁发作次数(3 次或更多发作次数)；双相情感障碍家族史，广泛的精神病理学家族史，或两者兼而有之；对抗抑郁药无反应或通过抗抑郁药治疗诱发轻躁狂症状；混合特征；共病(如物质使用障碍和偏头痛)和多发病(3 种或更多共病)的模式。

【参考文献】

[1] MCINTYRE R S, BERK M, BRIETZKE E, et al. Bipolar disorders[J]. Lancet (London, England), 2020, 396(10265): 1841 - 1856.

[2] TONDO L, VÁZQUEZ G H, BALDESSARINI R J. Depression and Mania in Bipolar Disorder[J]. Current Neuropharmacology, 2017, 15(3): 353 - 358.

[3] ANGST J, SELLARO R, STASSEN H H, et al. Diagnostic conversion from depression to bipolar disorders: results of a long - term prospective study of hospital admissions[J]. Journal of Affective Disorders, 2005, 84(2 - 3): 149 - 157.

[4] KESSING L V, WILLER I, ANDERSEN P K, et al. Rate and predictors of conversion from unipolar to bipolar disorder: A systematic review and meta - analysis[J]. Bipolar Disorders, 2017, 19(5): 324 - 335.

3.3 老年期抑郁障碍

“狭义的老年期抑郁障碍是特指老年期(大于 60 岁)首次发病的原发性抑郁障碍，以抑郁心境为主要的临床表现，一般病程较冗长，具有缓解和复发的倾向，部分病例预后不良，可发展为难治性抑郁障碍。”(陆林．沈渔邨精神病学[M]. 6 版．北京：人民卫生出版社，2018.)

病例 80

【病例摘要】

患者，女，65 岁。因间断情绪低落 20 余年，敏感多疑 20 余天入院。

患者于 20 余年前无明显诱因出现情绪低落，与人交流减少，不愿上班(具体不详)，就诊于当地医院，考虑“抑郁症”，服用“多虑平”数月后，症状缓解，自行停药。3 年前去国外照顾孙子，出现失眠，觉得自己没带好孙子，出现情绪低落，兴趣减退，话少，乏力，记忆力减退，反应慢，不想做事，不愿出门，与人交流减少，觉得不如他人，否认悲观消极观念，持续约 1 月余。就诊于心身科门诊，诊断“抑郁症”，给予盐酸文拉法辛、米氮平、劳拉西泮等药物治疗(具体不详)，服药半年后症状有所好转，之后一直服用多虑平(25mg/d)治疗，症状时有波动。20 余天前，患者再次出现情绪低落，家人带患者欧洲旅游散心时，出现失眠，紧张，觉得家里要出大事，敏感多疑，感觉自己服装不洁，他人都在背后议论自己，感觉脑子乱，想法多，想法都是自己的，但不受自己控制；有时感觉自己的想法不说也被人知道；上飞机时，自己被“暗示”了，所以带了国外的水果(苹果、香蕉)回国，在国内机场，听见广播“不准带国外的新鲜水果”，觉得自己犯罪了；认为家里装有监视器，门外的车、大街上都有人监视自己，让丈夫去自首；回家后觉家里跟旅游前不一样了，感觉家里的现金、邮票、孩子的压岁钱都不见了，丈夫将上述东西找出来后，认为这些东西已经被换了，丈夫脑子不正常；感觉家里的照片、油画等被人动过手脚，已经被标记东西了，代表邪恶；一些邪教组织把家人的照片发布到网上，是有阴谋的，是为了损害家人。为进一步诊治收住院治疗。发病以来精力休息差，体重无明显减轻，大、小便正常。

既往史 既往体健。对“青霉素”过敏。

个人史 患者系胞10行7。适龄入学，工农兵大学生。既往性格内向，人际关系可。适龄结婚，夫妻感情可。配偶健在，1子健在。无吸烟、饮酒史，无精神活性物质及非成瘾性物质接触史。既往月经周期规律，现已绝经。

家族史 父母及3个哥哥已故，原因不详；1个妹妹因乳腺癌过世；其余兄弟姐妹健在。否认家族性精神疾病及神经疾病遗传病史。

躯体及神经系统查体 未见异常。

精神检查 ①一般状况：意识清楚，接触尚可，语音低，语速缓慢，衣冠整洁，年貌相称，表情紧张、忧虑，讲述病情时无烦躁、坐立不安，对答切题，注意力集中，定向力良好。思潮语量适中，理解、领悟力粗测正常。②认知活动：存在强制性思维(脑子想法多，不受自己控制)、思维被洞悉感(自己想法不说，也可以被人知道)、可见关系妄想(他人背后议论自己着装)、被害妄想(家里被装了监视器，被人跟踪感，家人照片被邪教组织放在网上，有阴谋，会对家人不利)等精神病性症状。③情感活动：情感反应协调，情绪低落。④情志行为：对周围事物不感兴趣，未来生活缺乏信心，不愿与人交往。生活能够自理。入院后未见冲动消极行为。⑤自知力：不存在。

辅助检查 入院后完善血生化检查、胸片、心电图、腹部B超、脑电图、头颅CT等，结果均正常。

初步诊断 抑郁症伴精神病性症状。

诊断依据 ①症状标准：病程中存在情绪低落、兴趣减退、活动减少、失眠、乏力、反应慢、记忆力减退、自卑等抑郁症状，此次入院以强制性思维、思维被洞悉感、关系妄想、被害妄想等精神病性症状为主。②病程标准：间断病程20余年，再发加重20余天。③严重程度标准：自知力缺损，社会功能部分受损。④排除标准：排除精神活性物质及非成瘾性物质所致精神障碍。

鉴别诊断 ①双相情感障碍。支持点：患者病程中存在情绪低落、兴趣减退、活动减少、失眠等抑郁症状。不支持点：否认情感高涨、精力旺盛、活动增多等轻躁狂表现。故暂不支持该诊断。②精神分裂症。患者病程中虽然存在关系妄想、被害妄想等精神病性症状，考虑上述症状继发于心境障碍基础上。故暂不考虑该诊断。③器质性精神障碍。患者此次发病前无发热、头痛、腹泻等感染病史，神经系统查体未见异常。故暂不考虑该诊断。

治疗计划 精神病护理；防自杀、防外逃、防伤人、防毁物；普食；向患者及家属详细交代病情及治疗计划，并签署知情同意书；暂给予文拉法辛、奥氮平片联合电针、经颅磁刺激等物理治疗。

【会诊记录】

病例特点 ①老年女性患者。②间断性病程20余年，再发1个月。③主要表现：病程中存在情绪低落、兴趣减退、活动减少、失眠等抑郁症状；此次发病以敏感多疑、不安全感为主。④精神检查：患者认为医务人员在演戏，故不能配合到诊室，家属叙述病情。病史中思维内容障碍，存在强制性思维(脑子想法多，不受自己控制)、思维被洞悉感(自己想法不说，也可以被人知道)、关系妄想(他人背后议论自己着装)、被害妄想(家里被装了监视器，被人跟踪感，家人照片被邪教组织放在网上，有阴谋，会对家人不利)。情感反应协调，抑郁体验深刻，情绪低落，高兴不起来。自知力不全。既往无躁狂发作。综上，根据ICD-10诊断标准，符合：抑郁症伴精神病性症状。

治疗计划 抗抑郁药物与抗精神病药物联合使用，具有相互拮抗效应。目前，患者精神病性症状突出，建议抗抑郁药物适当减少剂量，给予盐酸文拉法辛缓释胶囊(75mg/d)、奥氮平(15mg/d)治疗，如效果不佳，可考虑加用小剂量利培酮口服液；同时联合MECT。

治疗效果 足剂量药物治疗及15天MECT后，患者病情改善，精神病性症状明显减少，情绪低落明显改善，未见药物不良反应。交代出院注意事项，建议出院后转至心身科门诊继续急性期、巩固期、维持期治疗，不适随诊，防意外。

【诊断】

抑郁症伴精神病性症状。

心得体会

抑郁障碍伴随的精神病性症状继发于抑郁的情绪体验和负性认知模式，内容多为与自己文化生活相关的、与周围环境协调的负性内容。在急性期治疗上需要兼顾情绪障碍和精神病性症状，维持巩固期应以抗抑郁药物治疗为主。

病例81

【病例摘要】

患者，女，63岁。因间断情绪低落16年，再发8个月入院。

16年前因生活事件出现情绪低落，高兴不起来，整日忧心忡忡，容易哭泣，气短，全身无力，工作能力下降，失眠，入睡困难，感觉胃部不适，食欲食量下降，持续约3

个月，就诊于市某医院，诊断"抑郁症"，给予丙米嗪、奋乃静、谷维素等药物治疗，3个月后上述症状好转，此后未坚持服用药物。6年前因生活事件上述症状再次发作，情绪低落，气短，长叹气，失眠，入睡困难，早醒，醒后难以入睡，食欲食量下降，就诊于当地精神病院，诊断"抑郁症"，给予西酞普兰、米安色林治疗，服药半年后好转，此后未坚持服用药物治疗。7个月前因生活事件再次出现情绪低落，高兴不起来，3个月前出现失眠，入睡困难，早醒，晨起无力，精神差，胸闷，胸部堵塞感，大口呼吸，记忆力下降，反应力减慢，注意力较前下降，2个月前就诊于当地医院，诊断"抑郁症"，给予盐酸米安色林片〔60mg/d(最高服用90mg/d)〕、盐酸丁螺环酮片(30mg/d)、右佐匹克隆片(每晚3mg)治疗，服药后口干，全身无力加重，全身、语音颤抖，服药40天后自行停药。20天前就诊于心身科门诊，诊断"抑郁症"，给予草酸艾司西酞普兰片(10mg/d)、氟哌噻吨美利曲辛片(2片/日)、劳拉西泮片(2次/日，每次0.5mg)治疗，服药后腿部无力，走路不稳，小碎步行走，有踩棉花感。为进一步诊治收住院治疗。发病以来精神、休息差，大、小便正常。

既往史 21年前因子宫肌瘤行子宫切除术，术后恢复良好，已停经。半年前左脚骨折，给予外固定治疗，目前病情稳定。高血压病史16年，服用厄贝沙坦片治疗，血压波动在140/80mmHg，最高180/90mmHg。

个人史 患者系胞4行1，有2个弟弟、1个妹妹。久居某地，适龄入学，中专学历，公务员，目前退休在家。既往性格适中，做事认真，追求完美，对自己要求高。30岁结婚，育有1女。女儿体健。既往月经周期规则，现已绝经。无吸烟、饮酒史，无精神活性物质及非成瘾性物质接触史。

家族史 否认家族性精神疾病及神经疾病遗传病史。

躯体及神经系统查体 未见异常。

精神检查 ①一般状况：意识清楚，接触良好，语声高，语声颤抖，衣冠整洁，年貌相称，表情焦虑，讲述病情时稍显烦躁，对答切题，注意力集中，定向力良好。②认知活动：思潮语量适中，理解、领悟力粗测正常。未查出幻觉、妄想等精神病性症状。③情感活动：情感反应协调，情绪低落，抑郁、焦虑体验深刻。否认悲观消极观念，气短。④意志行为：对周围事物不感兴趣，未来生活缺乏信心，不愿与人交往。生活能够自理。入院后未见冲动消极行为。⑤自知力：存在。

辅助检查 入院后完善血生化检查、胸片、心电图、脑电图、头颅CT等，结果均正常。血脂：甘油三酯2.42mmol/L。腹部B超：左肾结石，脂肪肝。

初步诊断 抑郁症。

诊断依据 ①症状标准：情绪低落，乏力，失眠，食欲食量下降，记忆力、注意力、反应力下降。②病程标准：病史16年，间断性病程。③严重程度标准：严重影响患者日常生活。社会功能严重受损。④排除标准：排除精神活性物质及非成瘾性物质所致精神障碍。

鉴别诊断 ①焦虑症。支持点：患者有心烦、气短等焦虑表现。不支持点：有明确抑郁症状，且抑郁内心相应体验深刻。故暂不考虑该诊断。②脑器质性精神障碍。

患者存在肢体抖动、四肢无力等表现，入院后完善相关检查均未见明显异常。故暂不考虑该诊断。

治疗计划 精神病护理；防自杀、防外逃、防伤人、防毁物；普食；向患者及家属详细交代病情及治疗计划，并签署知情同意书；暂给予草酸艾司西酞普兰片、氟哌噻吨美利曲辛片联合电针、经颅磁刺激等物理治疗。

【会诊记录】

病例特点 ①老年女性患者。②间断性病程，病史16年。③补充病史：既往患者具有工作能力强、精力充沛、话多等特点，但病程持续均不足4天。④主要表现：情绪低落，失眠，食欲差，手抖。⑤精神检查：意识清楚，接触尚可，抑郁面容，愁眉苦脸，未见幻觉、妄想等精神病性阳性症状，言语内容主要围绕失眠，口干，食欲食量下降，思想负担重，压力大，精力差，全身无力，双手颤抖，兴趣丧失等。情感反应适切，焦虑、抑郁体验深刻。意志行为减退。自知力存在。综上，根据ICD－10诊断标准，符合：复发性抑郁障碍(重度发作)。

治疗计划 需按双相情感障碍治疗，可给予丙戊酸钠缓释片(500mg/d)、草酸艾司西酞普兰片(10mg/d)、富马酸喹硫平片(50mg/d)、氯硝西泮(1mg/d)治疗，停用氟哌噻吨美利曲辛片、米氮平治疗，继续观察病情变化。

治疗效果 服药22天后，患者症状改善，情绪较前平稳，焦虑抑郁症状缓解，躯体不适减轻，未见药物不良反应。交代出院注意事项，建议出院后转至心身科门诊继续治疗。

【诊断】

复发性抑郁障碍(重度发作)。

心得体会

老年期抑郁障碍患者以焦虑和躯体症状突出为主要特征。该病例患者因具有兴奋型人格特点，且病史时间长，多次发作，既往抗抑郁药物治疗效果不明显。需考虑患者双相情感障碍的可能性，在治疗上联合情感稳定剂进行增效治疗。

述评

老年期抑郁障碍是指《精神障碍诊断与统计手册(第四版)》(DSM－Ⅳ)和国际疾病分类(ICD－10)中定义的，65岁以上成年人出现的抑郁综合征，通常出现在患有慢性疾病、认知障碍或残疾的老年人群中[1]。除了个人痛苦和家庭破裂之外，抑郁障碍还会导致许多疾病的结局恶化，并加重残疾。老年期重性抑郁障碍的诊断标准：①必须出现以下症状中的5种以上，情绪低落；兴趣减退，对几乎所有活动失去乐趣；体重减轻或增加(超过体重的5%)；失眠或嗜睡；精神运动性激越或迟缓、疲劳；感觉无价值或不适当的内疚；注意力不集中；反复出现死亡或自杀的念头。②其中至少1种症状是情绪低落或兴趣/快感减少。③症状持续至少2周，并导致痛苦或功能障碍，且不是由物质滥用、躯体疾病或丧亲之痛等直接导致的。

身体状况的改变虽然不是诊断标准的一部分，但老年期抑郁障碍通常与外周身体变化和认知障碍有关。身体状况变化包括高皮质醇血症、腹部脂肪增加、骨密度降低以及2型糖尿病和高血压风险增加[2]。近年来，脑卒中后抑郁也引发了广泛的关注，住院患者中抑郁障碍的患病率为19.3%，门诊患者中抑郁障碍的患病率为23.3%[3]。治疗抑郁障碍可以改变中风后恢复的进程，包括改善日常生活活动、缓解认知障碍、降低死亡率等。在几项随机安慰剂对照试验中，诺曲林和西酞普兰对脑卒中后抑郁均显示出疗效。

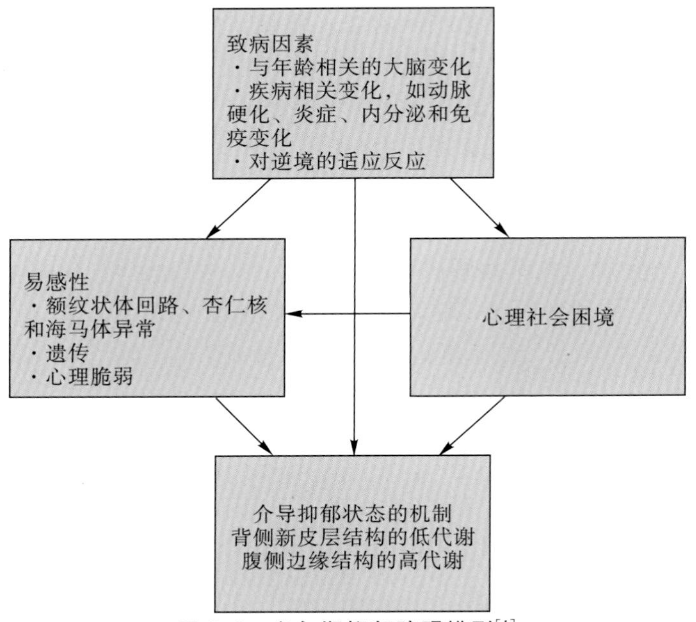

图3.1　老年期抑郁障碍模型[1]

【参考文献】

[1] ALEXOPOULOS G S. Depression in the elderly[J]. Lancet (London, England), 2005, 365(9475): 1961-1970.

[2] BROWN E S, VARGHESE F P, MCEWEN B S. Association of depression with medical illness: does cortisol play a role? [J]. Biological Psychiatry, 2004, 55(1): 1-9.

[3] ROBINSON R G. Poststroke depression: prevalence, diagnosis, treatment, and disease progression[J]. Biological Psychiatry, 2003, 54(3): 376-387.

第 4 章

通常起病于儿童与少年期的行为与情绪障碍

“本组障碍(品行与情绪混合性障碍)的特征是持久的攻击性、社交紊乱性或违抗行为与明确鲜明的抑郁、焦虑或其他情绪不良共存。”(ICD-10 品行与情绪混合性障碍)

病例 82

【病例摘要】

患者，男，15 岁。因心烦、失眠、悲观消极 1 年余住院。

患者于 1 年前无明显诱因出现心急、心烦，情绪低落，不高兴，时有易激惹表现，兴趣减退，对周围事物不感兴趣，悲观消极，感觉前途一片渺茫，觉得生活没有意义，有过不想活的念头(想过上吊、跳河等)。患者曾企图上吊自杀，未遂；上课注意力不能集中，记忆力减退，学习成绩下降，伴有失眠，入睡困难。患者曾就诊于外院，给予米氮平、奥氮平等治疗，具体剂量不详，因服用后出现双目呆滞等不适表现，自行停药。为进一步诊治收住院治疗。近期精神状态欠佳，饮食及睡眠欠佳，大、小便正常。

既往史 1 岁时有过“高热惊厥”史。否认肝炎、结核病及其他传染病病史，否认高血压、糖尿病病史，否认手术、外伤史，否认输血史，否认食物、药物过敏史，预防接种史随社会。

个人史 患者系胞 2 行 1。久居某地，无疫区、疫水接触史，母孕期体健。适龄入学，现为高中一年级学生，病前学习成绩尚可。性格内向。无吸烟、饮酒史，无精神活性物质及非成瘾性物质使用史。

家族史 父母、妹妹健在。否认家族性精神疾病及神经疾病遗传病史。

躯体及神经系统检查 未见异常。

精神检查 ①一般状况：意识清楚，接触尚可，语声低，语速缓慢，衣冠整洁，年貌相称，表情忧虑，讲述病情时坐立不安，烦躁，对答切题，注意力不集中，定向力良好。②认知活动：思潮语量减少，理解力、领悟力粗测正常，未查出幻觉、妄想等精神病性症状。③情感活动：情感反应协调，焦虑抑郁体验深刻，情绪低落，心烦，坐立不安。④意志行为：对周围事物不感兴趣，对未来生活缺乏信心，不愿与人交往。入院后未见冲动消极行为。⑤自知力：不完整。

辅助检查 入院后完善血生化检查、甲状腺功能、胸片、腹部 B 超、脑电图、头颅 CT 等，结果均正常。心电图示窦性心动过缓，大致正常。

初步诊断 抑郁症。

诊断依据 ①症状标准：情绪低落，精力下降，思维迟缓，兴趣减少，失眠，悲观消极等。②病程标准：慢性病程 1 年。③严重程度标准：社会功能明显受损。④排除标准：排除精神活性物质及非成瘾性物质所致精神障碍。

鉴别诊断 ①精神分裂症。患者无明确幻觉、妄想等精神病性症状，以情感障碍为主要表现，情感反应协调，情绪低落，意志行为协调性减低。故暂不考虑该诊断。②双相情感障碍。既往无明确情感高涨、兴奋、话多等躁狂及轻躁狂发作。故暂不考虑该诊断。

治疗计划 精神病护理；防自杀、防外逃、防伤人、防毁物；普食；向患者及家属详细交代病情及治疗计划，并签署知情同意书；暂给予盐酸文拉法辛缓释胶囊联合电针、经颅磁刺激等物理治疗。

【会诊记录】

病例特点 ①患者青少年男性。②持续性病程 1 年。③家属提供：初中二年级开始就表现出情绪不稳，易激惹，时常无故发脾气，打骂家人，与同学关系不好，不会与人相处，性格孤僻，与同学及老师冲突但从不找自身原因，抱怨，选择性做作业(不做理科)，多次蓄意、扬言自杀、杀人等。意志行为减退，不能正常上学。④主要症状：情绪不稳，人际关系差，自杀企图。⑤精神检查：意识清楚，接触尚可，否认幻觉、妄想等精神病性症状。情感反应欠协调，情绪不稳定，存在消极观念，抱怨，所述内容主要为对外界的抱怨(抱怨自己的学校，抱怨学校里的老师、同学)。意志行为减退，学习成绩下降。经常与同学发生冲突。自知力不全。教授查房后认为：家长有所隐瞒病史，从在三个学校就读来看，存在许多不合理的事情。初中二年级开始出现情绪不稳，暴躁，与外地同学关系差，打骂同学，与老师、同学打架，回到居住地时的情况一样，连续性病程，建议需要进一步了解病史。综上，根据 ICD－10 诊断标准，符合：品行障碍；蓄意自杀。

鉴别诊断 ①精神分裂症。患者无明确幻觉、妄想等精神病性症状，以情绪不稳及行为异常为主要症状，存在人格方面问题。故暂不考虑该诊断。②儿童青少年情绪障碍。患者主要以敌对、逆反、打架、自杀等行为问题为表现，伴情绪不稳定。故不考虑该诊断。

治疗计划 给予情感稳定剂丙戊酸钠缓释片联合舍曲林(自杀按强迫来处理)治疗。加强心理治疗。

治疗效果 药物调整至治疗剂量后观察 4 天，患者病情改善，未见药物不良反应。交代出院注意事项，建议出院后转至心身科门诊继续治疗，不适随诊，防意外。

【诊断】

品行障碍；蓄意自杀。

心得体会

品行障碍是一种发生在儿童青少年期间的行为模式，包括对家庭、学校和职业的规则或法律的破坏，如攻击他人和动物、破坏财物、欺骗或盗窃、严重违反规则等。若患者超过18岁，则多被诊断为反社会型人格障碍。该病例在详细问诊后发现主要表现为行为模式的异常，故最终诊断为品行障碍。

病例83

【病例摘要】

患者，女，14岁。因情绪低落、悲观厌世1年余入院。

2015年初，患者读初中二年级第二学期时感到学习压力大，逐渐出现情绪低落，反应迟钝，记忆力差；感到与父母、同学不能很好沟通，为此经常心烦，脾气大，尤其是在父母督促学习时，烦躁不安，反复有厌世想法，感到自己活着没有意思，想要解脱。2015年末，患者厌世想法加重，经常在父母谈及学习问题时有不想活的想法，有过买氯化钾片剂(整盒)想要服下的行为，被家人发现及时阻止。也曾多次有拿美工刀划伤自己、跳楼自杀想法，均被家人阻止。患者学习成绩逐渐下降。住院前2个月，家人带患者于某医院就诊，给予草酸艾司西酞普兰片(10mg/d口服)，坚持服药，无明显改善。入院前近2周，患者情绪低落加重，不愿上学，不想参加考试，在家人监督下间断去学校，食欲差，入睡困难。为进一步诊治收住院治疗。

既往史 既往体健。否认高血压、糖尿病病史，否认手术、外伤史，否认输血史，否认食物、药物过敏史，预防接种史随社会。

个人史 独生女。出生时具体情况不详，幼年生长发育同同龄儿童。适龄入学，现读初中三年级，近2周未规律上课。父亲为该校语文老师，母亲为该校历史老师。无吸烟、饮酒史，无精神活性物质及非成瘾性物质接触史。月经史：月经周期规则，月经量中等，颜色正常。无血块、无痛经。

家族史 否认家族性精神疾病及神经疾病遗传病史。

躯体及神经系统查体 未见异常。

精神检查 ①一般状况：意识清楚，接触被动，语声低，语速缓慢，衣冠整洁，年貌相称，表情抑郁，讲述病情时坐立不安，烦躁，对答切题，注意力集中，定向力良好。②认知活动：思潮语量减少，理解、领悟力粗测正常。未查出幻觉、妄想等精神病性症状。感到学习压力大，悲观，反复有逃避、厌世想法，自卑，感到不如人、拖累其他人的负性认知。③情感活动：情感反应协调，情绪低落。心烦，坐立不安。④意志行为：意志减退，不愿上学，近2周未规律上课。对周围事物不感兴趣，对未来生活缺乏信心，不愿与人交往。有自杀未遂及自伤行为，如想服药、割伤自己、跳楼等。入院后未见冲动消极行为，被动接受治疗。⑤自知力：不完整。

辅助检查 入院后完善血生化检查、甲状腺功能、胸片、心电图、腹部B超、脑电图、头颅CT等，结果均正常。

初步诊断 抑郁症。

诊断依据 ①症状标准：主要表现为情绪低落、悲观厌世、反应迟钝、记忆力差。②病程标准：病程1年余。③严重程度标准：自知力不完整，社会功能严重受损。④排除标准：排除精神活性物质及非成瘾性物质所致精神障碍。

鉴别诊断 ①双相情感障碍。支持点：存在情绪低落、悲观厌世、反应迟钝、记忆力差等抑郁体验。不支持点：既往无情感高涨、兴奋等躁狂或轻躁狂体验。故暂不考虑该诊断。②脑器质性精神障碍。患者病前无发热、感染、创伤等病史，神经系统查体未见明显异常，头颅CT和脑电图等检查均未见明显异常。故暂不考虑该诊断。

【会诊记录】

病例特点 ①青少年女性患者。②病史1年余。③主要症状：情绪不稳，主要表现为与父母言语争执、吵闹，易激惹，每周有3次争吵，均是父母强迫必须按照他们的意愿做事("快写作业啊"等唠叨后)，话不投机，每天情绪不好，每周有3次情绪发泄，扬言割腕、跳楼，认为是被父母逼迫。无明显行为冲动和不计后果，有自我伤害行为，学习成绩稳定，基本不受影响，近2周不能坚持上学。④精神检查：意识清楚，接触被动，语声低，语速缓慢，表情抑郁，对答切题，注意力集中，定向力良好。思潮语量适中，理解、领悟力粗测正常。未查出幻觉、妄想等精神病性症状。感到学习压力大，悲观，反复有逃避、厌世想法，自卑，感到不如人，拖累其他人。情绪不稳，易激惹，忧郁、烦躁。意志减退，不愿上学，近2周未规律上课。对周围事物不感兴趣，对未来生活缺乏信心，不愿与人交往。生活能够自理。自我感到压抑，不被理解，表现出话不投机，走极端，有自伤行为，如服药、割伤自己、跳楼等。自知力不完整。排除器质性精神障碍、精神活性物质所致精神障碍及非成瘾性物质所致精神障碍。按照DSM－5诊断标准，符合：破坏性心境失调障碍。根据ICD－10诊断标准，符合：儿童青少年情绪障碍。

鉴别诊断 品行障碍。患者入院前2周出现逃学，病程标准不够，且患者无行为出格、不计后果，无摔东西、打骂人，无行为冲动、不可控。故暂不考虑该诊断。

治疗计划 建议给予舍曲林或氟伏沙明联合心境稳定剂药物治疗。联合心理治疗，查房时给予建议患者读书，提示学习要自己面对，指导患者制订切合实际、可以完成的学习、生活计划，并付诸实践。自伤与任性有关，引导患者做一个诚实可信的人，不讲对与错，讲自律、诚实与否。患者父母均为其就读学校老师，建议父母在生活中扮演父母的角色，而不是老师的角色，与孩子多沟通，多理解。

治疗效果 盐酸舍曲林片(100mg/d)、丙戊酸钠缓释片(500mg/d)服药6天后，患者症状改善，情绪较前平稳，未见药物不良反应。交代出院注意事项，建议出院后转至心身科门诊继续治疗，动态观察病情变化，不适随诊，防意外。

【诊断】

儿童青少年情绪障碍。

心得体会

该病例患者系青少年儿童，主要表现情绪不稳，易激惹，多数是针对父母。通过对该病例的学习，应掌握 DSM-5、ICD-10 诊断关于破坏性心境失调障碍、儿童青少年情绪障碍、品行障碍的诊断标准。针对患者个性及父母教育存在的一定问题，应给予心理治疗，使其分清楚各自承担的角色及任务。

病例 84

【病例摘要】

患者，女，15 岁。因敏感多疑 1 年，心急，坐立不安近半年入院。

患者 1 年前与同学闹矛盾后出现敏感多疑，感到同学孤立自己，凭空闻语，凭空听到有人叫自己，伴有紧张、害怕、不安全感等，持续 5 天后症状消失。患者曾就诊于心身科门诊，诊断“精神分裂症样障碍”，给予奥氮平等治疗，未服药，在门诊行物理治疗。之后，患者休学在家。半年前，患者出现上学后心急，坐立不安，看不进去书，不愿上学，不参加学校考试，称考试就会紧张、烦躁不安。老师反映其上课注意力不能集中；同学反映其内向，孤僻，不主动与人接触、交流。遂就诊于心身科门诊，给予盐酸舍曲林(100mg/d)、阿立哌唑(每晚 10mg)等治疗，效果不甚理想。为进一步诊治收住院治疗。发病以来患者精神状态欠佳，饮食及睡眠一般，二便正常。

既往史 否认肝炎、结核病及其他传染病病史，否认高血压、糖尿病病史，否认外伤、手术史，否认输血史，否认食物、药物过敏史，预防接种史随社会。

个人史 独生女。久居某地，无疫区、疫水接触史。母孕期体健，幼年生长发育同其他正常儿童，目前为初中三年级学生，病前性格内向。无吸烟、饮酒史，无精神活性物质及非成瘾性物质接触史。月经史：12 岁，(5～7)/(28～30)，2016-01-27。月经周期规则，月经量中等，颜色正常。无血块、无痛经。

家族史 父母健在。否认家族性精神疾病及神经疾病遗传病史。

躯体及神经系统查体 未见异常。

精神检查 ①一般状况：意识清楚，定向力完整，年貌相当，衣冠整洁，表情平淡，接触被动，由家属带至诊室，检查合作，生活能自理，食纳可，夜间休息可，大、小便正常。②认知活动：此次精神检查未获及明确幻觉、妄想等精神病性症状，注意力不集中，记忆力及智力未见异常。③情感活动：情感反应欠协调，情绪稳定，烦躁，心急。④意志行为：意志行为减退，不与人接触及交流，学习成绩下降，入院后未见冲动消极行为。⑤自知力：不存在。

辅助检查 入院后完善血生化检查、胸片、心电图、脑电图、头颅 CT 等，结果均正常。

初步诊断 青少年情绪障碍。

诊断依据 ①症状标准：心急、心慌，烦躁，不愿上学等。②病程标准：慢性病程。③严重程度标准：社会功能受损。④排除标准：排除精神活性物质及非成瘾性物质所致精神障碍。

鉴别诊断 ①双相情感障碍。患者既往无明确抑郁、躁狂及轻躁狂发作史。故不考虑该诊断。②器质性精神障碍。慢性病程，院前辅助检查未见特殊异常，入院后查生命体征平稳，入院查体未见异常。故暂不考虑该诊断。

治疗计划 精神病护理；防自杀、防外逃、防伤人、防毁物；普食；向患者及家属详细交代病情及治疗计划，并签署知情同意书；暂给予盐酸帕罗西汀片联合电针、经颅磁刺激等物理治疗。

【会诊记录】

病例特点 ①青年女性患者。②病史半年。③主要表现：心急、心烦，厌学半年。④精神检查：意识清楚，接触尚可，问话能答，检查配合，未查出明确幻觉、妄想等精神病性症状。情感反应欠协调，情绪稳定。主动性欠佳，所述内容主要围绕不愿上学、不愿考试，逃避上学和考试，伴有心急、心慌，烦躁，坐立不安，睡眠欠佳。社会功能受到影响。综上诊断：青少年情绪障碍。

治疗计划 给予盐酸帕罗西汀片、卡马西平等治疗，观察患者病情变化。

治疗效果 盐酸帕罗西汀片(10mg/d)服药9天后，患者症状改善，情绪较前平稳，未见药物不良反应。交代出院注意事项，建议出院后转至心身科门诊继续治疗。

【诊断】

青少年情绪障碍。

心得体会

患者病史中存在精神病性症状，但持续时间不长，自行消失，随后出现的问题以烦躁、不愿上学为主，不能达到抑郁障碍或精神分裂症等其他重性精神疾病诊断标准，故暂时做出青少年情绪障碍的诊断。

病例 85

【病例摘要】

患者，男，15岁。因间断头痛9个月、情绪不稳、行为异常3个月住院。

患者于9个月前无明显诱因出现间断头痛，伴恶心、呕吐，呕吐物为少量胃内容物，随后又出现发作性肢体抖动伴左侧手脚麻木，无意识丧失。就诊于当地医院，疗效不佳。就诊于本院神经内科，行脑脊液相关检查均未见异常；头颅MRI见右侧额叶长T_1、长T_2信号，考虑扩大的血管周围腔隙可能，余颅脑MRI平扫及DWI扫描未见明确异常，颅脑MRV示上矢状窦前部、左侧横窦及直窦局部信号缺失，左侧乙状窦较对侧细。诊断"头痛、静脉窦血栓形成(疑诊)、焦虑抑郁状态"，给予对症治疗(具体不详)，11天后头痛好转出院。出院后患者仍有间断头痛，活动后恶心、呕吐。8个月前患者头痛加重，在当地医院输液治疗(具体不详)，其间出现发作性呼吸急促、呼之不应、四肢抖动，持续数分钟自行缓解，但称自己不能回忆此过程。再次收住本院神经内科，2次行腰椎穿刺术、脑脊液相关检查仍未见异常；视频脑电图、头颅MRA均未见明显异常。仍按"头痛"，给予对症治疗后病情好转，出院后坚持服用丙戊酸钠缓释片(每晚500mg)、阿米替林(12.5mg/d)治疗，1个月后头痛消失。4个月前患者出现情绪不稳，烦躁，脾气大，易怒，生气时摔打物品，用棍子追打家畜，撕扯树枝等，偶尔有狂喊、狂笑行为。延迟满足困难，反复问家人索要钱财买零食、玩具，若不满足则大发脾气、谩骂家人、哭闹不止、反复纠缠不休；曾多次撒谎、偷拿家人的钱财；父母、家人必须按他的意愿要求做事，否则就吵闹不休，直到满足愿望方可休止；敏感多疑，父母接电话或与人交谈时总在背后偷听，还上前追问具体内容。患者变得胆小、敏感，睡觉听见风吹或别的声音就恐惧、害怕，晚上出门时感到紧张，说有人在后面跟着，或者说后院有个奇怪的东西躲在那里。主动性差，生活懒散，不主动帮家人做事，厌学，整日沉迷于手机游戏、看电视。3个月前患者至心身科门诊就诊，继续给予丙戊酸钠缓释片(每晚500mg)、阿米替林(12.5mg/d)治疗，情绪较前略稳定，但仍经常为索要零花钱反复纠缠、吵闹、对抗家人。为进一步诊治收住院治疗。

既往史 10岁外伤致寰椎骨折，保守治疗痊愈。2年前行鼻息肉、鼻中隔偏曲手术治疗。否认肝炎、结核病及其他传染病病史，否认高血压、糖尿病病史，否认输血史，否认食物、药物过敏史，预防接种史随社会。

个人史 患者自幼被抱养。母孕期不详。幼时生长发育与同龄人相同，自幼被家人关注、溺爱。适龄入学，小学成绩尚可，初中一年级休学在家。在上学期间，有偷拿父母家人钱财、勒索同学、与人打架斗殴等行为。自小个性外向、急躁、要强。无吸烟、饮酒史，无精神活性物质接触史。

家族史 不详。

躯体及神经系统查体 未见异常。

精神检查 ①一般状况：意识清楚，接触尚可，衣冠整洁，年貌相称，表情自然，讲述病情时无坐立不安，烦躁，注意力集中，定向力良好。②认知活动：思潮语量适中，理解力、领悟力正常。未查出幻觉、妄想等精神病性症状。③情感活动：情感反应协调，情绪不稳，烦躁、易怒，家人不满足其要求则发脾气，吵闹。④意志行为：意志减退，不想上学，懒散，不愿干活，未见怪异行为。⑤自知力：不完整。

辅助检查 入院后完善血生化检查、离子、心电图、胸片、腹部及甲状腺B超、脑电图等，结果均正常。甲状腺功能：游离三碘甲状腺原氨酸7.45pmol/L。

初步诊断 儿童青少年情绪障碍。

诊断依据 ①症状标准：情绪不稳，烦躁，易怒，发脾气，延迟满足困难，若不满足要求则与家人吵闹、纠缠、对抗。②病程标准：病史9个月。③严重程度标准：严重影响日常生活质量及社会功能，自知力不完整。④排除标准：排除精神活性物质及非成瘾性物质所致精神障碍。

鉴别诊断 ①脑器质性精神障碍。患者2015年9月以头痛伴恶心、呕吐，发作性肢体抖动、左侧手脚麻木为主要表现，于本院神经内科住院，神经系统查体未见异常。脑脊液检查、视频脑电图、头颅MRI等相关检查均未发现器质疾病依据。给予心境稳定剂及抗抑郁药治疗有效。故暂不考虑该诊断。②精神发育迟滞伴发情绪障碍。患者自幼生长发育与同龄人无异，虽然小学成绩一般，但语言交流、社会交往、学习技能、计算推理能力等无明显缺损。故暂不考虑该诊断。

【会诊记录】

病例特点 ①青少年男性患者，间断病史9个月加重3个月。②成长经历及个人史：自幼被抱养，从小家人娇惯，小学成绩尚可，初中一年级后因病休学在家。上学期间，有偷拿父母、家人钱财、勒索同学、与人打架等不良行为。自小个性急躁、要强。③主要症状：间断头痛，情绪不稳、行为异常。④精神检查：意识清楚，接触欠佳，语声低，语速缓慢，衣冠整洁，年貌相称，表情自然，讲述病情时坐立不安，烦躁，对答简单，不能深入，注意力集中，定向力良好。理解力、领悟力正常。未查出幻觉、妄想等精神病性症状。情感反应协调，存在烦躁、易怒。延迟满足困难，家人不满足其要求则发脾气，吵闹。意志行为减退，不想上学，懒散，不愿做事。自知力不完整。教授总结分析：青少年男性患者，慢性病程，病史9个月，加重3个月，存在以下症状。①发病以躯体症状（头痛、肢体抖动）起始，以行为反常为主，厌学、对家人态度不满、敌对、逆反、虐待动物、毁坏植物等，同时伴情绪不稳，烦躁、易怒、发脾气、毁物。②不想上学就逃学，以头痛作为不上学的借口，此为转换症状，因病而获益。③患者自幼被抱养，父母非亲生，成长过程中备受关注、溺爱，发病后与父母态度敌对、行为对抗，但同时依赖家庭，曾经询问家人是否亲生，并未出现离家出走现象。若为精神分裂症患者的非血统妄想症状，则会离家出走，去寻找亲生父母。综上，根据ICD－10诊断标准，符合：品行障碍。

治疗计划 建议心境稳定剂联合小剂量抗精神病药物治疗，丙戊酸钠（500mg，2次/日）、富马酸喹硫平片（100～200mg/d）或利培酮口服液（1～2mL/d）。患者目前任性、逆反、难以满足其欲望，需要规范其行为，如督促继续上学，完成国家九年制义务教育；对日常零花钱等适当限制，规定每周零花钱数额，教导患者建立合理的消费观念。

治疗效果 药物调整至治疗剂量观察8天，未见明显药物不良反应，患者情绪较前平稳，与父亲关系缓和，经上级医生查房，认为诊断明确，治疗方案确定，未见药物不良反应。交代出院注意事项，建议出院后转至心身科门诊继续治疗，动态观察病情变化。

【诊断】

品行障碍。

心得体会

该病例患者为青少年，有明显的个性特点，个人史、成长经历需要关注。该病例患者具有多方面品行问题，虽以躯体症状起病，但没有器质性疾病的依据，存在转换障碍的特征，因病获益，延迟满足困难，符合品行障碍的诊断标准，需与儿童青少年情绪行为相鉴别。

病例 86

【病例摘要】

患者，男，16 岁。因担心异味被同学嫌弃、回避交往 2 年，加重伴情绪不稳 1 个月入院。

患者于 2 年前经常回家说“同学们能闻见我身上有股臭味儿，他们虽然不说，但是各个表情、动作都能直接反馈出来，他们都嫌弃我”。在课堂上，患者也是非常关注此事，一门心思都放在这件事情上，无法专心听讲，上课注意力不集中，学习成绩逐渐下降。在班级几乎不与同学交往，回避人多的地方，经常自己独处。患者在家变得话少，交流被动，家人问多了还显得不耐烦，脾气大，发牢骚，甚至说不想去学校。主动性差，生活较前懒散，个人卫生状况差。1 年前家属带其就诊于某综合医院心理科，住院行胸片、颅脑 MRI 平扫均未见明显异常，心电图提示窦性心动过缓，按“精神分裂症”予利培酮(2mg，2 次/日)、氯硝西泮(每晚 1mg)、维生素 B_6(10mg，3 次/日)治疗，住院半个月，一直否认有病，强烈要求出院。出院后被动服药 3 个月，症状改善不明显，自行停药。继续上学，在学校老师反映患者孤僻，话少，几乎不与同学交流，上课注意力不集中。患者在家里时常无故发脾气，经常将房门反锁，一人独处，不关心家人，未予重视。住院前 1 个月，患者病情加重，家人发现他常常独自发呆，无故发笑、自言自语，脾气暴躁，对父亲说“如果我疯了，给我下点药把我杀了吧”，坐立不安，有时摔东西、推搡父母。患者生活疏懒，不刷牙、不洗脸，整日玩手机，对周围事情漠不关心。其间家属曾带其到外地某专科医院就诊，建议住院，入院后患者即刻情绪不稳加重，强烈要求办理出院。

既往史 12 岁行腺样体切除术。否认结核病及其他传染病病史，否认高血压、糖尿病病史，否认外伤史，否认输血史，否认食物、药物过敏史，预防接种史随社会。

个人史 患者系胞 3 行 2。母孕期体健，足月顺产，幼年生长发育同其他正常儿童，自幼在父母身边长大，适龄上学，初中毕业，中考成绩 331 分(中等水平)。无吸烟、饮酒史，无精神活性物质及非成瘾性物质接触史。

家族史 父母及姐姐、弟弟健在；堂舅、堂姨有精神异常病史。否认家族性神经疾病遗传病史。

躯体及神经系统查体 未见异常。

精神检查 ①一般状况：意识清楚，接触被动，多问少答，定向力完整，年貌相当，衣冠不整洁，表情平淡，由家属带至医生办公室，检查欠合作。②认知活动：否认幻觉、错觉及感知觉综合障碍。存在内向性思维(发呆，自言自语，无故发笑)，注意力不集中。③情感活动：情感反应不协调，情绪不稳，坐立不安，亲情感减退。④意志行为：学习成绩下降，少语，几乎不与人交往，生活疏懒，不讲究个人卫生，行为冲动(摔东西，推搡家人)，严重影响日常生活及工作。入院后未见冲动消极行为。⑤自知力：不存在。

辅助检查 入院后完善血生化检查、胸片、心电图、脑电图、头颅CT等，结果均正常。

初步诊断 精神分裂症。

诊断依据 ①症状标准：少语、内向性思维、情绪不稳、亲情感减退、行为孤僻、个人卫生疏懒等。②病程标准：病史2年，加重1个月。③严重程度标准：社会功能受损，自知力不存在。④排除标准：排除精神活性物质及非成瘾性物质所致精神障碍。

鉴别诊断 ①抑郁症。支持点：少语、学习成绩下降、几乎不与人交流、烦躁等。不支持点：内向性思维、亲情感减退、行为冲动等，否认抑郁的核心体验，以思维、情感及行为异常为主。故暂不考虑该诊断。②双相情感障碍。支持点：少语、学习成绩下降、几乎不与人交流或烦躁、发脾气、摔东西、推搡等。不支持点：否认情绪抑郁或躁狂的体验，以思维、情感及行为异常为主。故暂不考虑该诊断。

【会诊记录】

病例特点 ①青少年男性患者。②慢性病程，病史2年。③家族史阳性(堂舅、堂姨有精神异常病史)。④补充病史：患者父亲反映患者入院前半个月病情加重，主要表现烦躁、发脾气、几乎不与人交往。学校老师反映患者少语，几乎不与同学交往。中考结束后，患者整日在家里玩手机，有发呆、自语、自笑等怪异行为，反复询问父亲“爸爸，我生什么病”。入院后否认有病，治疗欠配合，查房时高温天气用厚被子盖脚，解释担心脚臭影响周围人。⑤主要临床表现：少语、自语自笑、发呆、情绪不稳、行为冲动、几乎不与人交往等。⑥精神检查：意识清楚，接触尚可，问答适切，表情焦虑，思维联想适中，存在内向性思维，否认关系妄想、被害妄想等。情感反应不协调，情绪不稳，烦躁。学习成绩下降，少语，几乎不与人交往，个人不讲究卫生，行为冲动，严重影响日常生活及工作。自知力不存在。综上，目前符合：(其他特定的)青少年情绪行为障碍。

鉴别诊断 精神分裂症。支持点：内向性思维、少语、几乎不与人交往、个人不讲究卫生等。不支持点：患者坚持上学，完成中考，成绩中等，本次以情绪不稳、烦躁等为主诉，且所谓脚臭的体味，这与青少年的心理特点即关注自身、注重外界对其的评价有关。故暂不符合该诊断。

治疗计划 ①建议利培酮口服液减至2mL/d，加服心境稳定剂丙戊酸钠缓释片(500mg，2次/日)，辅以SSRI类抗抑郁药，可选舍曲林改善类似强迫的症状。②向患者母亲及学校老师再次了解病史，予以补充，动态观察病情变化及药物不良反应。

【诊断】

(其他特定的)青少年情绪行为障碍。

心得体会

该病例患者虽然孤僻、行为回避,情绪不稳定,伴有少量精神病性症状,但是社会功能相对完好,能够坚持上学,完成中考,成绩中等。暂不符合精神分裂症诊断标准。值得关注的是,青少年起病,病程长,基本呈持续性,家族史阳性,都是不可忽视的危险因素。青少年情绪行为障碍仅是笼统诊断,对该患者还需要进一步动态观察病情变化。像这类患者临床急需预测发病的方法。

病例 87

【病例摘要】

患者,男,16 岁。因头痛、心烦、失眠 9 个月入院。

患者于 9 个月前无明显诱因出现头痛,心烦,心慌,坐立不安,心急,注意力不集中,记忆力下降,反应迟钝,疲乏,视物模糊,全身发烧,耳边有时听到"呜呜"声,紧张,夜间入睡困难,胡思乱想,于外院就诊,诊断"鼻窦炎",手术治疗后头痛无明显变化,患者担心鼻窦炎好不了。1 个月来患者鼻子及头痛加重,未与老师打招呼,也没有参加考试就回家了,埋怨父母只知道让其学习,不给他认真看病,曾有一次打骂祖母及父母,事后后悔不该打人。为进一步诊治收住院治疗。近 1 个月患者精神、休息较差,饮食及二便无异常。

既往史 6 岁时高热惊厥 4 次,治愈。2015 年 7 月手术治疗"鼻窦炎"。否认结核病及其他传染病病史,否认高血压、糖尿病病史,否认外伤史,否认输血史,否认食物、药物过敏史,预防接种史随社会。

个人史 患者系胞 2 行 1。久居某地,无疫区、疫水接触史。母孕期体健,足月顺产,幼年生长发育正常,适龄入学,目前就读高中一年级,成绩优秀。病前性格急躁,以自我为中心。无吸烟、饮酒史,无精神活性物质及非成瘾性物质接触史。

家族史 父亲及弟弟健在;母亲 2 年前曾有精神异常表现,服用利培酮等药物治疗,目前病情稳定。否认家族性神经疾病遗传病史。

躯体及神经系统查体 未见异常。

精神检查 ①一般状况:意识清楚,定向力良好,接触较好,衣冠整洁,年貌相称,表情焦虑,病情讲述清楚,对答切题,注意力不集中,反应迟钝,头痛,全身发烧,视物模糊。②认知活动:思潮语量适中,语音语速基本正常,理解、领悟力粗测正常,记忆力下降。未查出幻觉、妄想等精神病性症状,关注躯体症状。③情感活动:情感反应协调,心急,心烦,心慌,坐立不安,易发脾气,紧张,担心。④意志行为:无法坚持上学,关注躯体症状,反复就诊,日常生活及社会功能受损。入院后未见冲动消极行为。⑤自知力：存在。

辅助检查 入院后完善血生化检查、胸片、心电图、腹部B超、脑电图、头颅CT等，结果均正常。

初步诊断 青少年情绪障碍。

诊断依据 根据ICD－10诊断标准：①患者存在躯体不适、紧张、担心、心急心烦、易发脾气、失眠等焦虑症状。②自知力存在，社会功能受损明显。③病史9个月。④可排除精神活性物质及非成瘾性物质所致精神障碍。

鉴别诊断 ①器质性精神障碍。患者虽患有鼻窦炎，手术治疗后头痛等躯体不适症状未缓解，持续存在紧张、担心、心急、心烦、失眠、过度关注躯体症状等情绪问题。故暂不考虑该诊断。②躯体化障碍。患者存在鼻部及头痛、视物模糊、全身发烧等躯体症状，反复检查，但不足2个系统4组以上症状。故暂不考虑该诊断。

治疗计划 精神病护理；防自杀、防外逃、防伤人、防毁物；普食；向患者及家属详细交代病情及治疗计划，并签署知情同意书；暂给予舍曲林、丙戊酸盐联合电针、经颅磁刺激等物理治疗。

【会诊记录】

病例特点 ①青少年男性患者。②慢性起病，与学习压力有一定关系，病史9个月。③临床表现以头痛等躯体不适为主，伴心急、心烦。④精神检查：意识清楚，接触良好，问答切题，交流顺畅，未查及幻觉、妄想等精神病性症状。情绪不稳，心急、心烦、易发脾气。注意力不集中，头痛，躯体不适，社会功能保持可，自知力不全。教授分析指出：患者的躯体症状可能与其回避学业压力有关。综上，根据ICD－10诊断标准，符合：儿童青少年情绪障碍。

治疗计划 药物方面给予小剂量舍曲林、丙戊酸盐对症处理，必要时联合小剂量利培酮纠正患者错误认知，加强心理治疗，观察患者病情变化。

治疗效果 服药7天后，患者症状改善，未见药物不良反应。交代出院注意事项，建议出院后转至心身科门诊继续治疗。

【诊断】

儿童青少年情绪障碍。

心得体会

儿童青少年情绪障碍表现多样，通常以焦虑、恐惧、抑郁、强迫等症状为主要表现，有时也可能伴随自主神经紊乱症状或其他不典型症状。由于儿童、青少年的心理、生理特点，很多心理社会因素，如父母离异、人际关系不良、与父母的冲突、在学校表现不佳等，均是儿童青少年情绪障碍的诱发因素。儿童青少年情绪障碍的治疗以心理治疗为主，必要时可联合小剂量药物给予对症治疗。

病例 88

【病例摘要】

患者，男，17 岁。因情绪低落、兴趣减退 3 年余入院。

患者在 3 年前没有什么原因，逐渐感到高兴不起来，情绪低落，与人交流少，上课时注意力不集中，感学习困难，期末考试时成绩下降，伴心烦，心急，入睡困难，食欲差，体重减轻，但能坚持上学，未在意。2 年前高中一年级时上述情况变得更加频繁，几乎每天都有，感觉生活没有意思，做事情提不起兴趣，与人交流少，独处，莫名哭泣，脾气差，烦躁，感学习困难，大脑思绪多，反应迟钝，记忆力下降，食欲差，未在意，仍能坚持上学。1 年前家属观察到患者吃饭、听歌时哭泣，情绪崩溃，自卑、不自信、感觉不如他人；感觉拖累家人，认为自己是个废物，食欲差；独处，与人交流少，一人时多戴着耳机听伤感的歌曲或看手机，有时一会儿哭、一会儿笑，发作性心急、心慌、呼吸费力，手抖，难受时用手拍打头部，持续数分钟后自行缓解；感觉生活没有意思，有不想活的想法，曾站在高楼层的窗户前想跳楼自杀，被阻止；有时感觉周围环境不安全，身后有人看着自己，凭空听见耳边有人叫自己的名字，或者议论自己。为进一步诊治收住院。

既往史 幼年曾有过敏性紫癜。

个人史 学习成绩中上等水平，目前高中二年级学生，病前性格内向，话少。

家族史 奶奶、堂哥、堂姐均有精神行为异常表现，具体不详。

躯体及神经系统查体 未见异常。

精神检查 ①一般状况：意识清楚，接触被动，敌对，表情不自然，讲述病情不合作，低头不语，无目光交流。言语少，对答简单，不能深入，言语内容基本切题。②认知活动：理解、领悟力粗测正常。存在自卑、自责、不自信，感觉拖累家人，感觉自己不如他人，自己是个废物，感觉没有希望，曾站在 17 楼想跳楼自杀，感觉环境不安全，感觉身后有人看着自己，凭空听见有人议论自己，有人叫自己的名字。③有情感活动：情感反应欠协调，情绪低落，焦虑，在精神病性症状的支配下恐惧，担心，有不安全感。④意志行为：意志减退，对周围事物不感兴趣，既往喜欢打篮球现在也感觉没有意思，对未来生活缺乏信心，感觉生活没有希望，不愿与人交往，不愿出门。生活能够自理。心急、心烦时用手锤胸口及头部。⑤自知力：不存在。

辅助检查 入院查血常规、甲状腺功能、肝功、血糖、离子、术前感染 4 项等，均未见明显异常。肾功：肌酐 87μmol/L。血脂：低密度脂蛋白胆固醇(LDL－C) 3.45mmol/L。

初步诊断 抑郁症伴精神病性症状。

诊断依据 ①主要症状：情绪低落，兴趣减退，精力下降，懒动，疲乏，心急、心慌，手抖，幻觉、妄想等精神病性症状。②病程特点：慢性病程，病史 3 年余。③严重程度：严重影响患者的社会功能。④排除标准：排除器质性疾病及精神活性物质所致精神障碍。

鉴别诊断 ①双相情感障碍。支持点：患者情绪低落，兴趣减退，懒动，疲乏，精力下降等。不支持点：否认兴奋、话多，精力充沛等躁狂或轻躁狂发作等表现。故暂不考虑该诊断。②焦虑症。支持点：患者有明显的心急、心慌、呼吸费力、手抖、坐立不安等焦虑发作表现。不支持点：患者目前情绪低落，兴趣减退已达到抑郁发作症状标准。按逐级诊断原则，暂不考虑该诊断。

【会诊记录】

病例特点 ①患者是未成年人。②病史分两部分：第一部分为父母提供，发现患者异常2月余，主要表现为发作性心急、心慌、肢体抽搐，莫名哭泣，情绪不稳，爱发脾气，不与人交流，否认心情差、自杀观念，否认逃学、打架等不良社会行为；第二部分是患者及堂哥提供，病史3年余，主要表现为情绪低落，兴趣减退，强烈的自杀、自伤观念，患者多次表示自己不想活了，站在17层楼窗户前准备自杀。③患者社会功能基本正常，坚持上学。④精神检查：意识清楚，精神检查欠合作，表情平淡，内心暴露不充分，与周围环境欠协调，无意志要求，无自知力。综上诊断：青少年情绪行为障碍。

鉴别诊断 ①癫痫。患者既往有肢体抽动发作，入院后24小时脑电图显示异常，不能排除癫痫。神经内科就诊可明确诊断。②品行障碍。家属提供患者在家有逆反心理，不合群，爱发脾气，敌对，摔东西，但在学校无逃学、打架等违纪违规行为。故暂不考虑该诊断。③恶劣心境：根据患者及堂哥提供，患者持续心情差，自我评价低，但父母提供患者近2个月情绪不稳、失控，两者病史自相矛盾。故暂不考虑该诊断。④精神分裂症。患者思维暴露不畅，思维与周围环境不协调，但未发现明显的异常行为，个人卫生可。故暂不考虑该诊断。⑤双相情感障碍。既往无兴奋、话多、亢奋等表现。故暂不考虑该诊断。⑥抑郁症。抑郁表现不典型，患者父母反映只发现患者1天情绪低落，哭泣，发作性肢体抽动表现。故暂不考虑该诊断。

治疗计划 非典型抗精神病药，建议阿立哌唑10～15mg/d、奥氮平5～10mg/d；心境稳定剂，建议丙戊酸钠1000～1500mg/d；抗抑郁药，建议马来酸氟伏沙明片150mg/d。心理治疗。密切观察病情变化。

【诊断】

青少年情绪行为障碍；肝功异常。

心得体会

青少年情绪行为障碍主要表现在学习、情绪和行为方面，使其适应不良，妨碍个人的人际关系和社会功能等。临床治疗中多为对症药物治疗，而心理治疗在青少年的治疗中应占有突出地位，建议二者联合治疗。

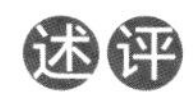

正如本章开篇所述，根据ICD-10对通常起病于童年与少年期行为与情绪障碍的描述，理解这些精神障碍时必须以年龄特异性的发育水平为背景。发病的生物学因素至关重要，机制复杂。共性的外部特点同样值得关注，从诊断和治疗角度，《Maudsley 精神科处方指南》明确，童年与少年期的原则是对症治疗，不做诊断。

【参考文献】

TAYLOR D, PATON C, KAPUR S. The Maudsley Prescribing Guidelindes in Psychiatry[M]. 13th ed. Hoboken: Wiley-Blackwell, 2018.

4

第5章

创伤后应激障碍、分离转换障碍、适应障碍、强迫性障碍、躯体形式障碍

5.1 创伤后应激障碍

“创伤后应激障碍与精神创伤关系最为密切，没有经历强烈的创伤性生活事件，不管个体多么易感，都不会发生创伤后应激障碍；但创伤后应激障碍的发生又具备个体差异，据调查，平均只有8%的经历精神创伤的个体会发展为创伤后应激障碍。”（陆林．沈渔邨精神病学[M]．6版．北京：人民卫生出版社，2018.）

病例89

【病例摘要】

患者，女，22。因间断情绪低落，伴持续心急、心慌、胸闷、气短7年主动要求就诊。为进一步诊治收住入院。

患者回忆她从15岁左右起，就常常出现一段时间的情绪低落，总是高兴不起来，兴趣减少，伴有莫名的阵阵心急、心慌、心神不宁、坐立不安，同时伴有胸闷、窒息感，全身肌肉都会紧绷、僵硬，一般会在持续1周左右减轻或好转，断断续续维持。为此，患者感到痛苦不堪，数次用割腕自伤的方法来缓解内心及身体的痛苦，起初有效，逐渐加重，越来越频繁，刀口也越来越多、越来越深，如今已不能起到缓解作用。患者感到悲观消极，也曾有过不想活的念头，曾有2次喝药企图自杀，一了百了，解脱痛苦。曾就诊于数个医院，诊断“抑郁焦虑”，间断不规律服用过盐酸帕罗西汀片、草酸艾司西酞普兰片、富马酸喹硫平片等药物治疗，在服药期间情绪能有所好转，尤其是2年前服用草酸艾司西酞普兰片等治疗期间，有过不显著的情绪高涨、亢奋，做事、说话都有激情和热情，精力略显充沛等，持续1月余，在此期间仍会出现心急、心慌、胸闷等躯体不适症状。近1年停止服用药物，上述症状仍在持续。

既往史 患者对“青霉素，头孢类”过敏。否认结核病及其他传染病病史，否认高血压、糖尿病病史，否认外伤、手术史，否认输血史，否认食物过敏史，预防接种史随社会。

个人史 患者系胞2行1。久居某地，无疫区、疫水接触史。母孕期体健，幼年生长发育同正常同龄儿童，大专学历，无业。病前性格适中、固执。未婚未孕。月经史：既往月经周期规则，月经规律，月经量中等，颜色正常，无血块、无痛经。

家族史 父母及弟弟健在。否认家族性精神疾病及神经疾病遗传病史。

躯体及神经系统查体 腕部可见瘢痕，余未见异常。

精神检查 ①一般状况：意识清楚，接触尚可，语声低，语速缓慢，表情忧虑，讲述病情时坐立不安，烦躁，对答切题，注意力集中，定向力良好。②认知活动：思潮语量适中，理解、领悟力粗测正常，未查出幻觉、错觉及感知综合障碍，思维联想略显迟缓，思维逻辑、思维内容均未见明显异常。③情感活动：情感反应协调，焦虑抑郁体验深刻，情绪低落，兴趣减退，心急、心慌、胸闷、气短，严重时心神不宁，烦躁，坐立不安。④情志行为：对周围事物兴趣感下降，对未来生活缺乏信心及现实打算，不愿与人交往，目前无业状态。入院后未见冲动消极行为。主动要求诊治。

初步诊断 双相情感障碍-抑郁发作。

诊断依据 支持点：曾有抑郁发作及轻躁狂发作，目前抑郁症状突出。不支持点：慢性持续性病程 7 年余，抑郁发作持续时间不足 2 周，交替出现兴奋、话多，但程度不明显。入院后完善血生化检查、心电图、腹部 B 超、脑电图、头颅 CT 等，结果均正常。排除器质疾病及精神活性物质、非成瘾性物质所致精神障碍。进一步了解病史，完善三级检诊，明确诊断。

鉴别诊断 ①抑郁症。支持点：抑郁核心症状突出，多次自杀行为。不支持点：在服用草酸艾司西酞普兰片期间有过情绪高涨、亢奋，做事、说话都充满激情和热情，精力充沛等，持续 1 月余。故暂不考虑该诊断。②焦虑症。支持点：持续存在的心急、心慌、胸闷、气短等躯体焦虑症状。不支持点：考虑继发于抑郁情绪之上。故暂不考虑该诊断。

【会诊记录】

病例特点 ①青年女性患者。②起病年龄早。③补充病史：患者发病前曾有明确的性创伤事件，此后出现警觉性增高、控制不住地闪回，回避交往，伴有明显的阵阵心慌、心急等躯体不适，且持续存在。患者述“最开始心慌、心急等症状与创伤事件有关，但之后就变成一种症状了”。时有情绪低落，高兴不起来，持续时间通常不会超过 2 周。曾有多次自杀行为，服用抗抑郁药物后，近半年上述症状加重，伴有明显的头昏、胸闷、气短等躯体不适症状。其间有持续 1 个月左右的情感稍显高涨、兴奋、话多，活动增多等表现，但都不显著。身边相处的家属反映未发现患者有明显情绪低落、兴趣减少、整日懒动、反应迟缓及情感高涨、兴奋、话多的表现。综上诊断：创伤后应激障碍；环型人格障碍。

治疗计划 建议给予盐酸舍曲林片（100～150mg/d）、利培酮口服液（0.5mL/d）、丙戊酸钠缓释片（500mg/d）治疗。

治疗效果 足剂量药物治疗 28 天后，患者症状改善，情绪较前平稳，躯体不适症状消失，未见药物不良反应。交代出院注意事项，建议出院后转至心身科门诊继续药物、心理治疗。

【诊断】

创伤后应激障碍；环型人格障碍。

心得体会

该病例有很多情绪方面的问题，可以学习到情感障碍章节的关于抑郁发作、躁狂发作、环性心境等诊断标准，以及根据发病年龄、成长经历、个性特征，做出人格障碍的诊断。另外，难能可贵的是通过采集翔实的病史，挖掘生活事件，联系症状特点，做出创伤后应激障碍的诊断。

述评

战争、灾难、恐怖和其他创伤性生活事件的心理影响可能是有害和深远的[1]。创伤后应激障碍是一种常见的创伤后结局，如道路交通事故(7%～26%)和长期暴露于威胁，如战争(暴露在战区的美国军人中占8%～12.7%)[2]。创伤后应激障碍的临床特征包括与事件相关的症状(侵入性回忆事件、回避、高度警觉)以及烦躁、过度觉醒或快感减退。

创伤后应激障碍可能会在创伤幸存者中持续多年甚至数十年。具有代表性的美国越战退伍军人再适应研究(NVVRS，1985)的第二批数据收集(2013)表明，创伤后应激障碍患者的情况几乎没有改善，而且经常恶化[3]。与其他精神障碍不同，创伤后应激障碍有明显的触发事件和明确的发病节点。创伤后应激障碍早期症状在创伤暴露后几天内出现。神经影像学研究提示，恐惧及再体验信息处理脑区的局部连接对于创伤后应激障碍的病理学机制十分重要[4]。

近期的一篇综述为创伤后应激障碍等早期干预提供了理论和方法的参考[1]。其中提到，创伤后应激障碍早期症状在创伤暴露后几天内出现，为提供预防性干预创造了独特的机会。目前主要的二级预防方法包括心理/行为干预(心理报告、认知行为疗法)、药物干预(氢化可的松、普萘洛尔、苯二氮䓬类、吗啡)和其他方法(催产素、神经肽等)。

创伤后精神病理学的预防目标见图5.1。

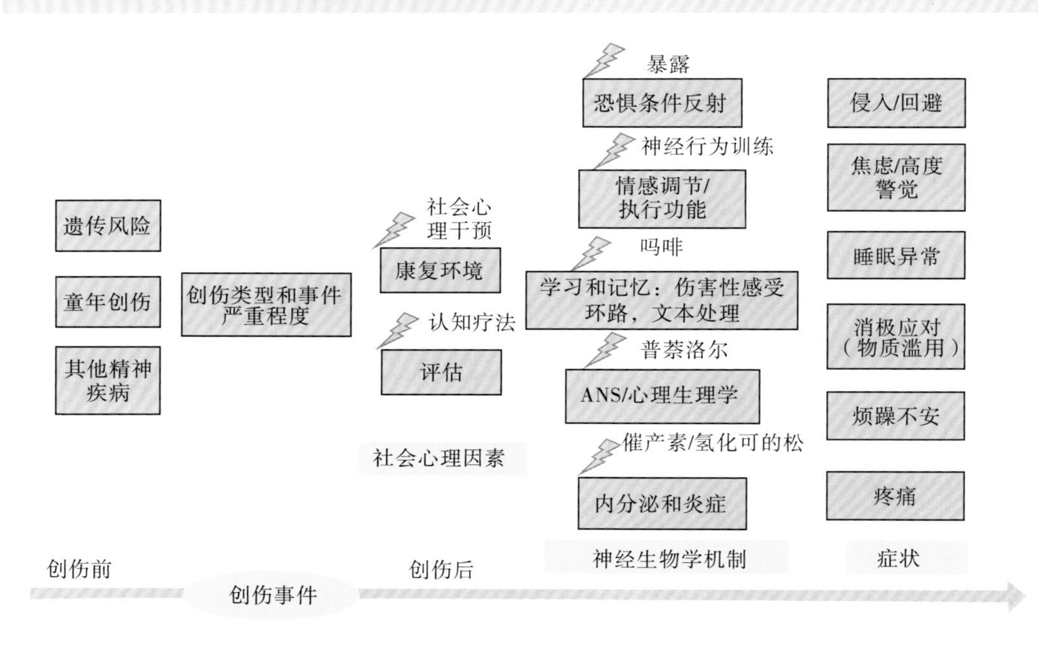

图5.1 创伤后精神病理学的预防目标[1]

【参考文献】

[1] QI W, GEVONDEN M, SHALEV A. Prevention of Post – Traumatic Stress Disorder After Trauma: Current Evidence and Future Directions[J]. Current Psychiatry Reports, 2016, 18(2): 20.

[2] SEAL K H, BERTENTHAL D, MINER C R, et al. Bringing the war back home: mental health disorders among 103, 788 US veterans returning from Iraq and Afghanistan seen at Department of Veterans Affairs facilities[J]. Archives of Internal Medicine, 2007, 167(5): 476 – 482.

[3] MARMAR C R, SCHLENGER W, HENN – HAASE C, et al. Course of Posttraumatic Stress Disorder 40 Years After the Vietnam War: Findings From the National Vietnam Veterans Longitudinal Study[J]. JAMA Psychiatry, 2015, 72(9): 875 – 881.

[4] QI S, MU Y F, CUI L B, et al. Anomalous gray matter structural networks in recent onset post – traumatic stress drsorder[J]. Brain Imaging and Behavior, 2018, 12(2): 390 – 401.

5.2 分离转换障碍

“这类障碍都是病理性的心理压力导致的，应激水平扰乱了人格的正常水平和精神生活，以至个体的某些体验、思维和行为在一定程度上从意识中剥离。”(陆林．沈渔邨精神病学[M]. 6 版．北京：人民卫生出版社，2018.)

病例 90

【病例摘要】

患者，男，37 岁。因发作性精神异常、行走困难 2 个月入院。

患者在 2015 年 11 月底被他人殴打致伤，此后出现时哭时笑，口中不停喊“鬼来了，神来了”等，又认为自己成神，要告贪官；无故听到有人在跟自己说话，大脑嗡嗡作响；感到家附近有警察在监视自己；感到有人要害自己；无原因殴打父母、妻子及子女。曾有突然拿铁棍冲出房门，要去找打自己人的麻烦、报复他们，家人无法阻拦；甚至从平房顶上跳下，事后自称无法回忆；感到烦躁、胸闷、躯体乏力；有躯体麻木的感觉，左下肢为著。家人将其带至当地县医院、中医院就诊，建议转诊至当地市级医院就诊，曾行相关检查(具体结果不详)，建议转诊精神专科医院，其后返回当地专科医院，考虑“精神分裂症”，给予药物治疗(具体不详)，并建议转诊上级专科医院就诊。自行寻求中医药治疗，服中药近 50 副，精神异常有所改善，但是停药后 2 次出现言行异常的表现。其间打伤妻子、父亲，后精神异常消失，但仍有情绪不佳，自己感到不开心，觉得活得没有意思；左侧躯体乏力，麻木(自己想到哪儿就是哪儿麻木)，有消极观念，因顾及父母妻儿未采取措施；心烦、容易着急、发怒。为进一步诊治收住院治疗。

既往史 2015 年 1 月底因外伤当地医院诊断左侧股神经、左侧坐骨神经以及左下肢、左股部软组织损伤。

个人史 患者系胞 3 行 2，姐妹体健。小学学历，从事杂工工作。病前性格急躁。吸烟 4 年，平均 10 支/日，病后 30 支/日，未戒烟。偶饮酒，每次喝啤酒 8～9 瓶。无精神活性物质及非成瘾性物质接触史。适龄结婚，与前妻共同生活 10 年离异，具体情况不详，33 岁再婚。

家族史 母亲患冠心病 7 年；父亲健在。否认家族性神经疾病遗传病史。

躯体及神经系统查体 未见异常。

精神检查 ①一般状况：意识清楚，接触良好，表情忧虑，讲述病情时稳定，对答切题，注意力集中，定向力良好。②认知活动：思潮语量适中，语调低，语速缓慢，理解、领悟力粗测正常。病史中有不安全感，可疑幻听以及言语紊乱表现。否认强迫观念。③情感活动：情感反应协调，情绪低落，有消极观念，对生活缺乏信心。④情志行为：有心烦、脾气急躁表现。生活能够自理，下肢行走困难，无法继续之前工作。精神异常时行为紊乱，伤害家人。入院后未见冲动消极行为。⑤自知力：部分存在。

辅助检查 入院后完善血生化检查、胸片、心电图、腹部 B 超、脑电图、头颅 CT 等，结果均正常。

初步诊断 分离转换障碍。

诊断依据 ①症状标准：患者自诉病史存一定生活诱因，此后出现精神行为异常，如不安全，幻听，也觉得有人在监视自己、要伤害自己，甚至无故打伤父亲、妻子，此外也有情绪异常表现，如自觉情绪不佳、悲伤、生活没有意义，心烦着急，脾气变大，下肢乏力、麻木等。上述丰富的精神情绪异常存在于分离转换障碍患者。②病程标准：亚急性病程，病史 2 个月。③严重程度标准：患者目前行走困难，生活质量下降，无法继续工作，自知力存在，社会功能受损明显。④排除标准：根据患者病史以及精神检查，可排除精神活性物质及非成瘾性物质所致精神障碍。

鉴别诊断 ①脑器质性精神障碍。患者既往体健，本次突然出现精神行为异常以及情绪不佳、心烦、心急表现，但是患者病史中未有明确的神经系统感染等，已经于神经内科门诊就诊，完善头颅 MRI 等未有明显异常，目前无躯体疾病诊断依据。故暂不考虑该诊断。②抑郁症。患者病史中有情绪不佳、悲观、生活无意义感以及消极行为，但上述表现仅仅为患者症状的一部分，而且这一类表现据患者自述存在一定诱因。故暂不考虑该诊断。

【会诊记录】

病例特点 ①精神异常：不安全感，幻听，也觉得有人在监视自己、要伤害自己，无故发怒，打伤父亲、妻子。②情绪相关症状：情绪不佳，悲伤，感觉生活没有意义，心烦着急，脾气变大，下肢乏力、麻木，而且病前存在明显的生活事件。③精神检查：意识清楚，接触较好，言谈举止得体。否认幻觉、妄想等精神病症状，仍对前事念念不忘，无法释怀。情感反应协调，情绪低落、心烦心急。自诉躯体乏力、麻木，活动受限。根据患者目前的病史以及精神检查可以发现，患者虽然以躯体不适为主要临床表现，但是病史中也存在明确的分离症状。综上诊断：分离转换障碍。

鉴别诊断 ①急性应激障碍。患者病史中虽然存在一过性意识“茫然”表现，此外也有闪回等表现，但是患者病程超过 1 个月。故暂不考虑该诊断。②创伤后应激障碍。患者在临床表现中出现回避、闪回等创伤后应激障碍的表现，但是患者生活事件并非自然事故及重大的人生创伤。故暂不考虑该诊断。③诈病。患者目前的症状特点持续、明确。故暂不考虑该诊断。④躯体化障碍。患者虽然目前症状以躯体不适为主，也包含了多个系统，但是首先患者起病有一定诱因，其次患者躯体不适并非其主要关注症状，而且病史中存在精神症状。故暂不考虑该诊断。

治疗计划 患者入院后使用帕罗西汀，但是考虑患者对躯体不适的关注已经达到强迫的表现，建议换用舍曲林，富马酸喹硫平片不变，联合心理治疗，观察患者病情变化。

【诊断】

分离转换障碍。

心得体会

借该病例的学习，可进一步掌握急性应激障碍、创伤后应激障碍、躯体形式障碍、分离转换障碍、情感障碍的诊断及鉴别诊断。

述评

分离是现代精神病理学中普遍存在的概念。DSM－5 将分离定义为意识、记忆、身份、情感、感知、身体表征、运动控制和行为正常整合的中断[1]。相应的现象涵盖了从相对常见的经历(如完全被书或电影吸引)到严重的状态(如不能在镜子中认出自己)。DSM－5 亚型反映了更严重的分离性体验：分离性遗忘症描述了无法回忆自传信息；人格解体/现实解体障碍，包括感觉与自己的身体、思想或情感脱节或疏远，感觉自己周围的环境模糊，超现实或视觉扭曲。

精神障碍中的分离症状具有很高的临床相关性[2]。它们与某些疾病中的适应不良和症状严重程度有关，如边缘型人格障碍中的执行功能、抑郁障碍中的神经心理表现、喂食及进食障碍中的暴食发作次数、惊恐障碍中的述情障碍，以及强迫症中的焦虑和抑郁。除了较高的疾病负担外，患者从心理治疗干预中获益也可能较少。几项研究表明，分离症状可以作为创伤后应激障碍、强迫症和惊恐障碍的心理治疗无反应的预测指标。

近期的一项荟萃分析根据分离体验量表(Dissociative Experiences Scale，DES)对不同类型精神障碍中分离的流行和分布进行了评估[2]。结果表明，分离障碍的平均分离得分最高(平均得分＞35 分)，其次是创伤后应激障碍、边缘型人格障碍和转换障碍(平均得分＞25 分)。躯体形式障碍、物质相关及成瘾障碍、喂食及进食障碍、精神分裂症、焦虑障碍、强迫症和大多数情感障碍也显示平均分离评分＞15 分。双相情感障碍的分离分数最低(平均分数 14.8 分)(图 5.2)。研究证实了分离症状的普遍存在，因此，对分离的评估应该是每一个仔细的精神病理学评估的一部分。未来的研究应该采用跨诊断的方法，加强治疗模块的开发，处理分离症状。

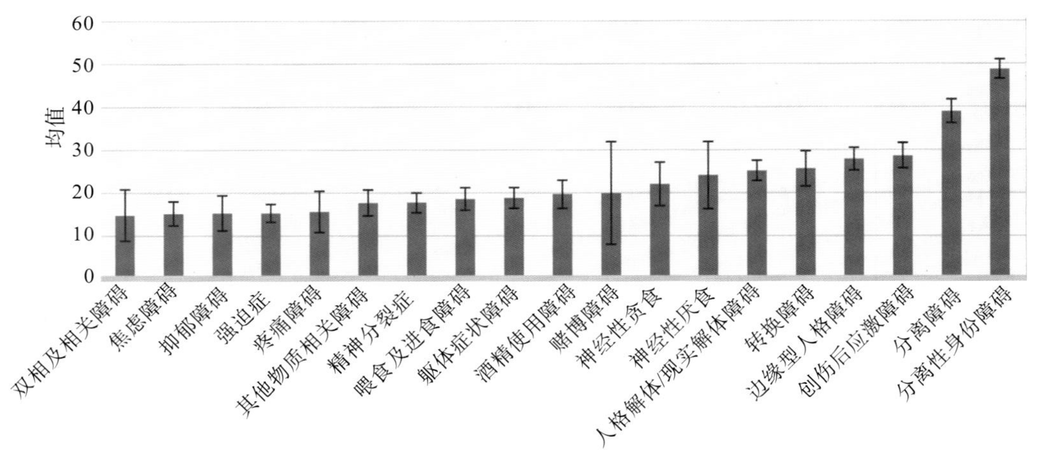

图 5.2　精神障碍患者荟萃分析中每个诊断组的平均分离体验量表得分[2]

【参考文献】

[1] American Psychiatric Association. Diagnostic and Statistical Manual of Mental Disorders[M]. 5th ed. Washington, DC: American Psychiatric Association Publishing, 2013.

[2] LYSSENKO L, SCHMAHL C, BOCKHACKER L, et al. Dissociation in Psychiatric Disorders: A Meta-Analysis of Studies Using the Dissociative Experiences Scale[J]. The American Journal of Psychiatry, 2018, 175(1): 37-46.

5

5.3　适应障碍

“引起适应障碍的典型生活事件有居丧、离婚、失业或变换岗位、迁居、转学、患重病、经济危机、退休等，发病往往与生活事件的严重程度、个体的心理素质、应对方式、来自家庭和社会的支持等因素有关。”(陆林．沈渔邨精神病学[M]. 6 版．北京：人民卫生出版社，2018.)

病例 91

【病例摘要】

患者，女，20 岁。因间断情绪低落与兴奋话多 3 个月住院。

患者于 3 个月前逐步出现情绪低落，高兴不起来，兴趣减退，记忆力减退，反应迟缓，不愿与人交流，周围人不信任她，认为自己能力不如他人，拖累家人，想速离这个环境，伤心落泪，周身疲乏，未予重视。2 个月前患者出现兴奋话多，自我感觉良好，认为生活处处美好，学习健美操，跑步，主动与周围人交谈，浑身充满活力，精力旺盛，乐意帮助人，持续1周，未予关注。入院前1个月患者出现话少，缺乏愉快感，心急、心烦、坐立不安，认为自己不够努力，能力不如他人，不被周围人接纳，内心孤独，伤心流泪，无法与周围人交谈，不愿做事，头疼，食欲差，体重减轻2kg，失眠，以入睡困难、睡眠浅、早醒为主。住院前4天至心身科门诊，行汉密尔顿焦虑量表(Hamilton Anxiety Scale，HAMA)、汉密尔顿抑郁量表(Hamilton Depression Scale，HAMD)分别提示19分、18分，脑电图提示大致正常。为进一步诊治收住院治疗。

既往史 既往体健。否认肝炎、结核病及其他传染病病史，否认高血压、糖尿病病史，否认手术、外伤史，否认输血史，否认食物、药物过敏史，预防接种史随社会。

个人史 独生女。久居某地，无疫区、疫水接触史。足月顺产，自幼在祖父母身边长大，6岁回到父母身边。智力发育与同龄人相当，适龄上学，高中毕业，目前在某单位行政办公室工作。病前性格外向、任性、要强。月经史无异常。未婚未孕。

家族史 父母健在。否认家族性精神疾病及神经疾病遗传病史。

躯体及神经系统查体 未见异常。

精神检查 ①一般状况：意识清楚，接触尚可，年貌相当，衣着整洁，表情抑郁，由家属带至诊室，检查讲述病情时合作，生活能自理，食纳差，夜间休息差。②认知活动：否认错觉、幻觉及感知觉综合障碍。思维联想迟缓，思维内容存在负性认知(认为自己能力不如他人，拖累家人)，对自我评价低，否认自弃观念，否认被害、关系等妄想。③情感活动：情感反应协调，焦虑抑郁体验深刻，情绪低落，心急、心烦、坐立不安。④意志行为：话少，不愿与人交流，疲乏无力，无心做事，严重影响日常生活和工作。入院后未见冲动消极行为。⑤自知力：存在，主动就医。

辅助检查 入院后完善血生化检查、甲状腺功能、心电图、胸片、腹部B超、脑电图、头颅CT等，结果均正常。

初步诊断 双相情感障碍。

诊断依据 ①症状标准：情绪低落、高兴不起来，不愿与人交流，伤心落泪、周身乏力等。交替出现兴奋话多，主动性增强，精力旺盛，乐于助人。②病程标准：病史3个月。③严重程度标准：患者社会功能受损。④排除标准：排除精神活性物质及非成瘾性物质所致精神障碍。

鉴别诊断 ①焦虑症。支持点：心急、心烦、坐立不安、烦躁等。不支持点：情绪低落、高兴不起来、愉快感丧失、自我评价减低、不愿与人交流，周身乏力等，也曾有兴奋话多、自我感觉良好、认为生活处处美好、学习健美操及跑步，主动与周围人交谈，浑身充满活力，精力旺盛，乐意帮助人等，以心境低落与高涨交替发作为主，而焦虑为继发症状。故暂不考虑该诊断。②抑郁症。支持点：情绪低落、高兴不起来，愉快感丧失、自我评价低、不愿与人交流、周身乏力等。不支持点：兴奋话多、自我感觉良好、认为生活处处美好、学习健美操及跑步，主动与周围人交谈，浑身充满活力，精力旺盛，乐意帮助人等轻躁狂发作，持续1周。故暂不考虑该诊断。

治疗计划 精神病护理；防自杀、防外逃、防伤人、防毁物；普食；向患者及家属详细交代病情及治疗计划，并签署知情同意书；暂给予丙戊酸钠缓释片、氟西汀、阿普唑仑联合电针、经颅磁刺激等物理治疗。

【会诊记录】

病例特点 ①青年女性患者。②病史3个月，病前有明显的生活事件为诱因(即分配到新单位，工作面临全新的环境)。病前具有外向、任性、争强好胜的性格基础。③补充病史：患者3个月前高中毕业后到单位工作，之后自觉孤单，在办公室没人陪伴。患者不被任何人信任，学习困难，做事缺乏动力，常常心有余而力不足，想到工作现状、人际关系很苦恼，期望其乐融融的氛围。患者自己认为，首先客观因素是自己不够优秀，不够好，成为他人的负担，平常喜欢打篮球，没人陪就不想去了。入院后与同事联系，发现自己可有可无，想尽快调整好，回到岗位。④此次住院表现：情绪低落、心急、心烦、坐立不安、不愿与人交流、伤心落泪、周身乏力、失眠、食欲差等，导致无法坚持上班，社会功能部分受损。分析：患者的情绪障碍发生在刚毕业工作3个月，内容主要围绕人际关系，面临新工作环境，适应困难。综上，根据ICD-10诊断标准，符合：适应障碍。

鉴别诊断 抑郁症。支持点：情绪低落、高兴不起来、不愿与人交流、伤心落泪、周身乏力等。不支持点：患者的情绪障碍发生在刚毕业工作3个月，内容主要围绕人际关系，面临新工作环境，适应困难，首次发病。故暂不考虑该诊断。

治疗计划 以心境稳定剂丙戊酸钠缓释片(500mg/d)联合抗抑郁药物盐酸氟西汀分散片(30～40mg/d)治疗，改善抑郁、焦虑情绪。同时进行心理治疗及支持治疗。

治疗效果 调整药物至治疗剂量8天并联合1次心理治疗后，患者症状改善，情绪较前稳定，未见药物不良反应。交代出院注意事项，建议出院后转至心身科门诊继续治疗，动态观察病情变化，不适随诊。

【诊断】

适应障碍。

心得体会

适应障碍是在明显的生活改变或环境变化时产生的短期的、轻度的烦恼状态和情绪失调。该病例在详细询问后有明确的环境变化，变化与患者出现的相关症状相关，且治疗后迅速改善，因此考虑适应障碍更为合适。适应障碍应注重心理治疗。

述评

尽管适应障碍自1978年和自1980年以来分别被归类在ICD和DSM中，已成为公认的诊断，但历史上对适应障碍缺乏研究兴趣令人惊讶[1]。在此之前，该障碍被称为短暂性情境障碍。其中一个重要原因是因为DSM-Ⅳ-TR和ICD-10对适应障碍的描述都很不明确。适应障碍和正常压力适应之间的界限没有明确界定，与其他精神障碍(如抑郁障碍和焦虑障碍)的区别标准尚不完善。诊断标准不充分的后果之一是，一些结构化诊断访谈未能将其包括在内；而结构化诊断访谈，如DSM-Ⅳ(SCID-Ⅰ)仅在排除其他诊断后才对其进行诊断，这样进一步导致了适应障碍看似较低的患病率。

一些研究发现，与使用结构化访谈相比，临床诊断的适应障碍患病率明显增高。当临床诊断已确定适应障碍时，使用结构化访谈，它会被重性抑郁障碍的诊断所取代。例如，在精神科门诊患者中，有36%的患者被诊断为适应障碍，但使用SCID的结构化访谈，这一比例下降到约11%[2]；另有研究提示，31.8%被诊断为适应障碍，19.5%被诊断为重性抑郁障碍，但使用SCID时，比例分别变为7.8%和36.4%[3]。

【参考文献】

[1] CASEY P, DOHERTY A. Adjustment disorder: implications for ICD-11 and DSM-5[J]. The British Journal of Psychiatry : the Journal of Mental Science, 2012, 201: 90-92.

[2] SHEAR M K, GREENO C, KANG J, et al. Diagnosis of nonpsychotic patients in community clinics[J]. The American Journal of Psychiatry, 2000, 157(4): 581-587.

[3] TAGGART C, O'GRADY J, STEVENSON M, et al. Accuracy of diagnosis at routine psychiatric assessment in patients presenting to an accident and emergency department[J]. General Hospital Psychiatry, 2006, 28(4): 330-335.

5

5.4 强迫性障碍

“强迫障碍位列世界卫生组织排名第十位的致残性疾病，在15～44岁女性中甚至成为前五位致残性病因”。(陆林. 沈渔邨精神病学[M]. 6版. 北京：人民卫生出版社，2018.)

病例92

【病例摘要】

患者，男，22岁。因反复担心、联想1年入院。

患者1年前无明显诱因出现失眠，自觉头部发热、发紧，心急、心烦，担心自己“神经衰弱”；反复联想(担心自己会做出奇怪的事情，反复思考精神病患者可能做出的异常行为，担心自己会做出一样的事情；坐公交车时，脑海中会浮现自己把某个人推倒)；思考问题时，脑海中同时听见自己的声音把自己的想法读出来，认为这样可以确定自己已经思考过这个问题了，觉得痛苦；有时自觉脑海中一片空白。就诊于某医院，考虑“焦虑症”，给予氟哌噻吨美利曲辛片(具体不详)，不规律用药 2 月余，效果欠佳，自行停药，此后症状时轻时重，影响上课，学习成绩有所下降，2 月余前，害怕自己得了“神经病”，就诊于心身科，考虑“强迫状态、焦虑状态”，给予马来酸氟伏沙明片(250mg/d)、解郁静心胶囊、氟哌噻吨美利曲辛片(1 片/日)治疗。2 周前要求服用利培酮口服液(1mL/d)，自觉症状缓解不明显。为进一步诊治收住院治疗。患者此次发病以来食欲尚可，精神、休息稍差，体重减轻约 3kg，大、小便正常。

既往史 既往体健。否认结核病、肝炎及其他传染病病史，否认高血压、糖尿病病史，否认外伤、手术史，否认输血史，否认食物、药物过敏史，预防接种史随社会。

个人史 独生子。久居某地，无疫区、疫水接触史。母孕期正常，幼年发育正常，同其他同龄人，适龄上学，既往学习成绩优异。目前就读于某大学，大三有 3 门课需要补考，目前大四。病前性格谨慎、活泼。未婚未育。无吸烟、饮酒史，无精神活性物质及非成瘾性物质接触史。

家族史 父母健在。否认家族性精神疾病及神经疾病遗传病史。

躯体及神经系统查体 未见异常。

精神检查 ①一般状况：意识清楚，接触尚可，语声低，语速正常，衣冠整洁，年貌相称，表情忧虑、紧张，讲述病情时情绪基本稳定，对答切题，注意力集中，定向力良好。②认知活动：思潮语量适中，理解、领悟力粗测正常，强迫联想(担心自己会做出奇怪的事情，反复思考精神病患者可能做出的异常行为，担心自己会做出一样的事情；坐公交车时，脑海中会浮现自己把某个人推倒)，未引出错觉、幻觉等精神病性症状。③情感活动：情感反应协调，情绪紧张、焦虑。④意志行为：学习成绩下降，生活能够自理。入院后未见冲动消极行为。⑤自知力：不存在。

辅助检查 入院后完善血生化检查、甲状腺功能、胸片、心电图、腹部 B 超、脑电图、头颅 CT 等，结果均正常。

初步诊断 强迫症。

诊断依据 ①症状标准：主要表现反复联想不好的事情，令自己痛苦。②病程标准：病程 1 年。③严重程度标准：自知力缺损，社会功能部分受损。④排除标准：排除精神活性物质及非成瘾性物质所致精神障碍。

鉴别诊断 ①焦虑症。支持点：患者病程中存在失眠、心急心烦、头部不适，担心自己得“神经病”。不支持点：患者以上症状继发于自己的反复联想。故暂不考虑该诊断。②器质性精神障碍。患者发病前无发热、头痛等感染病史，神经系统查体未见异常。故暂不考虑该诊断。

治疗计划 精神病护理；防自杀、防外逃、防伤人、防毁物；普食；向患者及家属详细交代病情及治疗计划，并签署知情同意书；暂给予马来酸氟伏沙明片、利培酮口服液联合电针、经颅磁刺激等物理治疗。

【会诊记录】

病例特点 ①青年男性患者，大四学生。②病程持续 1 年。③主要表现：反复思考、担心，自知不必要，苦恼。④精神检查：意识清楚，接触尚可，衣冠整洁，表情焦虑。言语啰唆(没有重点，但不是思维散漫，由于焦虑导致的啰唆，继续追问，能对答切题)。思维化声(思考问题时，听见自己的声音读出来)，但思维化声是继发于强迫观念的。强迫观念(思考任何问题，必须在脑海中听到自己声音读出来，如果自己不这样做，就觉得没有思考，但同时担心自己真的读出来，自言自语，像个精神病患者，令自己很病苦)、强迫意向(脑海中总是反复想一些不好的场景，栩栩如生，担心自己真的做出来，恐惧、害怕)。情感反应协调，焦虑、痛苦。影响日常生活，学习成绩下降。自知力存在，发作时间每天累计超过 1 小时。综上，根据 DSM－5 诊断标准，符合：强迫症。

鉴别诊断 ①抑郁症。患者主要以强迫观念及强迫行为为主要表现，焦虑体验深刻，无抑郁体验。暂不支持该诊断。②精神分裂症。患者虽有思维化声，但继发于强迫观念，无其他精神病性阳性症状，以强迫观念为主，自知力存在。暂不支持该诊断。

治疗计划 马来酸氟伏沙明片已经用 2 月余，效果欠佳，停用马来酸氟伏沙明片和利培酮口服液，建议治疗方案调整为盐酸舍曲林、阿立哌唑治疗，观察患者病情变化。

治疗效果 药物调整后治疗 12 天，患者症状改善，焦虑情绪缓解，未见药物不良反应。交代出院注意事项，建议出院后转至心身科门诊继续急性期、巩固期、维持期治疗，不适随诊。

【诊断】

强迫症。

心得体会

强迫症的起病通常缓慢，伴有一定的个性特征，症状呈发作性。强迫症的治疗依赖于药物及心理治疗的共同帮助。该病例患者的强迫观念及强迫行为是比较明确的，主要关注点在于患者的治疗上。具有抗强迫作用的有 SSRI 类药物、三环类药物等。强迫症的疗程也需要急性期 10～12 周、巩固期与维持期 1～2 年，以减少强迫症的复发。

述评

强迫症是一种严重且致残的精神障碍，通常出现在童年、青春期或成年早期，就诊晚于发病约 10 年，若不及时治疗，则会出现慢性病程。在我国，终生患病率 2.4%，男女患病率相同[1]。强迫症的特征是出现强迫观念、强迫行为，或者是两者兼有(最常见)。强迫观念具有 4 个基本特征：①反复和持续的想法、冲动或表象，具有侵入性体验并引起极大的焦虑；②对现实生活问题的过度担忧；③受影响的个人试图忽略、压制或用其他一些想法或行动来抵消他们；④受影响的个人认识到这些想法是他们的思想的产物。

迄今为止，强迫症的发病机制和特异性治疗方法并不明确[2]。强迫症的生物学模型提出了5-羟色胺通路的异常以及眶额皮层-纹状体通路的异常和背外侧前额叶皮层的功能失调(图5.3上)[3]。对这些模型的支持证据水平不一，并且不能解释疾病症状的异质性。强迫症的认知行为模型获得了一定的经验支持，但也不能完全解释这种疾病(图5.3下)[3]。生物学和认知模型都体现于对该疾病的经验性治疗，即5-羟色胺再摄取抑制剂和各种形式的认知行为疗法。治疗强迫症的新进展也是基于皮层-纹状体-丘脑-皮层环路的解剖和神经化学模型(图5.4)[4]。

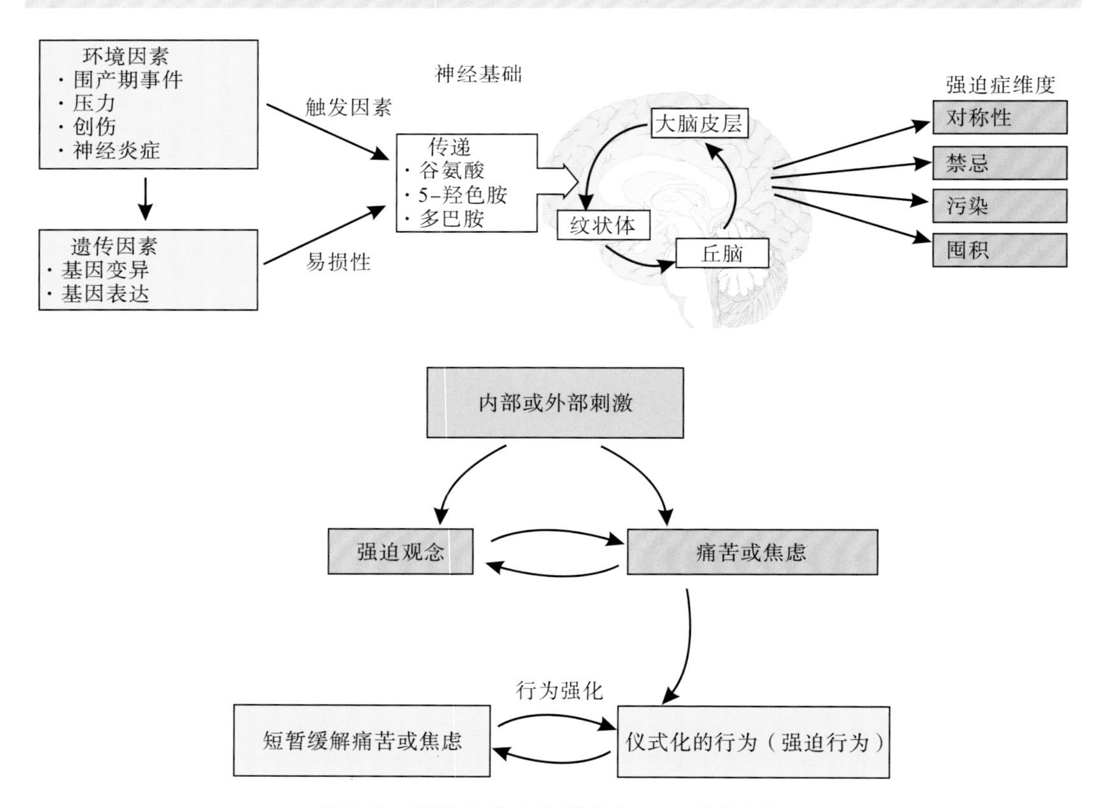

图5.3 强迫症的生物学机制与心理学理论

【参考文献】

[1] HUANG Y, WANG Y, WANG H, et al. Prevalence of mental disorders in China: a cross-sectional epidemiological study[J]. Lancet Psychiatry, 2019, 6(3): 211-224.

[2] ABRAMOWITZ J S, TAYLOR S, MCKAY D. Obsessive-compulsive disorder[J]. Lancet (London, England), 2009, 374(9688): 491-499.

[3] PAULS D L, ABRAMOVITCH A, RAUCH S L, et al. Obsessive-compulsive disorder: an integrative genetic and neurobiological perspective[J]. Nature Reviews Neuroscience, 2014, 15(6): 410-424.

[4] DOUGHERTY D D, BRENNAN B P, STEWART S E, et al. Neuroscientifically Informed Formulation and Treatment Planning for Patients With Obsessive-Compulsive Disorder: A Re-

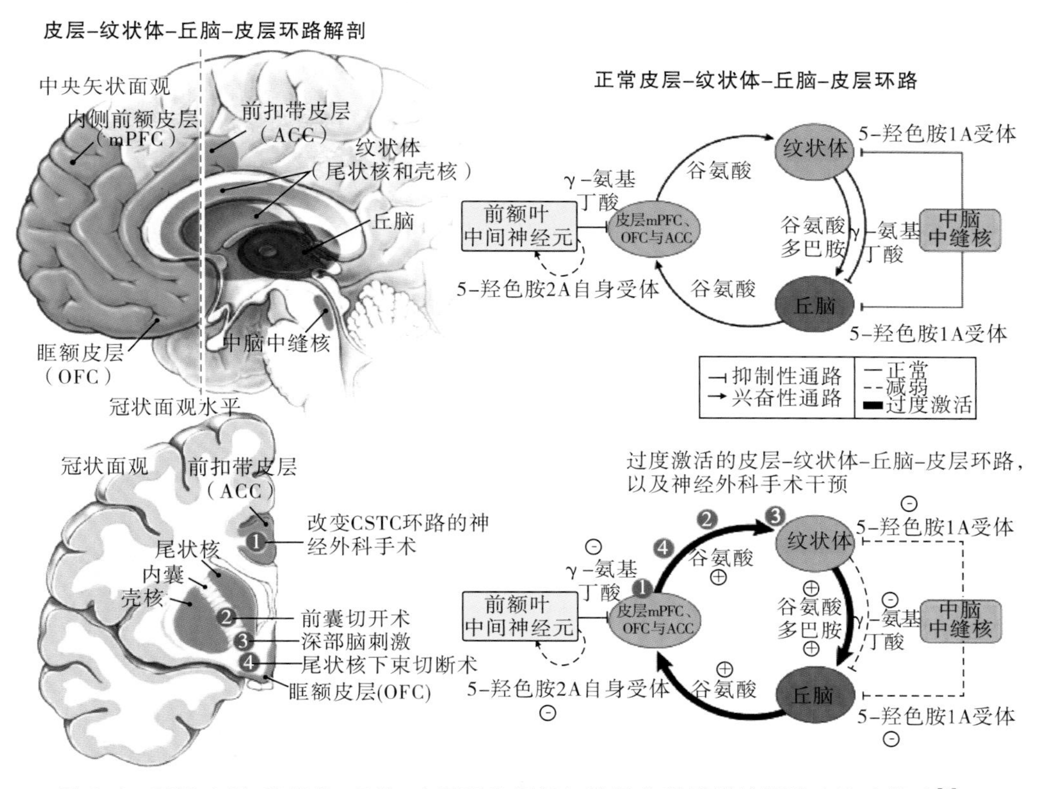

图 5.4　基于皮层-纹状体-丘脑-皮层环路解剖与神经化学模型的强迫症治疗策略[4]

view[J]. JAMA Psychiatry, 2018, 75(10): 1081－1087.

5.5　躯体形式障碍

“躯体形式障碍相关问题的来源是18世纪起对癔症患者、疑病患者等非器质性躯体症状的认识，也就是从那时起，这类问题一直背负着器质性与功能性，身体与心灵等二分法的包袱。”(陆林．沈渔邨精神病学[M]．6版．北京：人民卫生出版社，2018.)

病例93

【病例摘要】

患者，女，26岁。因持续性躯体不适、情绪不稳4年第2次住院。

患者于4年前因生活事件后出现失眠，主要以入睡困难为主要表现。之后患者逐渐感到咽喉部、鼻部不适，随后转变为胃部胀痛不适。曾行喉镜、胃镜等检查，均未见明显异常。渐渐出现胸闷、气短，自觉呼吸困难，遇到难以解决的问题后就感到头部疼痛、心烦、易激惹，紧张、害怕。主动性减退，不愿与人交流，对什么事情都没兴趣，有时感到头脑一片空白，反应变慢，胃口差，食不下咽，体重下降6kg。3年前就诊于某医院，诊断“抑郁症”，给予药物治疗(具体不详)，患者服药2天认为效果改善不佳，随后就诊于2家医院，均诊断“抑郁症”，给予药物(具体不详)及物理治疗，患者仍感到改善不佳。于1年前就诊于心身科门诊，按“抑郁症”，建议给予盐酸文拉法辛缓释胶囊等药物治疗。患者服药后出现恶心、呕吐，自行停药。在近1年里患者除了睡眠尚可以外，余症状仍持续存在，感觉胸前就像是压了一块石头，见人就紧张。半年前曾于心身科住院，后又因妊娠办理自动出院。

既往史 否认肝炎、结核病及其他传染病病史，否认高血压、糖尿病病史，否认外伤史，否认输血史，否认食物、药物过敏史，预防接种史随社会。

个人史 独生女。久居某地，无疫区、疫水接触史。月经史：初潮13岁，周期(3～5)/(28～30)，2016-05-01。月经周期规则，月经量中等，颜色正常。无血块、无痛经。适龄结婚，7个月前妊娠，半年前行人工流产手术。无吸烟、饮酒史，无精神活性物质及非成瘾性物质接触史。

家族史 父亲因病已故；母亲因病多年卧床，目前生活不能自理，需家人照顾。否认家族性神经疾病遗传病史。

躯体及神经系统查体 未见异常。

精神检查 ①一般状况：意识清楚，接触尚可，年貌相称，表情焦虑，讲述病情时坐立不安，烦躁，对答切题，注意力集中，定向力良好。②认知活动：思潮语量适中，语调低，语速缓慢，理解、领悟力粗测正常。未查出幻觉、错觉及感知综合障碍，未见思维形式、逻辑及思维内容障碍。对躯体不适症状过度关注，负性联想明显，担心疾病治不好，害怕会得绝症。③情感活动：情感反应协调，焦虑体验深刻，过度担心，心烦，坐立不安。④情志行为：主动性差，对周围事物不感兴趣，对未来生活缺乏信心，不愿与人交往。未见冲动、消极行为。⑤自知力：不全，主动要求治疗。

辅助检查 入院后完善血生化检查、甲状腺功能、心电图、胸片、腹部B超、脑电图、头颅CT等，结果均正常。

初步诊断 躯体形式障碍。

诊断依据 ①症状标准：胸闷、气短，胃部、头部等不适等躯体不适症状，并为此反复就医。②病程标准：持续性病史4年。③严重程度标准：严重影响日常生活质量及社会功能。④排除标准：排除精神活性物质及非成瘾性物质所致精神障碍。

鉴别诊断 ①抑郁症。支持点：患者存在对什么事情都没兴趣、头脑空白等抑郁症状。不支持点：患者抑郁体验并不深刻，目前主要表现为躯体不适，并为此反复就医。故暂不考虑该诊断。②焦虑症。支持点：患者存在心烦，胸闷气短等躯体性和精神性焦虑症状。不支持点：患者躯体不适症状明显，焦虑体验并不深刻。故暂不考虑该诊断。

【会诊记录】

病例特点 ①青年女性患者。②慢性持续性病程。③童年成长经历：原生家庭中父亲病故，母亲因病多年卧床，生活不能自理。患者为此感到无助、可怜，孤僻，缺乏关爱，自卑、经常被笑话，受到欺负，羡慕他人。个性特点为敏感，在意他人看法，什么事情都与自己的身世相联系，认为自己心强命不强，抱怨周围一切，认为只有钱才是依靠。④主要表现：躯体不适明显，胸闷、呼吸困难、气喘，尤其是要见到重要人物、换季时明显加重，有濒死感，嗳气、腹胀、头痛、头晕等，症状基本呈持续性，反复检查无明显器质疾病依据。另外，感到思维中断。⑤精神检查：意识清楚，接触尚可，主动叙述病情，主要叙述童年不幸经历，遇到困难与不幸经历相联系，渴望母爱，谈及上述事情时情绪低落；对躯体症状关注，情感反应协调，社会功能减退，工作不能坚持。自知力不全。按 DSM－5 诊断标准，符合：转换障碍(内心痛苦转换为躯体不适)。按 ICD－10 诊断标准，符合：躯体化障碍。目前诊断：躯体化障碍；人格障碍(焦虑型)。

鉴别诊断 ①惊恐障碍。患者虽存在发作性心慌、胸闷、气喘、呼吸困难、濒死感等体验，但有明显的心理因素，并具有其他不符合该诊断的症状。不考虑该诊断。②抑郁症。患者主要以躯体不适为主要表现，存在明确的个性特点及心理问题，抑郁体验不持续，不典型。不考虑该诊断。

治疗计划 建议给予盐酸舍曲林片治疗。因患者存在人格障碍，可加用情感稳定剂(丙戊酸钠缓释片)及小剂量抗精神病药物(富马酸喹硫平片)治疗。

治疗效果 药物调整至治疗剂量后观察 1 周，未见明显药物不良反应，患者病情有改善，躯体不适有所减轻，关注程度降低。上级医生查房，认为诊断明确，治疗方案确定，未见药物不良反应。交代出院注意事项，建议出院后转至心身科门诊继续治疗，动态观察病情变化。

【诊断】

躯体化障碍；人格障碍(焦虑型)。

心得体会

这类疾病躯体症状表现突出，症状涉及各个系统，症状不固定、多变，患者关注程度高，反复担心、疑病倾向，反复就诊与检查，治疗多不配合，未见明确的器质性疾病依据，虽伴有焦虑抑郁症状，但体验并不深刻。需要与焦虑症、抑郁症相鉴别。此类患者多存在性格基础及心理、社会因素，或存在心理冲突事件。在 18 岁之前就存在的问题，成年以后仍持续存在，要考虑到是否存在人格问题。

病例 94

【病例摘要】

患者，男，23 岁。职员。因情绪不稳、头昏、头痛 6 年就诊。

患者于 6 年前连续上网打游戏一整夜，后出现头脑昏沉、不清醒感、反应迟钝、记忆力减退，就诊于某医院，间断服药(具体诊断治疗不详)治疗 4 个月，症状改善不明显，后又就诊于某精神专科医院，间断服药(具体诊断治疗不详)治疗 3 个月，症状无明显改变。头昏、头痛、头脑不清楚加重，伴有精神状态差、记忆力减退、全身疲乏无力、恶心、心急、心慌、烦躁、易激惹、发脾气、毁物等症状，有时感到脸颊、身体发热、有针刺感。生活懒散，不收拾房间，垃圾满地，对自己没有信心，入睡困难、睡眠浅、梦多。能够维持正常生活、工作。1 年前就诊于某精神专科医院及当地医院，诊治不详，效果不佳。2 个月前在某精神病院住院治疗，治疗效果均不明显。此次为进一步诊治收住院治疗。

既往史 自幼体弱，易“感冒”，需输液后才可缓解。

个人史 患者性格急躁，家人对其“百依百顺”，如果不满意就哭，可以哭 3～4 小时，解释为“要让家人感到惹不起”。适龄上学，4 年级之前学习成绩尚可，之后数学成绩 20～30 分，语文成绩尚可，初中二年级时，进入校园感到有好多眼睛注视自己，感到不会走路，后在那年辍学。辍学后沉迷上网游戏，经常整夜上网，如果不让上网就生气，与家人打闹。未婚未育。4 年前开始吸烟，10 支/日，无饮酒史，无精神活性物质及非成瘾性物质接触史。

家族史 父母、姐姐健在；叔叔有“精神疾病”病史，具体不详。

躯体及神经系统查体 未见异常。

精神检查 ①一般状况：意识清楚，接触良好，语声正常，语速稍快，表情焦虑，讲述病情时坐立不安，烦躁，对答切题。②认知活动：未引出错觉、幻觉、感知觉综合障碍；思维联想缓慢，未引出妄想等症状。注意力欠集中，记忆力尚可。计算速度缓慢，100－7 能计算，但对较复杂的计算如 1/2＞1/3，1/2－1/3＝？有些吃力。抽象思维能力欠佳，对一些成语的引申解释欠缺，如“坐井观天”指“只能看到井口的世界”；“一箭双雕”形容很好的意思。③情感活动：情感反应协调，情绪不稳定，易激惹、发脾气。④意志行为：意志减退，生活懒散，不收拾家务，垃圾满地，但正常换洗衣服，正常交往、生活、工作。对身体症状过度关注，言语内容主要围绕躯体不适。⑤自知力：不全。

辅助检查 入院后完善血生化检查、胸片、心电图、腹部 B 超、脑电图、头颅 CT 等，结果均正常。

初步诊断 恶劣心境。

诊断依据 ①症状标准：持续存在失眠，梦多，精力缺乏，注意力不集中，易激惹，发脾气。②病程标准：慢性病程，病史 6 年。③严重程度标准：个人痛苦，影响家庭关系。④排除标准：排除精神活性物质及非成瘾性物质所致精神障碍。

鉴别诊断 抑郁症。支持点：患者存在精神状态差，注意力不集中，反应迟钝，记忆力减退，失眠。不支持点：患者无明显情绪低落，兴趣减退，能够正常工作及人际交往。故暂不支持该诊断。

【会诊记录】

病例特点 ①青年男性。②慢性持续性病程。③主要表现：头痛、头昏，情绪不稳定。自幼任性，对家人依赖性强，在家懒散。④精神检查：意识清楚，接触良好，理解、领悟力尚可，智力水平不是特别低下，无明显精神病性症状。情绪不稳，易激惹、发脾气。对身体关注，主要表现为头痛、头昏、头脑不清醒，四处看病，夸大症状。社会功能损害不明显，不影响正常生活、工作。自知力存在。综上诊断：(其他特定的)躯体形式障碍；人格障碍。

治疗计划 可给予舍曲林、心境稳定剂、抗焦虑药物盐酸丁螺环酮治疗，如果效果仍不好，可加少量抗精神病药物利培酮0.25～0.5mg/d。此外，患者起病于18岁之前，存在人格问题，治疗效果不明显，告知家属加强日常教育，提高生活能力，观察患者病情变化。

【诊断】

(其他特定的)躯体形式障碍；人格障碍。

心得体会

该病例患者有一定的性格基础，成长经历备受溺爱、任性，延迟满足困难，存在一定的社会心理因素。主要症状均围绕躯体各种不适，病程持续，时间长达6年。症状多样、涉及各系统，常年多家医院就诊，相关检查缺乏器质性疾病依据。社会功能受损不显著。可作为学习躯体形式障碍的典型病例。

病例 95

【病例摘要】

患者，女，59岁。因情绪低落、气短7年，躯体不适、心烦半年第2次住院。

患者于7年前无明显诱因出现情绪低落，失眠，心慌、烦躁，气短少语，不愿见人，乏力、懒动，有不想活的想法，但无行动。于当地就诊及治疗(具体不详)，症状无明显好转。6年前患者于某医院就诊，诊断“抑郁症”，给予盐酸帕罗西汀片(最大量30mg/d)、氟哌噻吨美利曲辛片、盐酸曲唑酮等药物治疗，病情略好转。5年前于心身科门诊就诊，盐酸帕罗西汀加量至40mg/d，症状减轻，但未完全消失。之后间断在心身科门诊就诊，予药物治疗(具体不详)，焦虑症状减轻，仍有情绪欠佳、反应迟钝等症状。3年前患者气短加重，感到呼吸困难，平卧时加重，失眠，入睡困难，烦躁，再至心身科门诊，予盐酸舍曲林(50mg/d)、奥氮平(5mg/d)治疗，睡眠好转，气短无改善，至本院急诊就诊，行肺功能、胸部CT、心电图等检查，均未见明显异常，给予对症治疗，疗效欠佳，至心身科住院治疗，诊断“抑郁症”，给予文拉法辛等药物联合物理治疗半个月，病情改善后出院。院外起初患者能坚持药物治疗，定期复诊，后都是家属代为取药，生活基本如常。半年前患者自觉痊愈，生活如常，遂自行停药，入院前1个月患者出现失眠，容易出汗，感到心烦、坐立不安，觉得自己一咬牙就会出现“子宫冲动、不适”，尚可操持家务、外出串门。在当地行妇科B超等各项检查，均未见明显异常，此外患者感到口干、恶心。再至心身科门诊就诊，诊断“焦虑症、抑郁症、躯体形式障碍”，给予文拉法辛等药物，患者服药后自觉稍有改善。

既往史 30年前行胆结石手术。否认肝炎、结核病及其他传染病病史，否认高血压、糖尿病病史，否认外伤史，否认输血史，否认食物、药物过敏史，预防接种史随社会。

个人史 患者系胞4行4。母孕期体健，足月顺产，幼年生长发育同其他正常儿童。文盲，无工作。病前性格内向。适龄结婚，夫妻感情可，育有1女2子。子女均健康。无吸烟、饮酒史，无精神活性物质及非成瘾性物质接触史。月经史无异常，现已绝经。

家族史 父母已故；2个哥哥、1个姐姐健在。否认家族性精神疾病及神经疾病遗传病史。

躯体及神经系统查体 右上腹部现陈旧性瘢痕，余未见异常。

精神检查 ①一般状况：家属陪伴进入诊室，意识清楚，接触良好，语声正常，语速正常，衣冠整洁，年貌相称，表情焦虑，讲述病情时情绪稳定，对答切题，注意力集中，定向力良好。②认知活动：思潮语量适中，语调正常，语速正常，理解、领悟力粗测正常。否认幻觉、妄想等精神病性症状。未见强迫观念，对躯体不适过度担心、关注，描述过于详细。③情感活动：情感反应协调，未见情绪低落表现。有心烦、坐立不安、口干、恶心表现。④意志行为：对躯体不适较为关注，出汗。尚能料理家务、与人交流主动，能外出活动。入院后未见冲动消极行为。⑤自知力：部分存在。

辅助检查 入院后完善血生化检查、胸片、心电图、脑电图、头颅CT等，结果均正常。

初步诊断 焦虑症。

诊断依据 ①症状标准：患者本人入院因躯体不适，此外有口干、多汗、恶心，心烦心急、坐立不安等焦虑症状。②病程标准：间断性病程，病史7年。③严重程度标准：患者社会功能受损，为此痛苦，主动求医。④排除标准：排除精神活性物质及非成瘾性物质所致精神障碍。

鉴别诊断 ①器质性精神障碍。患者为老年女性，主诉包括了躯体不适，但是患者对躯体不适的描述比较详细，并增加了自己对疾病感觉的理解，行各项检查也无明显异常，除此以外，患者还有心烦心急以及心慌、坐立不安、口干等多种精神性焦虑表现。故暂不考虑该诊断。②躯体化障碍。患者对躯体不适担心、关注，也主诉躯体不不适，但是患者的不适主要局限于腹部。虽然病程时间达到躯体化障碍标准，但是患者的不适主要是躯体性焦虑所致。故暂不考虑该诊断。

治疗计划 精神病护理；防自杀、防外逃、防伤人、防毁物；普食；向患者及家属详细交代病情及治疗计划，并签署知情同意书；暂给予文拉法辛联合电针、经颅磁刺激等物理治疗。

【会诊记录】

病例特点 患者虽然是第2次入院，但是从目前的临床表现来看，患者上次入院因情绪不佳、悲观消极、懒语少动等症状，符合抑郁综合征，诊断抑郁症明确。经过抗抑郁治疗，病情改善后出院。本次患者症状分为2类：心烦、心急，以及口干、急躁、失眠等焦虑症状；患者最重要的主诉是腹部(子宫)、牙神经、头颅的疼痛，将其形象化，认为连接在一起，已经达到了先占观念及躯体感知觉障碍，符合妄想的症状表现。本次入院考虑与上次病史不连续，从广泛性焦虑的诊断标准来看，需要排除其余诊断，但是从患者的主诉及临床的表现均无法排除，无法将躯体不适纳入其症状标准。因此，可将其躯体不适归纳为(其他特定的)躯体形式障碍。

治疗计划 在目前的治疗基础上，加用小剂量利培酮改善患者思维症状，用SSRI类药物，如舍曲林，观察患者病情变化。

治疗效果 足剂量服药治疗8天后，患者症状有改善，躯体不适症状减轻，未见药物不良反应。交代出院注意事项，建议出院后转至心身科门诊继续治疗，定期随诊。

【诊断】

(其他特定的)躯体形式障碍。

心得体会

该病例患者虽曾被诊断为抑郁症，但此次发作与第1次发作明显不同，主要表现为对躯体症状的关注、反复就诊检查，对躯体症状的先占观念不是发生于抑郁情绪背景下。故考虑诊断为躯体形式障碍。

病例96

【病例摘要】

患者，男，32岁。因鼻部感觉异常、情绪低落、失眠7月余入院。

7个月前患者感头晕，在当地医院检查发现颈椎椎间盘突出。6个月前在当地县医院住院治疗，完善检查时发现鼻甲肥大，诊断“双侧下鼻甲肥大，慢性鼻炎，颈椎病”，行下鼻甲切除术。术后1个月逐渐出现睡眠时间缩短，早醒，未在意，逐渐加重，出现睡觉时憋醒，有时彻夜不眠，吸气时“感觉凉空气直接进入肺部”，伴头昏及头痛，就诊于某市级医院，行鼻内窥镜检查提示鼻腔粘连。3个月前在当地县医院行鼻腔粘连分离术，术后感觉憋气缓解，但仍感觉“吸气时凉空气扑鼻而来，并且直接进入气管及肺部”，伴有头晕、头胀痛，睡眠质量差。乘坐地铁或在人多处时，就感到“氧气不够，头昏，站立不稳，想坐下或躺下”。多次在当地各大医院及本院耳鼻喉科就诊，行鼻内窥镜及全身检查(具体不详)，均未见明显异常。患者经常上网查阅鼻甲切除术后相关资料，并加入鼻甲手术后“空鼻症”群，认为自己的失眠及现在躯体的不适就是由于鼻甲切除术导致。2个月前患者失眠加重，有时连续几天整夜不眠，出现情绪低落，高兴不起来，兴趣减退，不想与人交流，不想外出活动，感觉干什么事情都没有意思，记忆力减退，反应迟钝，视力下降，疲乏，感觉没有力气起床，认为自己拖累家人，感到自罪、自责，对生活没有信心，自诉“对异性都没有感觉，明天和意外不知道哪个先来，就这样啥也不想地过”。患者感到头脑麻木，大脑胡思乱想，伴心急、心烦，出汗，左枕部发胀，紧张，一人时不停搓双手，咬指甲。在本院门诊就诊，诊断“焦虑抑郁症状”，建议阿戈美拉汀(25mg/d)、盐酸丁螺环酮片(15mg/d)、阿普唑仑片(每晚0.4mg)治疗。患者担心药物副作用、产生药物依赖，拒绝服药。再次至心身科门诊复诊，诊断和方案同前，仍拒绝服药，症状持续存在，1个月前在家属劝说下，被动接受阿戈美拉汀(25mg/d)、盐酸丁螺环酮片(15mg/d)、阿普唑仑片(每晚0.4mg)治疗，症状改善不明显，为进一步诊治入院。

既往史 1年前因外伤左侧上下肢骨折，行内固定手术治疗，现内固定已拆除；6个月前行鼻夹肥大切除术。

个人史 大学本科，毕业后在某公司一直从事技术工作，现在家休病假3月余。27岁结婚，2018年年底离婚，育有1女。女儿跟随前妻生活。病前性格外向，喜欢结交朋友。

家族史 否认家族精神病性遗传病史。

躯体及神经系统查体 左侧上、下肢术后瘢痕，余未见异常。

精神检查 ①一般状况：意识清楚，接触尚可，表情抑郁，对答切题，注意力欠集中，定向力良好。②认知活动：理解、领悟力粗测正常。语言流畅，语速快，语调高，对躯体症状关注，不断描述鼻部各种不适症状，对选择手术治疗感到后悔，抱怨医生不能理解自己的痛苦，不能认清“空鼻症”，为此感到极为不满。③情感活动：情感反应协调，情绪低落，说到躯体症状时情绪激动、紧张，心烦，存在自罪、自责，感觉活着没意思，但无自杀观念，记忆力减退，反应迟钝。④意志行为：意志减退，乏力、懒动，经常在家躺在床上，不愿外出，兴趣减退，不与人交往，近期无法坚持工作，在家休息，经常查阅鼻部相关资料，表示目前已经不愿再继续查询。无冲动伤人、毁物等行为。⑤自知力：不存在。

辅助检查 血脂六项：甘油三酯2.54mmol/L。腹部B超：肝大小正常，脂肪肝(轻度)。胆、胰、脾、双肾大小正常，图像均未见异常。血常规、尿常规、粪常规、肝肾功能、血糖、电解质、甲状腺功能均未见明显异常。心电图、头颅CT检查均未见明显异常。

初步诊断 抑郁症。

诊断依据 ①症状标准：情绪低落，情绪减退，活动减少，不与人交流，自罪、自责等负性认知，伴心烦、心急。②病程标准：病史7月余。③严重程度标准：严重影响患者的生活及工作。④排除标准：否认精神活性物质接触史。故可排除精神活性物质所致精神障碍。

鉴别诊断 ①双相情感障碍。支持点：患者有情绪低落，兴趣减退，活动减少等抑郁症状。不支持点：否认有兴奋、话多情感高涨等轻躁狂或躁狂等表现。故暂不考虑该诊断。②焦虑症。支持点：有心慌、心急，在人多的地方感觉呼吸困难。不支持点：患者目前症状已达到抑郁症诊断标准。按逐级诊断原则，暂不考虑该诊断。

【会诊记录】

病例特点 ①患者中年男性。②病史7月余。③患者在过去的几个月因为鼻子呼吸问题，行鼻甲肥大切除术，手术后感觉呼吸及鼻塞并无明显改善，反复多次就医，行各项相关检查，未发现异常，但不适症状持续存在，考虑这种持续的躯体感觉异常属于先占观念，认知甚至已达到妄想的程度。多次求医没有结果，继发出现情绪低落、兴趣减退、不与他人交流等症状。④精神检查：接触一般，思潮语量可，可查及妄想性知觉，如患者持续存在躯体感觉异常，检查未见异常，但患者坚信存在异常感觉。病理性信念增强，患者因鼻部不适，反复检查及就医，并整日在网上查阅相关资料，自知力部分存在。综上诊断：其他特定的躯体形式障碍。

鉴别诊断 ①抑郁症。患者情绪低落、兴趣减退继发于躯体感觉异常后，由反复求医没有结果所致。故暂不考虑该诊断。②双相情感障碍。该诊断需先满足抑郁症诊断，该患者暂不考虑抑郁症。故该诊断亦可排除。③疑病症。患者因鼻部问题反复求医，反复检查，但患者求医及检查的目的并不是坚信自己得了某种不治之症。故暂不考虑该诊断。

治疗计划 给予舍曲林或氟伏沙明(150～200mg)、奥氮平(5～10mg)，或阿立哌唑片，或利培酮治疗。完善MMPI，但暂不诊断人格障碍，耳鼻喉科定期随诊。

【诊断】

其他特定的躯体形式障碍；脂肪肝(轻度)；高甘油三酯血症。

心得体会

ICD-11中的躯体忧虑障碍是一个新类别，包括了ICD-10当中的躯体形式障碍里的一部分类别。该病例患者以持续的躯体症状为特征，反复就医，多方检查，不能肯定这些主诉的器质性基础。在治疗过程中，应注意重视医患关系，重视心理和社会因素，做好医患之间的沟通，才能达到更好的疗效。

述评

躯体形式障碍的一个核心特征是患者与其身体的病态关系。患者认为自己的身体功能失调，不仅难以用适当的方式接受、理解身体的信号，而且难以根据这些信号调整自己的行为。躯体形式障碍的核心问题也包括对身体的不信任和不接受、身份的改变、活力的丧失，以及对身体信号的错误解释等。所有这些方面都可能对个人的发展和生活质量产生重大影响。

近期的一项研究比较了躯体形式障碍患者与一般人群样本之间的身体形象差异[1]。该研究采用德累斯顿身体形象问卷(Dresden Body Image Questionnaire，DBIQ)在5个领域测量了身体相关的自我认知，包括身体接受、活力、身体接触、性满足和自我强化。该研究最显著的发现是，躯体形式障碍患者的身体形象评分显著低于一般人群。就躯体形式障碍的诊断亚组而言，转换障碍患者在活力、身体接受度和 DBIQ 总分的得分高于未分化的躯体形式障碍和疼痛障碍患者。活力评分的差异与临床印象相符合，即疲劳在转化障碍中不太常见。在性别差异方面，躯体形式障碍中，女性在 DBIQ 总分、身体接受度、性满足和自我强化方面的得分低于男性，在活力和身体接触方面，男女之间没有差异。

通过观察躯体形式障碍患者与一般人群之间的身体形象差异，以及诊断亚组之间、性别之间的差异，表明身体形象是躯体形式障碍的一个重要特征。结果提示，评估躯体形式障碍患者的身体形象和治疗患者的负面身体形象是有用的。

躯体形式障碍是 ICD－10 中的诊断，ICD－11 将躯体不适障碍和疑病症分别归到躯体不适或躯体体验障碍、强迫症或相关障碍。与 ICD－11 不同，疑病症中虑病观念突出的被 DSM－5 归入疾病焦虑障碍，躯体症状突出的被归入躯体症状障碍。从网络神经科学的角度来看，人脑具有多尺度的组织模式（图 5.5 左），其中大尺度连接刻画了脑组织模式中宏观层面的特性[2]。脑影像学研究发现疾病焦虑障碍患者旁中央小叶功能连接减弱（图 5.5 右），可能是介导发病的神经网络机制[3]。

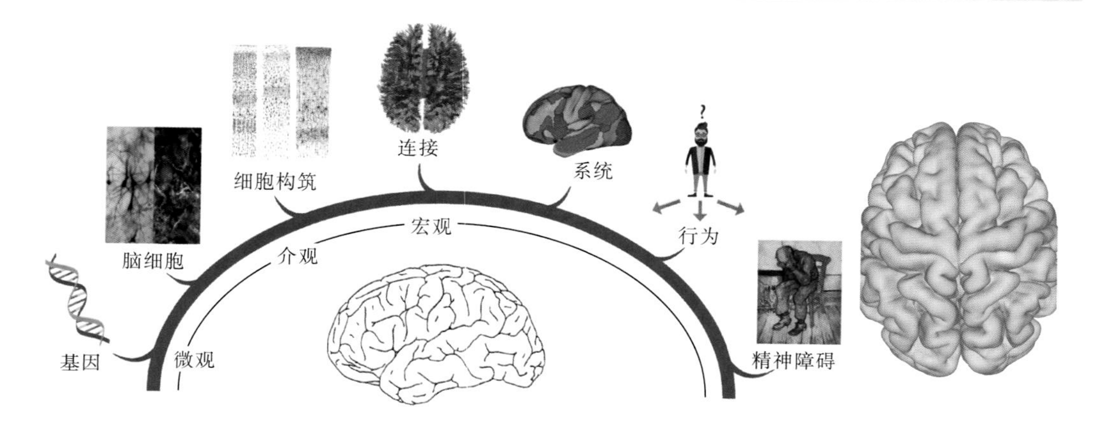

图 5.5 人脑多尺度组织模式及疾病焦虑障碍功能连接模式[2,3]

【参考文献】

[1] SCHEFFERS M, KALISVAART H, VAN BUSSCHBACH J T, et al. Body image in patients with somatoform disorder[J]. BMC Psychiatry, 2018, 18(1): 346.

[2] VAN DEN HEUVEL M P, SCHOLTENS L H, KAHN R S. Multiscale neuroscience of psychiatric disorders[J]. Biological Psychiatry, 2019, 86(7): 512－522.

[3] GROSSI D, LONGARZO M, QUARANTELLI M, et al. Altered functional connectivity of interoception in illness anxiety disorder[J]. Cortex, 2017, 86: 22－32.

第 6 章

精神发育迟滞

“儿童心理发展是一个不仅有量变而且有质变的过程，经历着由简单到复杂、由低级到高级、由不完善到完善的过程。”(陆林．沈渔邨精神病学[M]. 6 版．北京：人民卫生出版社，2018.)

病例 97

【病例摘要】

患者，女，32 岁。因持续性行为怪异、重复动作 7 年被家人带来住院。

家人反映患者从 7 年前起无明显诱因出现一些反常行为，主要是反复重复动作，如反复洗手、洗脸、拉窗帘等；走路时遇到地上有线条时她就会来回走，对上述症状患者不做解释，问不出任何原因，也看不出她有什么痛苦。家人当时就带她就诊于当地医院，诊断不详，给予舍曲林(200mg/d)治疗 1 月余，效果不明显，自行停药。此后患者的病情逐渐加重，反复重复动作类型增多，出现反复计数、关灯、关门，反复躺下起来、坐下起来、穿脱衣服等现象；担心自己说错话，脱衣服时担心脱不对，穿衣服时担心穿不对，需要反复确认，为此患者也感到非常麻烦。于是，患者就长时间不更换穿脏的衣服，生活渐渐疏懒，不能自理，需要家人协助照料。4 年前家人带患者就诊于某医院住院治疗，按“强迫障碍”，给予氟西汀分散片(80mg/d)、奥氮平(每晚 7.5mg)等药物治疗，联合 10 次 MECT，效果不佳。出院半年后，自行停药。3 年前家人又带患者就诊于某精神专科医院，行 Kohs 立方体组合测验结果提示 IQ 55，属轻度智力低下。诊断“强迫状态伴抑郁；智力低下(轻)”，给予氟伏沙明(200mg/d)等药物治疗，病情改善仍不明显，服药 1 个月后再次自行停药。此后家属多次带患者就诊于当地各大医院，诊断不详，曾先后服用过舍曲林(最大量 200mg/d)、氯米帕明(最大量 150mg/d)、帕罗西汀(最大量 60mg/d)、艾司西酞普兰(最大量 20mg/d)、坦度螺酮(最大量 30mg/d)、利培酮(2～4mg/d)、氨磺必利(最大量 400mg/d)、阿立哌唑(最大量 20mg/d)、舒必利(最大量 400mg/d)等多种精神类药物治疗，效果均不理想，且在服药期间患者出现四肢僵硬、流涎等不良反应。家属不愿放弃，为进一步诊治收住本院。

既往史 既往体健。否认结核病及其他传染病病史，否认高血压、糖尿病病史，否认外伤、手术史，否认输血史，否认食物过敏史，预防接种史随社会。

个人史 患者系胞 3 行 2。久居某地，无疫区、疫水接触史。母孕期体健，足月顺产，自幼智力发育稍落后于同龄人，小学 3 年级后数学不及格，常被同学们捉弄、戏耍，小学 5 年级辍学，之后曾学习裁缝，但难以完成，做家务也困难，一直无业，在家赋闲。据家人提供，患者病前性格内向，胆小。10 年前结婚，8 年前顺产 1 女孩，患者不能很好照料。婚后夫妻关系一般，7 年前丈夫提出离婚。同年，患者经家人安排再婚，婚后病情逐渐加重，多数时间都在父母身边生活，2009 年顺产 1 女孩，多由长辈们帮助照料。月经史：13 岁，3/(28～31)，2016－01－05，既往月经周期规则，入院前 4 个月欠规律，月经量中等，颜色正常，无血块、无痛经。

家族史 父母及兄弟健在。否认家族性精神疾病及神经疾病遗传病史。

躯体及神经系统查体 未见异常。

精神检查 ①一般状况：意识清楚，接触困难，衣冠整洁，年貌相称，表情痛苦，因重复动作在走廊不停徘徊，难以走入医生办公室。多问少答，回答基本切题，注意力不集中，定向力良好。②认知活动：思潮语量减少，语调低，语速缓慢，理解、领悟力稍差，计算力稍差，记忆力下降。未查及幻觉、错觉及感知综合障碍，未见妄想等精神病性症状。③情感活动：情感反应协调，情绪低落，感到不开心，因疾病感到心烦，紧张，担心。④意志行为：病理性意志行为增强，存在强迫动作(反复洗手、洗脸、拉窗帘、关门、走路、计数、穿脱衣服、躺下坐起、坐下起来等)，动作迟缓以致出门困难，日常生活需家人照料，无法外出工作，不能照顾孩子及家人。入院后未见冲动消极行为，被动接受治疗。⑤自知力：不全。

初步诊断 精神发育迟滞伴发精神障碍。

诊断依据 ①症状标准：患者自幼智力发育稍落后于同龄人，学习能力差，小学肄业，既往某精神专科医院智力检查提示 IQ 55，属轻度智力低下。存在强迫动作，伴有紧张，担心。②病程标准：持续病史 7 年。③严重程度标准：生活质量受到影响，社会功能严重受损。④入院后完善血生化检查、胸片、心电图、腹部 B 超、脑电图、头颅 CT 等，结果均正常。排除躯体疾病及精神活性物质及非成瘾性物质所致精神障碍。

鉴别诊断 ①强迫症。支持点；患者存在明显强迫动作。不支持点：自幼智力发育稍落后于同龄人，学习能力差，小学肄业，既往某精神专科医院智力检查提示 IQ 55，属轻度智力低下。故暂不考虑该诊断。②抑郁症。患者存在情绪低落，被动话少等抑制症状，抑郁体验不深刻，继发于重复动作，且智力发育稍差，不能排除精神发育迟滞诊断。故暂不考虑该诊断。

【会诊记录】

病例特点 ①青年女性患者。②生活事件后起病(教授补充问诊)，病史 7 年。③临床表现以重复动作及迟缓为主。④精神检查：可查及理解领悟力差，计算力差(13－5＝8，11＋27＝28，50－28 计算不出)，存在强迫动作，强迫迟缓，强迫动作占用 1 天中的多数时间，生活不能自理，适应功能明显受限，自知力不全。综上，根据 ICD－10 诊断标准，符合：精神发育迟滞(中度)伴发行为障碍。结合患者智力发育障碍的基础，其强迫症状预后较差，与其理解领悟力差有关。

治疗计划 建议 2 种抗抑郁药物(氟伏沙明 200～300mg/d、氯米帕明 100～150mg/d)联合非典型抗精神病药物(阿立哌唑 10～15mg/d)治疗。

治疗效果 足剂量药物治疗 10 天左右，未见明显药物不良反应，交代出院注意事项，建议出院后转至心身科门诊继续治疗。

【诊断】

精神发育迟滞(中度)伴发行为障碍。

心得体会

该病例患者主要是行为异常，强迫症状突出，但是并无明显反强迫，焦虑体验不深刻，无自知力。其实，核心问题是智力发育问题，伴强迫症状。

病例 98

【病例摘要】

患者，男，17 岁。因间断情绪低落、兴奋话多 3 年，少语、少动、少食 10 天第 4 次收住院。

患者在 2013 年 5 月出现反复摇头，说是头脑中经常出现一些色情画面，摇头可使画面消失。上课注意力不集中，情绪不稳定，心急、心烦、郁闷。就诊于某医院，诊断“焦虑抑郁状态”，建议给予盐酸舍曲林治疗，患者不愿配合，仅服药 1 天后就停药，症状持续存在而且加重，说头脑反复出现淫秽画面，他就不停地摇头想摆脱，越摇越多就越烦躁，他会大声喊叫，说自己头脑一片空白，什么都听不懂、什么都做不了，还能听到有人在耳边对自己说话，内容他又描述不清楚，无法与家人正常沟通。家人发现他行为怪异，偶有自语自笑、自说自话的现象，情绪极为不稳定，心急、心烦，严重时还扬言要自杀。入住区某医院，诊断“精神分裂症”，给予奥氮平、丙戊酸钠缓释片、盐酸氟西汀分散片等药物(剂量不详)治疗，症状缓解不明显。2013 年 5 月 22 日在心身科第 1 次住院治疗，诊断“抑郁症”，给予马来酸氟伏沙明片(每晚 50mg)、丙戊酸钠缓释片(500mg，2 次/日)、奥氮平(每晚 5mg)治疗，住院治疗 13 天，病情好转后出院。院外坚持服药，病情尚稳定。2013 年 11 月，家人反映患者又表现出闷闷不乐、高兴不起来的样子，还时常为一些琐事而纠结，反复回忆、联想做过事情的细节、他人说话的内容，控制不住地胡思乱想，脑子里不断出现淫秽的画面，耳边时不时听到有人说话，四处寻找又看不到人影。说自己一动脑子就会感到恶心，注意力无法集中，特别易受到周围环境影响，记忆力减退，反应迟钝，情绪烦躁，曾想一死了之，有过冲动行为(如撞车)，再次入住心身科，诊断“抑郁症”，给予舍曲林(100mg/d)、阿立哌唑(10mg/d)等药治疗，病情明显好转，出院后坚持服药(舍曲林 50mg/d、阿立哌唑 5mg/d)维持，症状平稳。于 2015 年 8 月自行停药，1 个月后家人发现患者出现行为反常，兴奋，精力充沛，话多，啰唆，自我感觉良好，吹牛说自己本事大，于 2015 年 10 月 8 日第 3 次收住入院，修正诊断“双相情感障碍”，给予富马酸喹硫平片(600mg/d)、丙戊酸钠缓释片(1000mg/d)治疗 12 天，病情好转后出院。出院后坚持服药，定期门诊复诊，病情稳定。于 2016 年 3 月又因情绪低落、不开心等就诊于心身科门诊，建议加用盐酸舍曲林 75mg/d，坚持服药，病情稍好转。此次住院前 10 天，再次出现闷闷不乐，兴趣减退，主动性差，懒散，少语，不愿进食水，整日卧床，伴有失眠，严重时整夜不眠，有不想活的念头，也有跳楼的打算，但因害怕不敢实施。自卑，说自己比不上他人，为自己“手淫”行为而感到羞耻、自责，认为自己很丑陋，他人都可以知道自己丑陋的行为。感觉有人在议论自己，盯着自己看、为此而谩骂他人。胆小，恐惧，独自一人不敢下楼，感觉有人要杀自己。对自己的疾病担心，觉得无法治愈，对父母说“不要把自己送到精神病院去”，家人自行将盐酸舍曲林加量至 100mg/d，近 2 日可进食及下床活动，仍有情绪低落、少语现象。

既往史 既往体健。否认肝炎、结核病及其他传染病病史，否认高血压、糖尿病病史，否认手术、外伤史，否认输血史，否认食物、药物过敏史，预防接种史随社会。

个人史 独生子。久居某地，无疫区、疫水接触史。母孕期体健，足月顺产，幼年生长发育同其他正常儿童，从小在祖父母身边成长，9 岁后才回到父母身边生活。病前就读高中二年级，学习成绩差，现休学在家。患者的父母提供他病前性格内向，不善言谈。无吸烟、饮酒史，无精神活性物质及非成瘾性物质接触史。

家族史 父母健在；舅舅有“抑郁症”病史。否认家族性神经疾病遗传病史。

躯体及神经系统查体 未见异常。

精神检查 ①一般状况：意识清楚，接触欠佳，语声低，语速慢，年貌相称，表情抑郁，讲述病情时心烦，对答简单，不能深入，注意力不集中，定向力良好。②认知活动：思潮语量减少，语调低，语速极慢，记忆力减退，反应迟钝。思维联想迟缓，思维内容障碍，存在关系妄想(感觉他人在议论自己，盯着自己看)、被害妄想(感觉有人要杀自己）。③情感活动：情感反应协调，抑郁体验深刻，情绪低落，悲观消极。④意志行为：意志减退，不愿与人接触交流，无法坚持上学，生活被动、疏懒，整日卧床。严重时不语、不动、不食，个人卫生被动。入院后未见冲动、消极行为。在家属安排下住院，被动接受治疗。⑤自知力：部分存在。

辅助检查 入院后完善血生化检查、甲状腺功能、胸片、腹部 B 超、脑电图、头颅 CT 等，结果均正常。心电图：ST 段下斜形下移。

初步诊断 双相情感障碍-抑郁发作。

诊断依据 ①症状标准：交替性情绪低落、兴奋话多，此次发病为情绪低落、懒动、少语，失眠，不愿进食水。②病程标准：间断病程 3 年，本次发作 10 天。③严重程度标准：患者生活质量及社会功能明显受损。④排除标准：排除精神活性物质及非成瘾性物质所致精神障碍。

鉴别诊断 ①精神分裂症。病史中有幻觉、妄想症状，外院也曾诊断过该病，但是结合整个发病过程及临床表现，查及明确的抑郁发作和躁狂发作。故暂不考虑该诊断。②抑郁症。患者此次表现为情绪低落、懒动、少语，失眠，不愿进食水等，符合抑郁发作特征，但是既往曾出现明确躁狂发作。故暂不考虑该诊断。

治疗计划 精神病护理；防自杀、防外逃、防伤人、防毁物；普食；向患者及家属详细交代病情及治疗计划，并签署知情同意书；暂给予丙戊酸钠缓释片、富马酸喹硫平片、盐酸舍曲林片联合电针、经颅磁刺激等物理治疗。

【会诊记录】

病例特点 ①青年男性患者。②间断病程3年，此次病史10天。家族史阳性(舅舅有“抑郁症”病史)。③补充病史：近半年上课睡觉，请假在家也是睡觉、玩手机。曾有一段表现自信，能说，性格大变，猖狂，喜欢同班某女生。④主要症状：情绪不稳，自卑，主动性差。⑤精神检查：意识清楚，接触差，表情平淡，貌大于龄，讲述病情时不配合，对答简单，精神检查不能深入。注意力明显不集中，定向力良好，计算、理解力差(问“三块八一斤苹果，买3斤要多少钱”，答“……算不出……脑子组织不起来……十块四”；问“用50块钱买，找回多少钱”，答“……算不出来”；问“虎口拔牙听过吗?”答“没听过”；问“鸡飞蛋打听过没?”答“听过”，问“什么意思?”沉默，不回答；问“随波逐流呢，什么意思?”沉默，不回答)。思潮语量减少，语调低，语速缓慢，记忆力减退，反应迟钝。存在幻听(听到有人说自己，外面人对自己说“你爸不要你了”)。思维联想迟缓，思维逻辑、内容障碍，存在关系妄想(感觉他人在议论自己，盯着自己看)、被害妄想(感觉有人要害自己)、被洞悉感(他人可以通过自己的眼睛及肢体语言知道自己内心的想法，尤其是年龄较大的人更能看出来)。情感反应不协调，间断情绪不稳，烦躁，易怒。行为冲动，不愿与人接触交流，无法坚持上学，生活被动、疏懒，整日卧床。严重时出现不语、不动、不食，个人卫生不顾等。自知力部分存在。教授分析：①存在疑点，首次病史“抑郁发作”不明确，存在行为反常、自言自语、自笑，诊断“抑郁症”牵强；既往有“躁狂/轻躁狂发作”史，但无明显学习成绩提高，反而成绩下降。②精神检查不配合，无法深入，情感平淡，明显注意力不集中，无意志要求。③家属对患者既往病史及症状存在避重就轻及合理化等现象，他们反复诉说一些具有双相情感障碍表现特征的现象，但通过病史了解、医学观察及精神检查，发现患者主要以精神病性阳性症状为主要表现，社会功能损害明显，不能坚持上学。患者本人并无自述抑郁、焦虑的体验，且行为表现超出自己年龄范围。④建议进一步完善IQ测验，若存在问题，则考虑为精神发育迟滞伴发精神障碍；若IQ在正常范围，则考虑为双相情感障碍抑郁发作伴精神病性症状。另外，近半年患者未上学，病情也一直未好，反映出来的并非情感问题，全都是思维、行为问题，家属提供的症状却是往情绪上靠，不能除外精神分裂症的可能性，建议待病情缓解、能够配合后，进一步核实病史，完善精神检查，明确诊断。

治疗计划 教授认为目前患者阴性症状较重，建议抗精神病药物加量，停用富马酸喹硫平片和盐酸舍曲林片，换用阿立哌唑或奥氮平治疗。会诊结束后完善IQ检查，结果为66，属于轻度智力缺损，根据诊断标准，符合：精神发育迟滞伴发精神障碍，确定该诊断，给予奥氮平(20mg/d)治疗。

治疗效果 观察2周，未见药物不良反应。交代出院注意事项，建议出院后转至心身科门诊继续治疗。

【诊断】

精神发育迟滞(轻度)伴发精神障碍。

心得体会

精神科医师要有过硬的基本功，在纷乱复杂的病史中，能够分辨出家属反映的情况与实际情况之间的差别，对抑郁、躁狂核心症状的把控和理解，做到全面完善的精神检查，暴露出智力低下的问题。

病例 99

【病例摘要】

患者，男，28 岁。砖瓦工。因间断兴奋、话多、情绪不稳 7 年，加重 1 个月第 2 次入院。

患者于 2008 年无明显诱因出现主动言语增多，多为自言自语、自说自话，与他人交流不多。患者疑心很重，觉得哥哥被人骗了；感觉他人在嘲笑自己等。情绪不稳定，时常无故哭泣，睡眠量较前减少，持续 4～5 天，在家人的陪同下就诊于市某医院，诊断“抑郁症”，给予氯氮平等药物治疗半个月，患者病情较前略改善，语量减少。服药 1 个月后患者出现黄疸，停用氯氮平等药物。患者再次出现话多，自言自语，独自发笑，情绪不稳定，易激惹，无故发脾气，上腹部不适，恶心，呕吐，再次就诊于市某医院，诊断同前，继续给予氯氮平等药物及保肝药物对症治疗，患者症状改善不佳。随后收住心身科，诊断“精神分裂症”，停用氯氮平，改用氯丙嗪联合保肝治疗，10 余天后症状好转，出院后坚持服用氯丙嗪(150mg/d)治疗 4 年，门诊逐渐改用阿立哌唑片(10mg/d)治疗，于 2014 年 6 月停药，病情控制平稳，工作生活正常。此次住院前半个月，患者出现兴奋、言行异常，主动言语增多，但多数是反复重复一句话，言语内容夸大，认为自己思维超前，谁都不如他，领导也要让他三分等；要通过摄像头与电视里的人对话；将家里稍旧的东西扔掉，说那些都是垃圾。情绪不稳定，易激惹，稍不如意就谩骂毁物，想法增多，要办养鸡场等，不停地要上厕所，睡眠需要量减少，整夜不睡或只睡 1～2 小时，日间精力充沛。为进一步诊治第 2 次收住院治疗。

既往史　2012 年曾被诊断为丙肝，未行抗病毒治疗。否认结核病及其他传染病病史，否认高血压、糖尿病病史，否认外伤、手术史，否认输血史，否认食物、药物过敏史，预防接种史随社会。

个人史　患者系胞 3 行 3。久居某地，无疫区、疫水接触史。母孕期正常，足月顺产，幼年生长发育同同龄儿童。适龄入学，小学肄业，做砖瓦工人。家人提供他病前性格内向。23 岁结婚，育有双胞胎女儿。无吸烟、饮酒史，无精神活性物质及非成瘾性物质接触史。

家族史　父母及 2 个哥哥健在。否认家族性精神疾病及神经疾病遗传病史。

躯体及神经系统查体 未见异常。

精神检查 ①一般状况：意识清楚，接触一般，语声高，语速稍快，年貌相称，表情稍显兴奋，讲述病情时稍显烦躁，对答切题，注意力集中，定向力良好。②认知活动：思潮语量增多，理解、领悟力粗测正常。病史中存在牵连观念(感觉被人嘲笑)。未引出幻觉、感知综合障碍。③情感活动：情感反应协调，情绪高涨，兴奋，话多。④情志行为：情绪不稳，易激惹，有摔东西骂人表现。病理性增强，想法增多，要办养鸡场等。⑤自知力：不存在。

辅助检查 入院后完善血生化检查、甲状腺功能、胸片、心电图、腹部B超、脑电图、头颅CT等，结果均正常。肝功：总胆红素37.3μmol/L，间接胆红素17.4μmol/L，直接胆红素19.9μmol/L。

初步诊断 双相情感障碍-躁狂发作。

诊断依据 ①症状标准：兴奋、话多，言语夸大，想法增多，睡眠需要量减少，情绪不稳，易激惹等。②病程标准：病史7年，间断性病程。③严重程度标准：社会功能部分受损。④排除标准：排除精神活性物质及非成瘾性物质所致精神障碍。

鉴别诊断 ①精神分裂症。支持点：患者有牵连观念等精神病性症状，既往病程中有自言自语，偶有自笑。不支持点：间断性病程，患者此次表现为兴奋、话多等躁狂表现。故暂不考虑该诊断。②精神发育迟滞伴发精神障碍。支持点：患者小学肄业。不支持点：患者砖瓦工等工作能力尚可，计算力等尚可，文化程度考虑与当地文化及社会环境等相关。故暂不考虑该诊断。

【会诊记录】

病例特点 ①青年男性患者。②青少年时期起病，发病后坚持服用药物治疗。③精神检查：意识清楚，抽象思维能力及理解领悟力不佳，对坐井观天、虎口拔牙等成语不能正确解释，多给予掩饰性回答，计算力尚可，言语凌乱，内容浮浅，稍显夸大，可能与理解领悟力差相关，缺乏逻辑性，情绪稍显兴奋，但无感染力。考虑目前诊断为精神发育迟滞伴发精神障碍，需进一步完善IQ检查明确诊断。

治疗计划 考虑胆红素等异常，可调整治疗方案为碳酸锂及小剂量帕利哌酮缓释片(3mg/d)治疗，密切观察药物不良反应。会诊后进一步完善IQ检查，结果为55。

治疗效果 上述方案治疗12天后，患者症状改善不佳，更换帕利哌酮缓释片为奥氮平(5mg/d)治疗后，症状改善，情绪较前平稳，未见药物不良反应。交代出院注意事项，建议出院后转至心身科门诊继续治疗。

【诊断】

精神发育迟滞伴发精神障碍。

心得体会

情感障碍的兴奋、话多与精神发育迟滞伴发情感障碍的鉴别，关键在于情感反应是否适切，是否与周围环境相一致，情感体验是否深刻，是否具有感染力；精神检查需要进一步完善IQ检查。

病例 100

【病例摘要】

患者，男，18 岁。因情绪不稳、行为反常 4 年住院。

患者于 4 年前无明显诱因出现情绪不稳、易激惹，与家人发脾气，遇到不顺心意的事情则骂人等，无故外出，不与家人打招呼，多半夜给家人打电话后被家人接回，就诊于心身科，诊断“精神分裂症”，给予利培酮片治疗，具体剂量不详，坚持服药半个月后症状好转。3 年前患者无明显诱因出现情感高涨，自觉能力增强，看一眼就知道他人想做什么，睡眠时间无明显异常，持续半个月自行好转。近 50 天患者再次出现情绪不稳，无故与人发脾气，曾有一次无故砸东西，自言自语，说“女娃，女娃，找个媳妇……”言语稍显夸大，说“本市大部分出租车司机都认识自己”，与人交往时大方，主动让烟等，作息不规律，夜间不睡，晨起较晚，被家属于 1 个月前带至心身科门诊就诊。给予利培酮片治疗，具体剂量不详，患者曾自行加量利培酮片至 6mg/d、盐酸苯海索片 6mg/d，治疗 7 天，出现坐立不安，双腿不停抖动，目前自行减量，利培酮 4.5mg/d，盐酸苯海索片每日 2 次、每次 2mg，氯硝西泮片每晚 1mg。为进一步诊治收住院治疗。发病以来精力良好，大、小便正常。

既往史 左手腕部及左膝下方曾受外伤，均给予缝合治疗，愈合良好。否认肝炎、结核病及其他传染病病史，否认高血压、糖尿病病史，否认输血史，否认食物、药物过敏史，预防接种史随社会。

个人史 独生子。无疫区、疫水接触史。自幼智力发育欠佳，数学成绩较差，初中二年级辍学。病前性格内向、胆小、温顺。无吸烟、饮酒史，否认精神活性物质及非成瘾性物质接触史。

家族史 父亲健在；母亲患有“精神分裂症”病史，给予药物治疗(具体不详)后病情改善，现病情稳定。否认家族性神经疾病遗传病史。

躯体及神经系统查体 左腕、左膝陈旧性瘢痕，余未见异常。

精神检查 ①一般状况：意识清楚，接触尚可，语声、语速正常，衣冠整洁，年貌相称，表情喜悦，讲述病情时坐立不安，对答欠切题，应答内容简单，注意力欠集中，定向力良好。②认知活动：理解、领悟力、抽象思维力粗测差(对此地无银三百两的解释：天上没有掉下的馅饼，不是自己的)，计算力差(口算 100－13＝87，87－13＝67，67－13＝43，笔算正常)，否认幻觉及感知综合障碍，可疑夸大妄想(全市大部分出租车司机都认识自己)。③情感活动：情感反应欠协调，莫名的喜悦，情绪不稳，易激惹。④意志行为：意志减退，从未坚持工作，有病理性增强，与人交往时大方，主动让烟等，作息不规律，夜间不睡，晨起较晚。入院后未见冲动、消极行为。⑤自知力：不存在。

辅助检查 入院后完善血生化检查、甲状腺功能、心电图、脑电图、头颅 CT 等，结果均正常。胸片：双肺纹理稍增粗、模糊，请结合临床；心、肺均未见异常。腹部 B 超：胆囊大小正常，胆囊息肉；双肾形态饱满，实质回声略增强；肝、胰、脾大小正常，图像均未见明显异常。IQ检查：78。

初步诊断 精神发育迟滞伴发精神障碍；静坐不能。

诊断依据 ①症状标准：患者理解力、领悟力、抽象思维能力、计算力均较差，无法正常工作，言行紊乱，情绪不稳，坐立不安，双下肢不自主抖动。②病程标准：间断病史4年，加重1周。③严重程度标准：严重影响日常生活质量及社会功能，自知力不存在。④排除标准：排除精神活性物质及非成瘾性物质所致精神障碍。

鉴别诊断 ①精神分裂症。支持点：患者存在言行紊乱，情绪不稳，无故离家等表现。不支持点：患者从小智力发育障碍，理解力、领悟力、抽象思维能力、计算力均较差，入院后完善IQ检查，结果为78，属于临界值。故暂不考虑该诊断。②双相情感障碍。支持点：患者存在情绪不稳，易激惹、言语夸大等表现。不支持点：情感反应不协调，无感染力，智力发育障碍，IQ为78。故暂不考虑该诊断。

治疗计划 精神病护理；防自杀、防外逃、防伤人、防毁物；普食；向患者及家属详细交代病情及治疗计划，并签署知情同意书；暂给予小剂量抗精神病药物利培酮片及抗副作用药物苯海索及大量输液促进排泄。

【会诊记录】

病例特点 ①青年男性患者。②间断性病程，病史4年，既往智力发育稍低于同龄儿童。③主要表现：情绪不稳，行为反常，无故外出，坐立不安等。此次主要表现为兴奋，言语稍显夸大，想法增多，如要开个美发店、开个超市等，但均显较幼稚。入院后查及理解力和计算力均较差，IQ为78。综上诊断：精神发育迟滞(临界)伴发情感障碍。

治疗计划 给予丙戊酸钠缓释片(500～1000mg/d)联合小剂量奥氮平片(5～10mg/d)、盐酸普萘洛尔片(20mg/d)、盐酸苯海索片(4mg/d)、氯硝西泮片(每晚1mg)治疗。

治疗效果 药物调整后观察1周，患者病情明显改善，静坐不能基本消失，未见其他药物不良反应，经上级医生查房，认为诊断明确，治疗方案确定，病情改善，交代出院注意事项。建议出院后转至心身科门诊继续治疗，动态观察病情变化。

【诊断】

精神发育迟滞伴发情感障碍。

心得体会

以行为反常、情绪不稳定、幻觉、妄想起病的患者，很容易让人联想到精神分裂症，轻度精神发育迟滞患者在日常生活中并不容易让人发现他们的智力问题，造成很多精神发育迟滞被误诊为精神分裂症的情况。精神检查就是考量精神科医师的标准。精神发育迟滞的患者行为和幻觉、妄想症状常常带有幼稚色彩。在精神检查中敏锐发现患者的智力因素及全面精神检查，是避免误诊的重要手段。

述评

精神发育迟滞的临床特点见表6.1。

表6.1 精神发育迟滞的临床特点

项目	轻度	中度	重度	极重度
IQ	50～55至大约70	35～40至50～55	20～25至35～40	<20或25
死亡年龄	50多岁	50多岁	40多岁	大约20多岁
百分比	89	7	3	1
社会经济水平	低	更低	无	无
成年后达到的学业水平	六年级	二年级	总体低于一年级水平	总体低于一年级水平
教育	可教育	可训练(自我照顾)	无法训练	无法训练
住宅	小区	庇护	大多居住于高度结构化并配备密切监视装置	大多居住于高度结构化并配备密切监视装置

智力评估是精神发育迟滞临床诊疗中的重要环节。智力的概念和评估随着时间的推移而不断演变，目前强调一种维度评估方式。一般来说，IQ是为了获取患者在日常生活中的当前表现和适应能力。韦氏智力测试是国内非常常用的工具，基本可以用于评估整个生命周期(2～90岁)。所有韦氏智力量表均可提供IQ以及认知能力的分类得分，包括语言和非语言能力。

【参考文献】

[1] HALES R E, YUDOFSKY S C, WEISS L. The American Psychiatric Publishing Textbook of Psychiatry[M]. 6th ed. Arlington: American Psychiatric Publishing, Inc., 2014.

[2] STERN T A, FREUDENREICH O, SMITH F A, et al. Massachusetts General Hospital Handbook of General Hospital Psychiatry[M]. 7th ed. Amsterdam: Elsevier, 2017.

第 7 章

器质性精神障碍、使用精神活性物质所致的精神和行为障碍

7.1 使用酒精所致的精神和行为障碍

“为了取得成功，在住院环境中治疗酒精使用障碍的任何尝试，都应该不仅仅关注该病的诊断和潜在戒断综合征的管理。(To be successful, any attempt at treating AUD in the inpatient setting should focus on much more than diagnosis of the disorder and management of the potential withdrawal syndrome.)”(STERN T A, FREUDENREICH O, SMITH F A, et al. Massachusetts General Hospital Handbook of General Hospital Psychiatry[M]. 7th ed. Amsterdam: Elsevier, 2017.)

病例 101

【病例摘要】

患者，男，24 岁。因嗜酒 10 余年，情绪不稳、反复联想 6 年入院。

患者于 13 岁时开始饮酒，起初每天饮啤酒 5～6 瓶/日，饮酒后多醉，未予重视。18～19 岁时患者饮酒量增多，每天饮啤酒 12～18 瓶/日，控制不住反复找酒，饮酒后有时意识模糊，多醉酒，情绪不稳，对他人仇视，控制不住打架斗殴，劝说无效，常致自己或他人受伤，清醒时内疚。6 年前患者逐渐感到他人跟自己开玩笑是在侮辱自己，外出感觉有人盯着自己，敏感多疑，觉得有人针对自己，感觉脑子冒出不属于自己的想法。反复联想，对问题寻根问底，明知没有必要却控制不住，洗澡每次约 2 小时，反复洗衣服，1 件洗 10 余分钟，不让家人碰自己的衣服，如家人碰后自己会再次清洗。反复检查门窗是否关好。近 2～3 年，患者出现情绪低落，高兴不起来，烦躁，易怒，反应迟钝，对什么都没兴趣，感疲乏，精神差，孤僻，不关心家人。于 2 年前就诊于心身科门诊，诊断、治疗不详，患者未坚持服药。近半年凭空听见耳边有人跟自己说话，有时感觉心能跟他人交流，睡眠黑白颠倒，近 1 个月戒酒，未诉躯体明显不适，有时心慌，手抖，出现次数少。为进一步诊治收住院治疗。患者此次发病食欲尚可，精神、休息差，体重无明显变化，大、小便正常。

既往史 患者于小学时患有脑炎，具体不详。多次与人打架受到外伤。7～8 年前用烟头烫伤自己双手前臂，于本院整形科行缝合手术，具体不详。否认结核病及其他传染病病史，否认高血压、糖尿病病史，否认输血史，否认食物、药物过敏史，预防

接种史随社会。

个人史 患者系胞2行1。久居某地，无疫区、疫水接触史。母孕期不详，幼年生长发育同其他正常儿童，适龄入学，适龄入学，成绩一般，中专文化，病前性格开朗，人际关系尚可。自幼跟随外公、外婆生活。未婚未育。每天吸烟约20支/日，饮酒史同上，否认精神活性物质接触史。

家族史 父母及弟弟健在；弟弟性格暴躁，20余天前用刀捅伤患者；一表哥有癫痫病史，另一表哥有精神异常史。

躯体及神经系统查体 双前臂可见瘢痕，余未见异常。

精神检查 ①一般状况：意识清楚，接触一般，语声正常，语速慢，衣冠整洁，年貌相称，表情稍显呆滞，对答切题，注意力欠集中，定向力良好。②认知活动：感觉未见异常，可获言语性幻听。强制性思维，强迫性穷思竭虑，关系妄想。记忆力减退，智力未见明显异常。③情感活动：情感反应基本协调，情绪低落，烦躁。④意志行为：意志行为减退，孤僻，不关心家人，与人交流少。入院前多次出现冲动攻击行为。入院后未见冲动消极行为。⑤自知力：自知力存在(患者对部分精神症状有认识，能够认识到饮酒的危害，治疗基本配合)。

辅助检查 入院后完善血生化检查、胸片、心电图、脑电图、头颅CT等，结果均正常。甘油三酯：4.85mmol/L。腹部B超：脂肪肝，胆囊息肉。血清维生素B_{12} 97.88nmol/L。叶酸8.80nmol/L。

初步诊断 使用酒精所致的精神和行为障碍；强迫症。

诊断依据 ①使用酒精所致的精神和行为障碍。症状标准：患者嗜酒多年，多醉酒，伴有情绪不稳，言语性幻听，关系妄想等。病程标准：持续病程10余年。严重程度标准：严重影响患者的日常生活质量及社会功能。排除标准：入院后进一步完善头颅MRI、脑电图等检查均未见明显异常。暂排除脑器质性疾病所致精神障碍。②强迫症。患者有反复联想，强迫动作，明知没有必要，却控制不住，感觉痛苦而就医。

鉴别诊断 ①脑器质性精神障碍。支持点：患者既往有头颅外伤、脑炎病史。不支持点：患者患病前无感冒、发热病史，神经系统查体未见明显异常，入院后进一步完善头颅MRI、脑电地形图等检查均未见明显异常。故暂不考虑该诊断。②焦虑症。支持点：患者有时心慌，手抖。不支持点：患者躯体焦虑考虑继发于饮酒。故暂不考虑该诊断。

治疗计划 精神病护理；防自杀、防外逃、防伤人、防毁物；普食；向患者及家属详细交代病情及治疗计划，并签署知情同意书；暂给予盐酸舍曲林片、奥氮平片联合电针、经颅磁刺激等物理治疗。

【会诊记录】

病例特点 ①青年男性。②病史10余年，嗜酒多年，经常醉酒。③既往有脑炎病史，多次与人发生冲突，打架，受伤。家族史中2个表哥分别有癫痫、精神异常病史。④主要表现：嗜酒，醉酒，情绪不稳，多次与他人打架(清醒与醉酒时均有)，近期记忆力损害，数次凭空闻语，敏感多疑；反复联想，重复行为。自知没必要却不能停止，令其痛苦，自行求医。⑤精神检查：意识清楚，接触一般，反应慢，语声正常，语速慢，近期记忆力减退，强制性思维(脑中想法多，不受自己控制，幻想自己是警察、怎样破案等)、言语性幻听(凭空闻语)、关系妄想(认为同事针对自己)、反复联想(总是反复担心自己变成某个东西或某个人，24小时持续想，害怕自己变成神经病)、强迫动作(每次洗澡2小时，认为身体某部分没洗干净，反复洗；反复检查门窗是否关好)。情感反应协调，焦虑体验深刻，担心、紧张。自知力存在。根据ICD-10诊断标准，符合：使用酒精所致的精神和行为障碍；强迫症。

治疗计划 戒酒。给予丙戊酸钠缓释片(1000～1500mg/d)、盐酸舍曲林片(100mg/d)、奥氮平(每晚5mg)治疗。同时给予维生素B_1、维生素B_{12}等药物营养神经治疗，观察病情变化及药物不良反应。

治疗效果 服药14天后，患者症状改善，未见药物不良反应。交代出院注意事项，建议出院后转至心身科门诊继续治疗。

【诊断】

使用酒精所致的精神和行为障碍；强迫症。

心得体会

使用酒精所致的精神和行为障碍的表现多种多样，可能涉及感知觉障碍、思维障碍、认知障碍、情感障碍等各个方面。酒精所引起的躯体损害也不容忽视。在治疗酒精所致精神行为障碍的患者时，需要兼顾躯体症状和精神症状，甚至有时需要多学科联合治疗，才能达到最好效果。

述评

ICD-10中使用精神活性物质所致的精神和行为障碍(F10～F19)分类：

F1x.0 急性中毒。

F1x.1 有害性使用：由于精神活性物质使用导致健康情况受损，包括躯体损害(如由于注射精神活性物质所致肝炎)和精神损害(如由于大量酒精导致抑郁)。

F1x.2 依赖综合征。

F1x.3 戒断状态。

F1x.4—9 其他(伴有谵妄的戒断状态、精神病性障碍、遗忘综合征等)。

在世界上的大部分地区，绝大多数成年人都会偶尔饮酒。根据WHO《2018年全球酒精与健康状况报告》，酒精是全世界可预防性死亡的主要原因之一，每年有300万人因酒精而死亡[1]。其中，我国酒精使用障碍(包括酒依赖及酒精有害使用)12个月的患病率为4.4%(男性：8.4%，女性：0.2%)。在治疗方面，除了药物，广泛的行为和心理治疗可用于酒精使用障碍，影响治疗效果的因素包括负面情绪、执行功能、诱因凸显性(动机)和社会环境(图7.1)[2]。

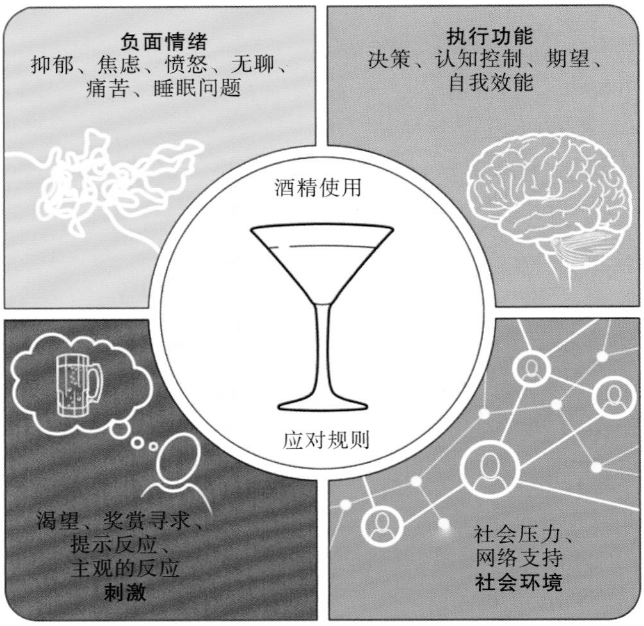

图 7.1　治疗效果的影响因素模型[2]

【参考文献】

[1] World Health Organization. Global Status Report on Alcohol and Health 2018[EB/OL]. (2018-09-27)[2022-12-26]. https://www.who.int/substance_abuse/publications/global_alcohol_report/en/.

[2] WITKIEWITZ K, LITTEN R Z, LEGGIO L. Advances in the science and treatment of alcohol use disorder[J]. Sci Adv, 2019, 5(9): eaax4043.

7.2　痴　　呆

“只要不是改变 AD(阿尔茨海默病)病人的分子生物学异常的治疗均为对症治疗。各种精神症状在 AD 中常见，治疗中选择各种精神药物是合理的。”(赵靖平，翟金国．精神科常见病用药[M]．2 版．北京：人民卫生出版社，2017.)

病例 102

【病例摘要】

患者，男，68 岁。因间断性凭空闻语 3 年，加重 3 周第 2 次住院。

2013 年无诱因患者出现凭空闻语，听见留声机播放音乐的声音，播放的歌曲都是经典红歌，下午出现频率较高，有时持续长达 2～3 小时，短至半小时。有时患者会半夜惊醒，并凭空挥拳。症状间断性出现，家人未予重视。2015年9月22日凭空闻语加重，听见耳边有人跟他讲话，命令他去"某煤矿当领导，某区当领导"，后患者反复听见声音在宣读就职任命文件，声音威胁他"如果不执行命令，家人就会有危险"，后患者总感觉有人跟踪、监视他，要陷害他。这个声音还胁迫他让加入"邪教"，后患者便认为自己已经成为"邪教"某领导，上级要派人来抓他。患者称还能听见一个人对他说"去某煤矿当领导，要不然你的老伴就会有危险"。于2015年9月25日就诊于当地精神病医院，诊断"脑器质性精神障碍"，给予利培酮(4mg/d)治疗28天，患者感觉幻听较前稍有减少，但表现出乏力，下肢明显，心烦、心急，坐卧不宁。10月26日第1次入住心身科，考虑"幻觉妄想状态"，给予奥氮平(10mg/d)治疗，患者服药期间出现心烦、心急，坐卧不宁等表现，难以耐受，后停用奥氮平，暂予文拉法辛(150mg/d)对症治疗。12月初再次出现凭空闻语，听见"小广播"跟他说，"今天一定要把你杀掉，网络在人肉搜索等"，后就诊于心身科，考虑"幻觉妄想状态，抑郁症伴精神病性症状，糖尿病"，先给予阿立哌唑片(1.25mg/d)，后改为盐酸氯丙嗪(50mg/d)，效果欠佳。12月下旬患者幻听较前明显加重，听见"小广播"里"媒体"用流氓言语挑衅他，他也以流氓言语反击，称听见任命他为某省"邪教头目"。他认为暗中有杀手想谋害他，杀手半夜拔家里房间的锁芯，于是他半夜持菜刀自卫，称要"杀死第1个闯入房间的人"，之后又听见"武警"通知他杀手已经被全部歼灭。为进一步诊治再次收住院治疗。发病以来食欲尚可，精神休息差。

既往史 2012年发现糖尿病，目前使用阿卡波糖(25mg，3次/日)，血糖基本平稳。近10余年右耳听力下降。

个人史 患者系胞2行2。初中文化，病前在当地从事教育工作，2007年退休，现赋闲在家。病前性格适中，人际关系一般。1975年结婚，夫妻感情可，育有1子1女。子女体健。无吸烟、饮酒史，无精神活性物质及非成瘾性物质接触史。

家族史 父母去世多年，具体不详；姐姐体健。否认家族性精神疾病及神经疾病遗传病史。

躯体及神经系统检查 未见异常。

精神检查 ①一般状况：患者在他人搀扶下步入病房，意识清楚，接触尚可，表情焦虑，讲述病情时坐立不安，对答欠切题，注意力欠集中，定向力完整。②认知活动：存在幻听，凭空听见有声音在用肮脏的言语辱骂他；凭空听见有声音命令他去当某省"邪教头目"。思维散漫，谈话没有主题中心，存在被害妄想，认为有杀手要暗杀他。即刻记忆力下降，计算反应慢，领悟能力粗测正常。③情感活动：情感反应不协调，心烦、心急，恐惧，焦虑不安。④情志行为：对周围事物不感兴趣，对未来生活没有规划，不与人交往。坐卧不宁，在病房徘徊。个人生活需要家人协助。不安心住院。入院后未见冲动消极行为。⑤自知力：不存在。

辅助检查 入院后完善血生化检查、甲状腺功能、胸片、心电图、腹部B超、脑电图、头颅CT等，结果均正常。

初步诊断 幻觉妄想状态；糖尿病。

诊断依据 ①症状标准：幻听，思维散漫，被害妄想，紧张恐惧，意志行为减退。②病程标准：病史3年。③严重程度标准：社会功能部分受损。④排除标准：排除精神活性物质及非成瘾性物质所致精神障碍。

鉴别诊断 ①脑器质性精神障碍。患者慢性病程，发病前没有中枢神经系统疾病及感染史，入院神经系统查体未见阳性体征，行相关检查并未发现相关脑器质性疾病的证据，但患者认知检查配合欠佳。入院后进一步排查。②精神分裂症。患者有明确的幻听、妄想，症状3年，加重2周，但患者起病年龄晚，以幻觉、妄想为主要表现，社会功能保持相对完整。故暂不考虑该诊断。

【会诊记录】

病例特点 ①老年男性患者。②间断性病程。③病史3年。④主要症状：3年来，患者反复出现凭空闻语，自2015年9月加重。⑤精神检查：患者在家属陪同下步入医生办公室，意识清楚，接触尚可，衣冠整洁，年貌相称，表情焦虑，讲述病情时坐立不安，对答欠切题，注意力欠集中，定向力完整。即刻记忆力下降(不能进行100以内的加减法)，常识问题回答差(对领导等一些常识无法正确作答)。可见幻听(凭空听见有唱红歌声；凭空听见有声音在用肮脏的言语辱骂他，凭空听见有声音命令他去当某省“邪教头目”等)。存在思维散漫，谈话没有主题中心；思维内容障碍，存在被害妄想(认为有杀手要暗杀他)。情绪不稳，心烦，心急，恐惧，焦虑不安，坐卧不宁，在病房徘徊。对周围事物不感兴趣，对未来生活没有规划，不与人交往。个人生活需要家人协助。不安心住院。自知力不存在。教授查房后分析指出：患者曾从事数学教育工作，对时政感兴趣，经常与儿子一起交流体会国家的方针政策，现患者不能进行100以内的加减法，对领导等一些常识无法作答，与患者受教育及曾经从事的职业不符，患者目前存在明显的认知功能损害。考虑诊断：老年痴呆，认为患者目前的幻觉妄想状态继发于老年痴呆。

治疗计划 给予盐酸多奈哌齐(每晚5mg)改善记忆及认知功能，给予小剂量利培酮口服液(1～2mL/d)对症处理精神症状，密切观察药物不良反应。

【诊断】

痴呆伴精神行为症状(behavioral and psychiatric symptoms of dementia，BPSD)。

心得体会

该病例患者是老年人，病史3年，持续存在幻觉、妄想症状，在此症状支配下情绪不稳，行为紊乱。需要学习之处是上级教授详尽的病史采集及精神检查，尤其是对认知功能的检查，可见计算力及常识问题回答差，与患者受教育水平及曾经从事的职业不符，存在明显的认知功能损害，考虑诊断老年痴呆，认为患者目前的幻觉、妄想状态继发于痴呆。

述评

痴呆是一种以获得性认知功能损害为核心，并导致患者日常生活、学习、工作和社会交往等能力明显减退的综合征。根据 *Lancet Neurology* 最新公布的数据显示，全球痴呆患病率为712/10万，患者人数4000余万，仅我国就占1000余万[1]。同时，人口老龄化进程正在逐步加剧痴呆患病，预计2030年全球将有8000余万人患有痴呆，由此带来的花费预计也将高达2万亿美元[2]。因此，痴呆是人类所面临的最大的公共健康挑战之一。

为此，世界卫生组织主办了抗痴呆症全球行动首届部长级会议。来自世界各地的部长以及来自研究、临床和非政府组织界的专家受邀在日内瓦首次相聚，讨论痴呆带来的全球问题[3]。随后，进一步提出了2025年前降低痴呆全球负担的优先研究领域[4]。其中，诊断、生物标志物开发、疾病监测这一主要研究领域的主题之一是，研发导致痴呆的神经退行性脑病的生物标志物(包括生物、遗传、行为和认知标志物)，识别疾病和痴呆亚型之间的异同，并评估从症状前到晚期阶段的进展情况(图7.2)。

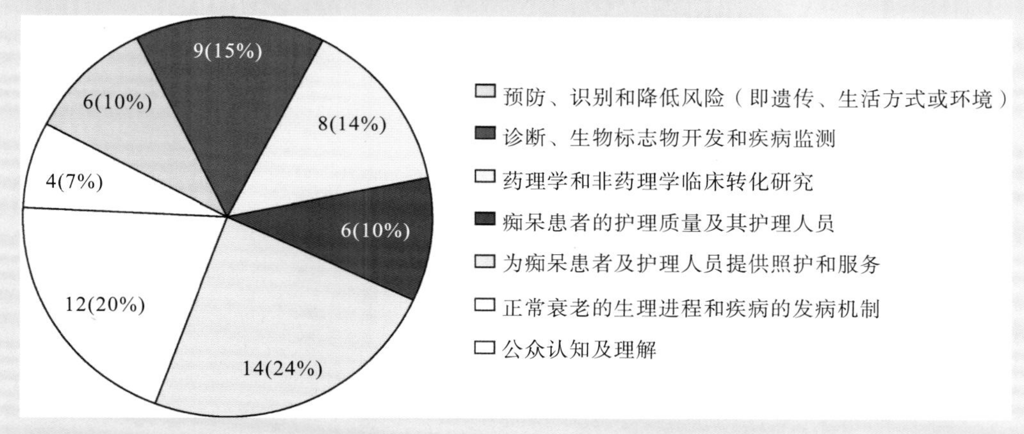

图7.2 主要研究领域主题数[4]

另外，美国药品研究与制造商协会(The Pharmaceutical Research and Manufacturers of America，PhRMA)2018年发布了一份关于阿尔茨海默病研发现状的报告[5]，这份名为“阿尔茨海默病的药物研发：挫折和经验”的报告指出：1998年至2017年间，开发阿尔茨海默病药物的146次尝试都失败了，只有4种药物成功获批用于该疾病，然而，没有一种能够阻止或者延缓阿尔茨海默病病情的进展(图7.3)。因此，早期预测与精准干预，研发预测性生物标记物可能为痴呆防治的新出路。联合人工智能与基线磁共振脑血管成像、血压数据能够预测老年(平均年龄84岁)认知损害(从扫描到认知损害发生平均4.3年)[6]。

阿尔茨海默病的药物研发

挫折和经验

阿尔茨海默病是研究最具挑战性的疾病之一。尽管生物制药研究人员做出了巨大努力和投资，但改善疾病的药物仍然难以找到。然而，药物开发过程中的挫折可能会带来新的认识，从而推进我们的研究工作，使我们距离征服这种毁灭性疾病更近一步。

社会的巨大挑战

570万美国人受到影响

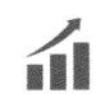
美国第六大死亡原因

每年2770亿美元的直接医疗费用

1610万名护理人员提供了2321亿美元的无偿护理

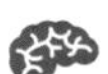
1/5的医保资金用于阿尔茨海默病患者的医疗

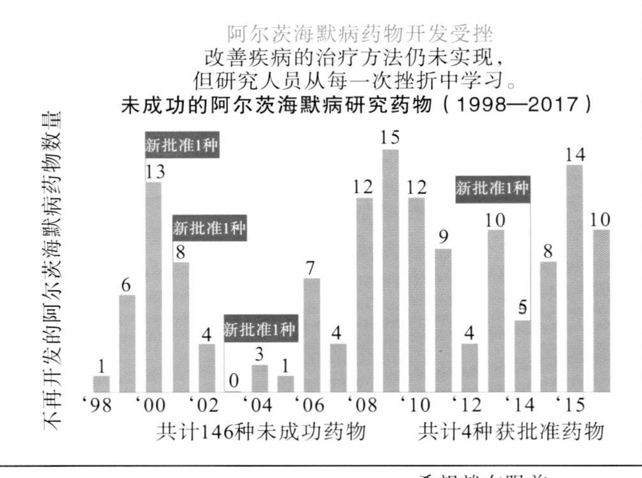

“我们经常把试验说成是失败的试验。它们不是失败的试验，它们是提高我们的科学知识。我们正在从过去的试验中学习，学习如何应对这种疾病。”

Drew Holzapfel,
UsAgainstAlzheimer's
代理总裁

关键挑战

科学知识的差距显著

临床前模型的约束

早期诊断方法有限

希望就在眼前

一种正在研发的药物代表着我们对抗阿尔茨海默病的最大希望。

生物制药公司正在进行临床开发的92种新药

2期和3期研究中的75%有可能改善疾病

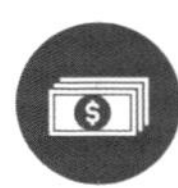
到2025年批准的将发病时间推迟5年的新疗法，到2050年每年可以减少3670亿美元的成本

PhRMA GOBOLDLY 请参阅完整报告的来源：PhRMA，阿尔茨海默病的药物研发：挫折和经验，2018年

图 7.3　1998 年至 2017 年间，阿尔茨海默病药物开发结果[5]

【参考文献】

[1] GBD 2016 Dementia Collaborators. Global, regional, and national burden of Alzheimer's disease and other dementias, 1990 - 2016: a systematic analysis for the Global Burden of Disease Study 2016[J]. The Lancet. Neurology, 2019, 18(1): 88 - 106.

[2] Alzheimer's Disease International. World Alzheimer Report 2018: The global impact of dementia[EB/OL]. ([2019 - 06 - 03]). [2022 - 12 - 20] https: //www. alz. co. uk/ research/world -

report - 2018.

[3] First WHO Ministerial Conference on Global Action Against Dementia[EB/OL]. (2015 - 03 - 16&17)[2019 - 06 - 03]. https://www.who.int/mediacentre/events/meetings/2015/global - action - against - dementia/en/.

[4] SHAH H, ALBANESE E, DUGGAN C, et al. Research priorities to reduce the global burden of dementia by 2025[J]. The Lancet. Neurology, 2016, 15(12): 1285 - 1294.

[5] Alzheimer's Medicines: Setbacks and Stepping Stones[EB/OL]. (2018 - 09 - 12)[2019 - 06 - 03]. https://www.phrma.org/alzheimer - s - medicines - setbacks - and - stepping - stones.

[6] SUN S, LIU D, ZHOU Y, et al. Longitudinal real world correlation study of blood pressure and novel features of cerebral magnetic resonance angiography by artificial intelligence analysis on elderly cognitive impairment[J]. Frontiers in Aging Neuroscience, 2023, 15: 1121152.

7.3 其　　他

“[其他(或未知)物质相关障碍]这些物质包括：合成类固醇；非甾体类抗炎药；皮质醇；抗帕金森药物；抗组胺药；一氧化二氮；戊基、丁基或异丁基亚硝酸盐……”(DSM - 5 物质相关及成瘾障碍)

病例 103

【病例摘要】

患者，男，51 岁。此次因兴奋、精力充沛 1 个月就诊。

患者于 1 个月前感心前区疼痛，胸闷、气短，当地医院检查提示胸腔积液。甲状腺功能、皮质醇、促肾上腺激素均减低(未见具体检查报告)，考虑垂体功能减退，给予左甲状腺素钠片(50μg/d)、泼尼松(每日早上 5mg、每晚 2.5mg)治疗。服药 4 天后感觉食欲增加，每日进食 6～7 餐，烦躁不安，在家坐不住，不停外出活动，睡眠需要量减少，每日睡眠 1～2 小时，日间精力充沛，话多，自我评价夸大，称“我在网上有 10 余个项目，准备开理疗店、鞋店；开发宅基地做成旅游项目和酒店，我要将当地变成母亲河上的明珠”。患者还频繁购买大量保健品，花费上千元；助人为乐，主动发香烟，将家中物品送给他人，赊账；嫌妻子做事速度慢，不停地催促、谩骂妻子；组织大家扭秧歌。因分烟等事情与他人发生争执甚至出现肢体冲突。10 天前停用左甲状腺素钠片和泼尼松，停药后情绪较前略稳定，但仍脾气大，精神好，购物多，食欲、睡眠尚可。为进一步诊收住入院。

既往史　8 年前因视物重影，检查发现垂体瘤，于外院行垂体瘤部分切除术，术后服用强的松治疗半年后停药。7 年前再次行伽马刀垂体瘤切除术，术后未服用激素治疗。同年曾行胆囊结石切除术。此后视物欠清晰，常出汗，精力稍减退，不能参加工作。近 2 年患者常“感冒”，多表现为发热，体温 37～38℃，每次持续 3～4 天，服用“感冒药”改善，每年发作 4～5 次。2013 年因生意失利，出现情绪欠佳，着急，失眠，持续 4～5 天后改善。

个人史 患者系胞 3 行 1，有 1 个弟弟、1 个妹妹。初中学历，个体经营者。既往性格内向。吸烟 30 余年，平均半包/日，近 1 个月吸烟多，2 包/日。少量饮酒。夫妻关系可，育 1 子 1 女。

家族史 弟弟、妹妹健在。否认家族性精神疾病遗传病史。

躯体及神经系统查体 未见异常。

精神检查 ①一般状况：意识清楚，接触主动，语声高，语速快，表情喜悦，对答切题，注意力不集中，定向力良好。②认知活动：思潮语量增多，理解、领悟力粗测正常。存在夸大妄想(要开理疗店、鞋店，开发宅基地做成旅游项目和酒店，将当地变成母亲河上的明珠等)。③情感活动：情感反应协调，兴奋，易激惹。④意志行为：病理性意志行为增强，主动言语多，精力充沛，入院后未见冲动消极行为。⑤自知力：不完整。

辅助检查 完善相关检查。①尿常规：尿红细胞定性(±)。②内分泌性激素 6 项：睾酮 T＜0.09nmol/L；黄体酮 P＜0.16nmol/L；垂体泌乳素 206.10mIU/L；促黄体生成素 1.25IU/L；卵泡生成素 2.51IU/L；雌二醇＜18.35pmol/L；胰岛素样生长因子-Ⅰ 5.00ng/mL；生长激素 0.04ng/mL。③术前感染 4 项、便常规：均未见明显异常。④甲状腺超声：甲状腺大小正常，双侧叶实性结节，TI-RADS2 类(良性，建议 1 年复查)，双侧颈部未见明显肿大淋巴结。⑤胸部平片：两肺间质增生，两肺散在小结节，请随诊观察。⑥腹部 B 超：肝脏大小正常，脂肪肝(轻度)；胆囊切除术后，肝内、外胆管均未见明显扩张。

初步诊断 兴奋状态；垂体功能减退；垂体瘤术后。

诊断依据 ①症状标准：兴奋，精力佳，主动性增强，行为冲动，冲动消费，容易与人起冲突，计划多，睡眠需要量减少。②病程标准：病史 1 个月。③严重程度标准：严重影响日常生活质量。④排除标准：排除精神活性物质所致精神障碍及非成瘾性物质所致精神障碍。⑤辅助检查：甲状腺功能，促甲状腺激素 6.59μIU/mL，总甲状腺素 55.25nmol/L，游离三碘甲状腺原氨酸 3.02pmol/L，游离甲状腺素 7.37pmol/L；皮质醇(2019-06-19 本院)0.26μg/dL(11：00)、0.37μg/dL(午后)；促肾上腺皮质激素(2019-06-19 本院)11.00pg/mL。⑥12 年前垂体瘤切除术，具体不详，术后恢复可。

鉴别诊断 ①双相情感障碍。患者有兴奋，精力佳，主动性增强，行为冲动，冲动消费，容易与人起冲突，计划多，睡眠需要量减少表现，但患者否认既往抑郁发作，且此次兴奋发作与应用激素存在明显时间相关性。需请上级医师查房，进一步明确诊断。②药物所致情绪障碍。患者起病前有激素使用史，且兴奋表现与用药存在明显相关性。需请上级医师查房，进一步明确诊断。

【会诊记录】

病例特点 患者垂体瘤术后 12 年，术后未出现因精神行为异常就医情况。1 个月前出现躯体不适、胸腔积液等问题，内分泌激素明显减低，此后服用泼尼松和左甲状腺素钠片治疗，随后出现明显兴奋发作，表现精力佳，主动性增强，行为冲动，冲动消费，容易与人起冲突，计划多，睡眠需要量减少等。患者停用泼尼松和左甲状腺素钠片后兴奋症状较前缓解，患者精神行为异常和应用激素类药物存在明显因果和时间相关性。故诊断：继发性情感障碍(药源性)。

治疗计划 内分泌科诊治躯体疾病。给予丙戊酸钠缓释片(1000～1500mg/d)、富马酸喹硫平片(200mg/d)，动态观察情绪变化，富马酸喹硫平片酌情加量至600～800mg/d。

【诊断】

继发性情感障碍；垂体功能减退症；垂体瘤术后；发作性晕厥待查。

心得体会

患者以协调的精神运动兴奋状态入院，评估符合躁狂发作的症状标准及持续时间标准，但考虑到患者同时存在躯体疾病及激素类药物使用史，并且两者存在明显的因果和时间相关性，故诊断为继发性情感障碍(药源性)。

病例 104

【病例摘要】

患者，男，14岁。因情绪不稳1年余，敏感多疑3个月就诊。

1年前患者初中一年级时觉得自己很强壮，父母无意中提及他人强壮他就会生气，砸玻璃、捶打坐垫；在校期间兴趣爱好增加，总好打抱不平，有人欺负同学就会动手，控制不住自己的情绪，常常与同学发生争执甚至打架，(老师找家长)总是认为自己没错；常与父母发生冲突。8个月前父母将其送至寄宿学校，患者开始总是不开心，认为自己拉长脸就会让自己心理舒服些；感到压力大、烦躁、焦虑，控制不住情绪时以摔东西、口中喊叫“吭吭吭、啊啊啊”等来缓解压力，心里难受时候脑子一片空白。患者不愿上学，在学校期间用衣帽遮头，总觉得同学们瞧不起自己，低头、回避同学。3个月前患者总是觉得他人在看自己，认为他人看自己就是在歧视自己；眼神犹疑，总是似乎防范他人，恐惧，也觉得有人跟踪自己；没有他人在场独处时感觉轻松些。发脾气的时候也凭空听到嗡嗡的声音，频率较少。家属察觉异常后带其就诊于某医院精神科，考虑“心理障碍”，建议行心理治疗，未执行。后至心身科，考虑“情绪障碍”，给予舍曲林、丙戊酸钠治疗，患者服药后因感到头昏自行停药，为进一步诊治收住院治疗。

既往史 5岁时颅脑外伤，外院诊断“闭合性颅脑损伤”，行手术治疗。

个人史 独生子。剖宫产。幼年生长发育与同龄人无明显异常。适龄上学，小学学习成绩尚可，调整学校后不愿上学。病前性格内向。自幼父母抚养，外伤后父母过于关注。

家族史 舅舅有癫痫病史。否认家族性精神疾病遗传病史。

躯体及神经系统查体　未见异常。

精神检查　①一般状况：意识清楚，接触尚可，语声正常、语速缓慢，回答间隔时间较长，表情紧张，讲述病情不配合，敌对，烦躁，对答切题但有延迟，注意力不集中，定向力良好。②认知活动：理解、领悟力粗测正常。偶有幻听(嗡嗡声)、牵连观念(外出的时候觉得他人都注视自己、言语都跟自己有关，为此紧张害怕)、被跟踪感(外出不断回头，感觉背后有人跟着自己)。否认错觉及感知综合障碍，否认强迫观念。③情感活动：情感反应协调，情绪不稳，易激惹，有情绪低落、心烦、紧张焦虑体验。④意志行为：意志减退，见陌生人紧张、防范，不敢出门，无法上学，无法与同龄人正常交流，常与父母冲突甚至动手。⑤自知力：不存在。

辅助检查　入院后完善血生化检查、甲状腺功能、心电图、腹部B超、脑电图等，结果均正常。胸片：双肺纹理稍增粗、模糊，轻度间质感染待排，心、膈均未见异常。头颅MRI：左侧上颌窦炎，余颅脑MRI平扫未见异常。

初步诊断　双相情感障碍，目前为伴有精神病性症状的重度抑郁发作。

诊断依据　①症状标准：患者病史中存在近半年爱好增加、好管闲事、常与人发生口角、与父母动手、自我感觉良好等表现，达到轻躁狂诊断标准，此后开始情绪低落、自我评价低、回避与同学交流，符合双相情感障碍症状标准。②病程标准：交替性病程，病史1年余。③严重程度标准：患者社会功能受损，无法与父母正常交流，无法继续上学。④排除标准：排除精神活性物质及非成瘾性物质所致精神障碍。

鉴别诊断　①精神分裂症。患者病史中有被议论感、被跟踪感，为此表现紧张、敌对，不敢外出，但是患者情绪体验协调，主要临床症状为情感症状。故暂不考虑该诊断。②抑郁症。患者病史中有情绪不佳，整天觉得自己高兴不起来，不愿上学，见同学回避以及自我评价减退等抑郁症症状，但是患者病史中同时存在明确的自我认知良好、好打抱不平、情绪易激惹等轻躁狂症状。故暂不考虑该诊断。

【会诊记录】

病例特点　患者5岁时候曾有颅脑外伤、出血、二便失禁以及昏迷病史，此后开始出现小便无法控制现象，为此被同学嘲笑、孤立，甚至被欺负、排挤。近1年患者主要表现为不典型的系列症状：①严重的口吃，见人紧张，但是以大喊大叫、冲动来缓解；②爆发性的情绪不稳，不计后果，爆发式冲动易怒、大吼大叫，无法自我控制，甚至达到行为紊乱，与环境不协调，而且突发突止，并非轻躁狂患者表现出来的与心境协调的情绪易激惹；③其他不典型的情绪不佳、不愿与人交流，好打抱不平等症状。综合考虑患者既往外伤史、颅脑手术史以及小学时已经有受人欺负、适应不良等问题，近1年症状丰富、较前明显，故病史为连续性，而且与外伤有关。故目前诊断：脑外伤所致情绪行为异常。

鉴别诊断　①精神发育迟滞。患者自5岁开始出现适应不良，受同龄人欺负等，可能有智力受损表现，但是也是基于其脑外伤。故可鉴别。②双相情感障碍：患者虽然有一段时间好打抱不平、兴趣爱好增加等类似于轻躁狂症状，但是上述表现缺乏协调心境，为爆发式情绪不稳，而且病史连续。故暂不诊断。③社交焦虑障碍等暂不考虑。

治疗计划 以心境稳定剂为主，丙戊酸钠缓释片剂量调至1000～1500mg/d，联合富马酸喹硫平片，最大剂量不超过400mg/d。

【诊断】

脑外伤所致情绪行为异常。

心得体会

5岁时的颅脑外伤导致后期出现精神情绪反常的案例实属少见，但该病例患者疾病表现具有连续性，在5岁外伤后带来的躯体损伤和社会功能不良一直持续存在，近1年以爆发性情绪不稳定、紧张性口吃等为主要表现，为既往病情的延续和加重，故诊断脑外伤所致情绪行为异常。

病例105

【病例摘要】

患者，女，52岁。因敏感多疑、言行紊乱近1个月入院。

家属反映患者于1个月前无明显诱因突然出现敏感多疑，与邻居吵架，称邻居故意针对自己(买东西故意少给自己，把不好的菜给自己)；说自己能听到邻居说她的坏话，骂自己“倚老卖老”，虽然看不见人、其他人都听不见，但是患者坚信自己的确是亲耳听到。患者神色紧张，行为诡异，在家紧闭门窗，拿刀、锅铲、手电等挥舞，称外面有“黑社会”来找自己收保护费；家人的手机都被监听；用水灌耳朵，称能听到洗脑机的声音；无故自笑、自言自语、发呆；情绪不稳，易激惹，有时打骂家人，向家人吐口水。半个月前家人带其至市某医院住院，诊断“短暂性精神障碍”，给予利培酮片(4.5mg/d)治疗16天，幻听、敏感多疑症状基本消失，仍感懒动、少语、头痛、乏力。为进一步诊治收住院治疗。患者此次发病以来精神一般，夜间睡眠差，食纳差，大、小便可。

既往史 间断“头痛”病史10余年，具体诊治不详。“耳鸣”史5年余，已治愈，具体不详。否认肝炎、结核病及其他传染病病史，否认高血压、糖尿病病史，否认外伤、手术史，否认输血史，否认食物、药物过敏史，预防接种史随社会。

个人史 患者系胞5行4。久居某地，无疫区、疫水接触史。母孕史及出生史不详，幼年发育同其他正常儿童，初中文化，曾于当地国营食堂工作，15年前下岗后未再工作。发病前个性要强。适龄结婚，育有1子。儿子体健。无吸烟、饮酒史，无精神活性物质及非成瘾性物质接触史。月经史无特殊。

家族史 父母已故，具体不详；1个哥哥、1个弟弟、2个姐姐健在。否认家族性精神疾病及神经疾病遗传病史。

躯体及神经系统查体 未见异常。

精神检查 ①一般状况：意识清楚，接触一般，语声低，语速正常，年貌相称，表情平淡，检查欠合作，注意力集中，定向力良好。②认知活动：病程中可查及幻听（凭空听到邻居说自己坏话，骂自己“倚老卖老”；能听到洗脑机的声音）。思维内容障碍，存在关系妄想（认为邻居故意针对自己）、被害妄想（有“黑社会”来找自己收保护费）、被监视感（家人的手机被监听）、内向性思维（无故自笑、自言自语、发呆）。注意力不集中，近期记忆力下降，智力检查不配合。③情感活动：情感反应不协调，在幻觉、妄想支配下情绪不稳、易激惹，紧张、恐惧。④意志行为：意志要求减退，乏力、懒动、少语。行为异常，闭门不出，在家拿刀、锅铲、手电等挥舞；用水灌耳朵，自言自语、自笑、发呆，打骂家人，向家人吐口水，影响日常生活。入院后未见冲动消极行为。治疗不配合。⑤自知力：不存在。

辅助检查 入院后完善血生化检查、胸片、心电图、脑电图、头颅 MRI 等，结果均正常。腹部 B 超：子宫潴留囊肿。

初步诊断 脑器质性精神障碍。

诊断依据 ①症状标准：可查及幻听、被害妄想、内向性思维及行为异常。②病程标准：起病急，病史近 1 个月。③严重程度标准：日常生活及社会功能受到影响。④排除标准：排除精神活性物质及非成瘾性物质所致精神障碍。

鉴别诊断 ①抑郁症。患者无明显情绪低落、悲观消极表现，且内心相应体验不深刻，情感反应欠协调。故暂不考虑该诊断。②精神分裂症。患者起病急，病程近 1 个月，可查及幻觉、妄想等精神病性症状，同时存在认知功能轻度受损，近期记忆力下降、智力检查不配合。故暂不考虑该诊断。

【会诊记录】

病例特点 ①中年女性患者。②起病急，病史 1 个月。③主要表现为言行异常、猜疑、吵闹、行为幼稚（向家人吐口水），无故发笑、自言自语、发呆。④神经系统检查未见异常。⑤精神检查。由家属带至诊室，检查欠合作。意识清楚，定向力完整，年貌相当，表情平淡，接触一般，认知功能受损，近期记忆力受损（记忆年月日时间后不能完整回忆、自称 2016 年 5 月得病）；不能完成四位数数字倒背（4628 倒背为 8642），智力检查不配合，计算不配合（问：1 支牙膏两块八，买三支多少钱？答：不想说话，脑子一片空白，自己健康就好）。病程中可查及幻听（凭空听到邻居说自己坏话，骂自己“倚老卖老”；能听到洗脑机的声音）。思维障碍，存在关系妄想（认为邻居故意针对自己）、被害妄想（有“黑社会”来找自己收保护费）、被监视感（家人的手机被监听）、内向性思维（无故自笑、自言自语、发呆）。情感反应欠协调，是在幻觉、妄想支配下情绪不稳、易激惹，紧张、恐惧。意志要求减退，行为异常，乏力、懒动、少语，闭门不出，拿刀、锅铲、手电等挥舞，用水灌耳朵，自言自语、自笑、发呆，打骂家人，向家人吐口水，影响日常生活。自知力不存在。⑥入院后完善血生化检查、胸片、心电图、脑电图、头颅 MRI 等，结果均正常。综上，根据 ICD－10 诊断标准，符合：脑器质性精神障碍。

治疗计划 积极排查梅毒、感染、免疫疾病，积极进行简易精神状态检查（mini

mental status examination，MMSE)等检查，明确病因。治疗上建议给予小剂量抗精神病药物治疗，观察患者病情变化。

治疗效果 未完善 MMSE，患者及家属拒绝行腰穿检查并签署知情同意书。服用利培酮治疗 11 天后，症状改善，未见药物不良反应，要求出院。交代出院注意事项，建议出院后转至心身科门诊继续诊治。

【诊断】

脑器质性精神障碍。

心得体会

起病年龄晚，发病急，伴有明显认知损害、行为紊乱的患者，即使精神病性阳性症状突出，多不考虑精神分裂症，需要完善相关检查明确器质性疾病。

述评

一项研究回顾了癌症患者及家属继发的精神障碍负担[1]。研究显示，6%～15%的人患有抑郁障碍，10%～15%的人患焦虑障碍，20%～25%的人有适应障碍，10%～80%的人有(取决于疾病阶段和治疗)神经认知障碍(轻度认知障碍和谵妄)；25%～40%的人有性功能失调，另有 15%～30%的人表现出 DSM 和 ICD 没有评估到的、不同维度的障碍，如道德败坏等。此外，肺结节患者确诊前，中、重度焦虑症状的检出率为 9.89%，且主要表现为精神性焦虑，女性、伴有呼吸系统症状、恶性肿瘤家族史、结节直径大于 8mm 均为焦虑的独立危险因素[2]。

【参考文献】

[1] CARUSO R，NANNI M G，RIBA M B，et al. The burden of psychosocial morbidity related to cancer：patient and family issues[J]. International Review of Psychiatry (Abingdon，England)，2017，29(5)：389－402.

[2] WANG X H，WANG T，AO M，et al. Prevalence and characteristics of anxiety in patients with unconfirmed pulmonary nodules[J]. Clinical Respiratory Journal，2023，17(3)：157－164.

第 8 章

人格障碍

“人格障碍通常开始于童年、青少年或成年早期，并一直持续到成年乃至终生，患者一般没有明显的智力障碍，除少数人在成年后程度上可以有所缓和外，一般适应不良的行为模式难以矫正。”(李涛，徐一峰．精神科医生手册[M]．北京：人民卫生出版社，2017.)

病例 106

【病例摘要】

患者，女，18 岁。因间断情绪低落、人际关系差 4 年住院。

4 年前父母反对患者谈恋爱，对患者打骂(打耳光、摔患者的手机)，反对患者穿短裙，用棍子打患者。患者每次被父母打骂后，出现情绪低落，不开心，持续 4～5 天，但能坚持做事，坚持上学。后因学习成绩逐渐下降，家属带其行心理治疗。根据心理治疗师建议，父母改变了教育方式，但患者学习成绩无改善。父母认为效果不明显，再次用“棍棒式”教育，患者成绩较前回升。患者在学校与同学关系欠佳，觉得跟他人无共同点，害怕他人发现自己的缺点，怕自己说的话伤到他人，在学校没有朋友。2 年前出现夜不归宿，关机，家属联系不上，第 2 天患者回家后，母亲殴打患者，并让患者写保证书“保证以后不再夜不归宿，否则就离开家，脱离母女关系”，并要求患者用刀片割破手指，按血手印。因患者男友将去兰州求学，患者欲见男友，母亲不同意，殴打患者，后男友赶到患者家里，其母对 2 人一并殴打，让患者写保证书“不再见其男友”。1 年前患者感觉学习压力大，父母对自己管理太严，自己想上艺术课辅导班，但父亲坚持让患者去学校上课，并用剪刀戳患者，之后患者留书一封后离家出走，1 周后主动联系父母，说在深圳打工(其第 3 个男朋友在深圳)。近半年回家，一直休学，在家做游戏主播，不与家人交流，个人卫生尚可。1 周前与前男友分手后，再次出现情绪低落，容易哭泣。为进一步诊治收住院治疗。发病以来食欲稍差，精神、休息尚可，大、小便正常。

既往史 否认肝炎、结核病及其他传染病病史，否认高血压、糖尿病病史，否认输血史，否认食物、药物过敏史，预防接种史随社会。

个人史 患者系胞 2 行 1。久居某地，无疫区、疫水接触史。母孕期无异常，婴幼儿期及青少年期生长发育与同龄人相比无异常，在校成绩中等，高中三年级休学。病前性格内向、乐观。月经史无异常。无吸烟、饮酒史，无精神活性物质及成瘾性物质接触史。

家族史 父母及弟弟健在；父亲有“慢性肾衰竭”病史；母亲既往有“肺结核”病史，治愈。否认家族性精神疾病及神经疾病遗传病史。

躯体及神经系统查体 未见异常。

精神检查 ①一般状况：意识清楚，接触尚可，语声、语速正常，衣冠整洁，年貌相称，表情焦虑，讲述病情时无坐立不安、烦躁，注意力集中，定向力良好。②认知活动：思潮语量适中，理解、领悟力粗测正常。未查出幻觉、妄想等精神病性症状。③情感活动：情感反应协调，情感稍显抑郁。④意志行为：无病理性增强或减退，不愿与人交往。生活能够自理，入院后未见冲动、消极行为。⑤自知力：存在。

辅助检查 入院后完善血生化检查、甲状腺功能、心电图、腹部B超、脑电图、头颅CT等，结果均正常。血常规：血红蛋白67g/L，血细胞比容0.262，平均血红蛋白含量20.1pg，平均血红蛋白浓度256g/L，平均红细胞体积78.4fL。胸片：左下肺小结节；余所示未见明显异常。

初步诊断 人格障碍；贫血。

诊断依据 ①症状标准：人际关系差，夜不归宿，离家出走，厌学。②病程标准：发病于18岁之前，慢性持续性病程4年。③严重程度标准：严重影响日常生活质量及社会功能，不能正常上学。④排除标准：排除精神活性物质及非成瘾性物质所致精神障碍。

鉴别诊断 ①器质性精神障碍。患者系慢性起病，持续病程，发病前无发热、头痛、腹泻等感染病史，神经系统查体未见异常。故暂不考虑该诊断。②抑郁症。支持点：病程中存在间断情绪低落，自信心下降，与人交流减少。不支持点：持续时间不超过2周。故暂不考虑该诊断。

治疗计划 精神病护理；防自杀、防外逃、防伤人、防毁物；普食；向患者及家属详细交代病情及治疗计划，并签署知情同意书；暂给予盐酸舍曲林片联合电针、经颅磁刺激等物理治疗。

【会诊记录】

病例特点 ①青年女性。②起病于青少年，慢性持续病程4年。③主要表现：人际关系差，夜不归宿，离家出走，厌学，撒谎症状等。④精神检查：意识清楚，接触良好，思维形式、逻辑、内容均未见异常。情感反应协调，情绪无低落或高涨表现。意志行为无减退或增强。自知力存在。综上，根据ICD-10诊断标准，符合：人格障碍。

鉴别诊断 ①抑郁症。患者病程中存在情绪低落，但持续时间较短，4～5天。暂不支持该诊断。②双相情感障碍。患者病程中无精力旺盛、睡眠减少、情感高涨等躁狂或轻躁狂表现。暂不支持该诊断。

治疗计划 主要给予家庭心理治疗。继续给予盐酸舍曲林(50mg/d)药物治疗。

治疗效果 药物调整后，未见明显药物不良反应，经上级医生查房，认为诊断明确，治疗方案确定，未见药物不良反应，慢性疾病需长期治疗。交代出院注意事项，建议出院后转至心身科门诊继续治疗。

【诊断】

人格障碍。

心得体会

人格障碍通常开始于童年期或青少年期，并长期持续发展至成年甚至终生，其表现具有跨时间和情景的一致性。

述评

人格障碍对于所有医生来说都很重要，因为它非常常见，极大地影响了医务人员与患者之间的交流沟通，是治疗结果的有力预测因素，是过早死亡的原因，也花费了巨大的社会成本。因此，人格障碍都应该成为每项精神科评估的重要组成部分。然而，这种评估在很大程度上并未在实践中体现。

与其他精神障碍相比，人格障碍的流行病学描述较少。在调查中，人格障碍比其他精神障碍更难获得准确的评估结果。在北美和西欧进行的社区范围的横断面调查表明，人格障碍的患病率为4%～15%。一项研究调查了国际范围的人格障碍患病率，在5个大洲间的7个国家中进行，报告的患病率为6.1%，欧洲患病率最低，北美和南美患病率最高。在一般社区中，男性中的人格障碍与女性一样常见，在少数民族中与一般人群一样常见，城市地区的患病率高于农村地区。医疗行业和刑事司法系统(患者、囚犯等)的人格障碍患病率更高。

人格障碍患者的其他疾病发病率和死亡率远高于非人格障碍患者。英国的数据表明，与普通人口相比，女性预期寿命缩短了19岁，男性缩短了18岁。自杀率和凶杀率显著升高，这可能部分解释了其增加的死亡率，心血管疾病、呼吸系统疾病死亡率也增加。人格障碍的核心是处理人际关系困难，从而影响与医疗保健人员的关系，导致误解、沟通错误和较差的护理质量。在人格障碍患者中，吸烟、酗酒和药物滥用的发病率很高，这提示生活方式也是重要因素之一。

【参考文献】

TYRER P, REED G M, CRAWFORD M J. Classification, assessment, prevalence, and effect of personality disorder[J]. Lancet (London, England), 2015, 385(9969): 717 - 726.

附　　录

《ICD－10 精神与行为障碍分类》

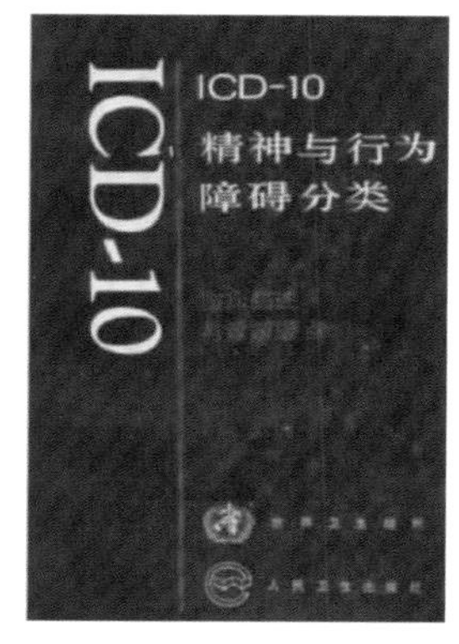

F00－F09

器质性，包括症状性，精神障碍

F10－F19

使用精神活性物质所致的精神和行为障碍

F20－F29

精神分裂症、分裂型障碍和妄想性障碍

F30－F39

心境[情感]障碍

F40－F48

神经症性、应激相关的及躯体形式障碍

F50－F59

伴有生理紊乱及躯体因素的行为综合征

F60－F69

成人人格与行为障碍

F70－F79

精神发育迟滞

F80－F89

心理发育障碍

F90－F98

通常发生于童年与少年期的行为与情绪障碍

F99

未特定的精神障碍

DIAGNOSTIC AND STATISTICAL MANUAL OF MENTAL DISORDERS-FIFTH EDITION（DSM-5）

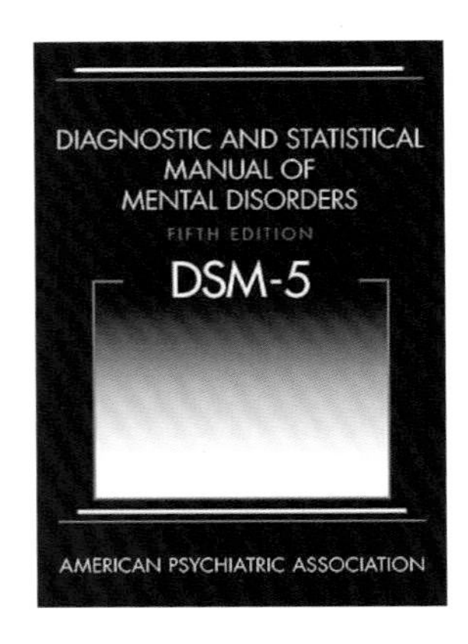

神经发育障碍
精神分裂症谱系及其他精神病性障碍
双相及相关障碍
抑郁障碍
焦虑障碍
强迫及相关障碍
创伤及应激相关障碍
分离障碍
躯体症状及相关障碍
喂食及进食障碍
排泄障碍
睡眠-觉醒障碍
性功能失调
性别烦躁
破坏性、冲动控制及品行障碍
物质相关及成瘾障碍
神经认知障碍
人格障碍
性欲倒错障碍
其他精神障碍
药物所致的运动障碍及其他不良反应
可能成为临床关注焦点的其他状况

后　记

在探索精神疾病的曲折旅途上，循证医学犹如一幅抽象的地图，为我们提供了对精神疾病的认识、理解及治疗的方向与方位的指南，而具体的、复杂的地形与地貌则需要靠具体的案例分析、学习及体验才能厘清。案例学习是提高精神病学实践能力的重要手段。通过案例分析和总结，发挥精神科医生特有的共情能力，才能够深入认识精神病理学的症状，理解精神疾病诊断的意义与局限性，把充满异质性的精神疾病进行归类并保留其独特性，预测未来的转归并为治疗提供指引。不论年资高低，案例总结和学习都是精神科医生需要持续一生的实践工作，也只有案例学习才能够让我们理解精神疾病患者独特的生活体验与事件，理解他们的痛苦与希望、努力与尊严，正如歌德所言："理论是灰色的，而生命之树常青。"

该书是精神科临床案例的汇总，囊括了临床上重要且常见的精神疾病及疑难病例，并对这些疾病进行了较深入细致的分析，尽管存在着种种局限性，还是反映了作者在精神医学实践中的经验与智慧、思考与探索，相信会为读者提供有益的参考。该书的出版，对于精神医学的教学体系也是一个有力的补充。

中国医科大学附属第一医院

精神医学科教授，主任医师，博士研究生导师

李晓白

2023 年 3 月